高职高专药学类专业系列教材

供药学、中药学、药品生产技术、生物制药技术、药物制剂技术、化学制药技术、中药生产与加工、药品质量与安全、药品经营与管理等专业用

药事管理与法规

◎ 主编　舒　炼　祝　悦　张嘉杨

重庆大学出版社

内容提要

"药事管理与法规"是高职高专院校药学类、药剂类、药品类等相关专业的一门专业核心课程。本书紧紧围绕最新执业药师考试法规考纲及药学岗位职责要求进行编写,根据《中华人民共和国药典》《中华人民共和国疫苗管理法》进行了调整和补充。本书涵盖了绪论,药事管理组织,药品经营管理,药品信息、广告、价格管理,药品研制与生产管理,医疗机构药事管理,中药管理,特殊管理药品的管理,医疗器械、化妆品和特殊食品的管理等内容。本书为拓展学生的知识能力,结合课程内容加入了相应的拓展知识;为加强学生对知识的掌握,加入了相应的实训项目及目标检测,以凸显其先进性、科学性、特色性、实用性。

本书主要供高职高专院校药学专业、中药学专业、药品生产技术专业、生物制药技术专业、药物制剂技术专业、化学制药技术专业、药品质量与安全专业、药品经营与管理专业等教学用,也可供医药行业从业人员继续教育和培训使用。

图书在版编目(CIP)数据

药事管理与法规／舒炼,祝悦,张嘉杨主编. -- 重
庆:重庆大学出版社,2021.7(2023.1 重印)
高职高专药学类专业系列教材
ISBN 978-7-5689-2821-2

Ⅰ.①药… Ⅱ.①舒… ②祝… ③张… Ⅲ.①药政管
理—高等职业教育—教材②药事法规—高等职业教育—教
材 Ⅳ.①R95

中国版本图书馆 CIP 数据核字(2021)第 130276 号

药事管理与法规
YAOSHI GUANLI YU FAGUI

主 编 舒 炼 祝 悦 张嘉杨
策划编辑:袁文华
责任编辑:李桂英 版式设计:袁文华
责任校对:王 倩 责任印制:赵 晟
*
重庆大学出版社出版发行
出版人:饶帮华
社址:重庆市沙坪坝区大学城西路 21 号
邮编:401331
电话:(023)88617190 88617185(中小学)
传真:(023)88617186 88617166
网址:http://www.cqup.com.cn
邮箱:fxk@cqup.com.cn(营销中心)
全国新华书店经销
重庆升光电力印务有限公司印刷
*
开本:787mm×1092mm 1/16 印张:17.75 字数:422 千
2021 年 7 月第 1 版 2023 年 1 月第 2 次印刷
印数:2 001—4 000
ISBN 978-7-5689-2821-2 定价:48.00 元

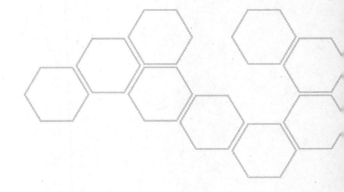

编委会

BIANWEIHUI

主　编　舒　炼（重庆能源职业学院）

祝　悦（重庆轻工职业学院）

张嘉杨（重庆能源职业学院）

副主编　杨玉平（重庆电子工程职业学院）

鲁群岷（重庆能源职业学院）

廖　红（执业中药师，重庆能源职业学院）

张　姣（执业药师，重庆能源职业学院）

钟明兴（重庆能源职业学院）

桑　林（重庆能源职业学院）

况黎黎（重庆能源职业学院）

明智强（高级工程师，重庆米舟联发检测技术有限公司）

参　编　冉启文（重庆医药高等专科学校）

张天竹（重庆医药高等专科学校）

李明琼（重庆城市管理职业学院）

姜　雪（重庆城市管理职业学院）

冯国鑫（重庆能院食品检测有限公司）

冉隆福（西南药业股份有限公司）

前 言

"药事管理与法规"是药学与法学、管理学等社会科学相互交叉、渗透而形成的一门重要的药学交叉分支学科,是高职高专院校药学类、药剂类、药品类等相关专业的一门专业核心课程。熟悉和掌握药事管理的基本知识、基本技能和基本法律法规要求,具备在实践中学法、用法的基本能力,是相关专业学生自身职业发展的要求。通过学习药事管理与法规课程,学生可以掌握药品生产领域、药品经营过程、处方调配过程、医疗机构药品管理等方面的药事管理基本知识与法律要求,熟悉药学实际工作中药品研制、生产、经营和使用等环节的监督管理要点,能够根据药物研发、生产管理、药品经营、处方调配、医疗机构药品管理等过程的相关要求分析和解决实际问题,同时树立高度的职业责任感、强烈的使命感和药事管理科学化、规范化、法制化意识,自觉维护人民生命健康与用药合法权益。

本书根据《中华人民共和国药典》(以下简称《中国药典》)、《中华人民共和国疫苗管理法》进行了调整和补充。本书在编写过程中,参考了《中华人民共和国药品管理法》《药品生产质量管理规范》《药品经营质量管理规范》,以及其他相关法规的最新版进行了整理。

本书共包含9个项目,项目1是绪论,主要介绍法规涉及的管理制度、执业人员要求;项目2是药事管理组织,主要介绍监督管理机构及体系;项目3是药品经营管理,主要介绍药品的分类及经营管理;项目4是药品信息、广告、价格管理,主要介绍药品的包装、广告、价格等管理措施;项目5是药品研制与生产管理,主要介绍药品研制、生产、注册等程序及管理制度;项目6是医疗机构药事管理,主要介绍医疗机构制剂管理;项目7是中药管理,主要介绍最新中药的分类及品种制剂管理;项目8是特殊管理药品的管理,增加了疫苗、血液制品等特殊管理药品;项目9是医疗器械、化妆品和特殊食品的管理,主要介绍医疗器械、化妆品、特殊医学配方食品等的分类及管理制度。

本书由舒炼、祝悦、张嘉杨担任主编,编写分工如下:舒炼负责拟定本书的编写方案,并编写项目1、项目2、项目3、项目4;杨玉平负责编写项目5、项目6;祝悦负责编写项目7;鲁群岷、杨玉平负责编写项目8;张嘉杨负责编写项目9;张姣、姜雪等人负责全书统稿及实训安排。

　　本书根据药事涉及的国家政策、立法、管理机构层次进行梳理，根据药品流通的顺序对药品信息介绍、研制、生产的顺序进行介绍。每一项目都引入最新案例及提问，带着问题阐述答案，并适当穿插拓展知识、实训项目、目标检测，达到知识的相互衔接和贯通。

　　本书在编写过程中，得到了重庆医药高等专科学校、重庆能院食品检测有限公司、西南药业股份有限公司等合作单位的大力支持和帮助，参考了最新版《中国药典》《药品生产质量管理规范》《药品经营质量管理规范》等法规及药事管理法规方面的相关书刊和资料，借鉴吸收了部分专家学者的成果，在此表示衷心的感谢。

　　由于编者编写水平有限，不足之处在所难免，敬请各校师生及广大读者在使用过程中提出宝贵意见。

编　者

2021 年 3 月

目 录 CONTENTS

项目 1 绪 论

📖【学习目标】
> 掌握:药事的概念;我国药品管理法律体系;药品管理法和药品管理法实施条例。
> 熟悉:我国药品管理法律效力;我国药事法的构成。
> 了解:学习药事法规的重要性。
> 运用:强化同学们知法守法的法律意识,并逐步培养运用法律、法规基本知识和相关规定分析解决实际问题的能力。

🔖 案例导入

案例 1

夏季炎热,某超市未办理任何手续而代卖藿香正气水被查,超市负责人不以为意,认为代卖藿香正气水是为了方便老百姓,就像出售米、面、油一样。执法人员认为,藿香正气水属于药品,药品是特殊商品,其经营应当纳入药事管理。

讨论:1.什么是药事?
　　　2.什么是药事管理?

案例 2

2017 年 11 月,长春长生生物科技有限公司和武汉生物制品研究所有限责任公司生产的 65 万余支百白破疫苗效价指标不符合标准规定,被国家食品药品监督管理总局(现国家药品监督管理局)责令企业查明流向,并要求立即停止使用不合格产品。

2017 年 11 月 5 日,山东省疾病预防控制中心曾针对当时情况,发布了《效价指标不合格的百白破疫苗相关问题解答》,对公众所关心的问题有了初步的回应。

2018 年 7 月 15 日,国家药品监督管理局通告:近日,国家药品监督管理局根据线索组织检查组对长春长生生物科技有限责任公司(以下简称"长春长生")生产现场进行飞行检查。检查组发现,长春长生在冻干人用狂犬病疫苗生产过程中存在记录造假等严重违反《药品生产质量管理规范》行为。根据检查结果,国家药品监督管理局迅速责成吉林省食品药品监督管理局收回长春长生相关"药品 GMP 证书"。此次飞行检查所有涉事批次产品,尚未出厂和上市销售,全部产品已得到有效控制。

2018 年 7 月 15 日,国家药品监督管理局发布了关于长生生物子公司长春长生违法违规生产冻干人用狂犬病疫苗的通告。

讨论:长春长生公司的疫苗事件造成了极大的社会不良影响,我们要充分认识到加强药品监管的重要意义。那么,疫苗事件发生后,有关部门采取了哪些措施? 法律依据是什么呢?

任务 1.1　药事法规概述

1.1.1　药事

1)药事的概念

药学事业,简称药事,指与药品的安全、有效和经济、合理、方便、及时使用相关的药品研究与开发、制造、采购、储藏、营销、运输、交易中介、服务、使用等活动,包括与药品价格、药品储备、医疗保险有关的活动。同其他学科一样,在发展过程中,若干社会群体间相互渗透和影响,形成了完整的药学体系,即为药学事业。

药学事业的每项工作都是围绕药品展开的,由于药品具有与人体健康和生命安全密切相关的特殊属性,对于药品的管理日益受到政府和社会的重视。保障公众合理、安全、有效用药已经成为药学事业的核心任务。

2)药事管理的范围

2009 年 3 月,《中共中央 国务院关于深化医药卫生体制改革的意见》发布,标志着我国医药卫生体制进入深化改革阶段;2016 年 10 月,中共中央、国务院发布了《"健康中国2030"规划纲要》,提出把健康摆在优先发展的战略地位,确立了"以促进健康为中心"的"大健康观""大卫生观";2017 年 10 月 18 日,中国共产党第十九次全国代表大会开幕,在党的十九大报告中,提到要全面建立中国特色基本医疗卫生制度、医疗保障制度和优质高效的医疗卫生服务体系,健全药品供应保障制度;现行版《中华人民共和国药品管理法》的适用范围、管理对象和内容包括了药品的研制、生产、经营、使用和监督管理等环节的管理。

药学自产生之日起,经历了漫长的发展过程,现代药学承担了研制新药、生产和供应药品、保证合理用药、规范药品管理、培养药学人才、组织药学力量等诸多社会任务,而合理用药、创制新药和药事管理(社会与管理药学)已经成为现代药学发展的主要方向,药学的发展进一步促进了药学事业的发展壮大。

1.1.2 药事管理

1) 药事管理的概念

药事管理是指为保障人民用药安全、有效、经济、合理、方便、及时,国家依据宪法通过制定并实施相关法律法规以及药事组织的相关管理措施,对药事活动实施必要的监督管理。药事管理的事项与活动涉及与药品安全、经济、有效、合理直接相关的,包括药品的研制、生产、流通、使用和监督管理等在内的药学事业各个领域。因此,药事管理的宗旨是保证药品质量,保障人体用药安全,维护人民身体健康和用药的合法权益。所以从某种意义上来讲,药品安全应当是药事管理追求的最终目标之一。

药事管理是以宪法与法律为管理依据,通过制定相关法律,将相关管理措施作为管理手段。药事管理分为两个层面,即宏观药事管理和微观药事管理。宏观药事管理是指政府和国家的药事管理,包括药品监督管理、基本药物管理、药品储备管理、药品价格管理、医疗保险用药和定点药店管理;微观药事管理,是指药事组织内部的药事管理,包括药品研发质量管理、药品生产质量管理、药品经营质量管理、药学服务质量管理、药品临床试验质量管理。宏观药事管理为药事组织的微观管理提供法律依据、标准和程序。

药事管理具有专业性、实践性和政策性三大特点。专业性是指药事管理是对药学事业的管理,药学事业的核心是药物,药物是防病治病、保障公众身体健康的物质基础和必要条件。实践性是指药事管理的法规、管理办法和行政规章的制定来自药品生产、经营以及使用的实践,通过总结、升华而形成的,并用于指导药事管理的实践工作。政策性是指药事管理按照一定的国家法律、政策法令以及行政规章,行使国家权利对药品进行公平、科学、严谨的管理。

2) 药事管理分类

药事管理有宏观和微观之分(表 1.1)。宏观药事管理是指国家对药事的监督管理,具有全局性和指导性,其内容包括制定和执行国家药物政策与药事法规,建立健全药事管理体制,建立药品研制、生产、流通、使用的秩序,加强药学专业技术人员和监督管理人员的人力资源管理等。

微观药事管理是指药事管理各部门内部的管理,具有针对性和实践性,其内容包括人员管理、财务管理、设施设备管理、药品质量管理、信息管理、药学服务管理等。

表 1.1 宏观药事管理与微观药事管理的区别

分 类	特 点	举 例
宏观药事管理	全局性、指导性	国家药品监督管理局、人力资源和社会保障部于 2019 年 3 月 5 日修订并发布了《执业药师职业资格制度规定》和《执业药师职业资格考试实施办法》
微观药事管理	针对性、实践性	某医院药学部规定取得执业药师资格并连续三年接受执业药师继续教育者,方可从事门诊药房调剂工作

3）药事管理的特点与目的和意义

（1）药事管理的特点

①专业融合性。体现在以药学知识为基础的自然科学和以管理学、法学、社会经济学为方法的社会科学的高度融合。

②政策时效性。药事管理活动需要按照国家药物政策以及相关的法律条文进行，且在管理的过程中管理者要做到有据可依、有法可循，以公平、公正、严谨、科学的态度来进行药事管理。但往往法律条文会根据国家药事现状做适时修改，所以又要求管理者一定要对法律条文的时效性有较强的敏感意识。

③实践检验性。"实践是检验真理的唯一标准。"新出台的或已有的法律法规是否真的适用于药事现状？这需要将其付诸实施后才能得到答案，而这也是修订修正药事法规的必要前提条件。

（2）药事管理的目的和意义

进入 21 世纪，国家加强对药事管理的法制化力度，采取一系列重要措施，保证药学事业健康发展，保障人民用药安全。包括：2001 年第一次修订并颁布实施《中华人民共和国药品管理法》；2002 年制定并颁布实施《中华人民共和国药品管理法实施条例》；2009 年发布《中共中央 国务院关于深化医药卫生体制改革的意见》；2016 年发布《"健康中国 2030"规划纲要》《"十三五"深化医药卫生体制改革规划》；2017 年发布《"十三五"国家药品安全规划》；2018 年印发《关于完善国家基本药物制度的意见》；2019 年第二次修订并颁布实施《中华人民共和国药品管理法》（以下简称《药品管理法》）等。

药事管理的目的是保证公众用药安全、有效、经济，不断提高人民的健康水平，促进社会协调发展。

药事管理的意义不仅是保障公民用药安全、有效、经济、合理、方便、及时和生命健康的必要的和有效的手段，保护公民健康也是宪法规定的国家责任。对于药事组织来讲，宏观药事管理为微观药事管理提供了可靠的法律依据、法定标准和程序。

1.1.3　药事法规

1）药事法规的概念

药事法规是由国家制定或认可，并由国家强制力保证实施，具有普遍效力和严格程序的行为规范体系，是调整与药事活动相关的行为和社会关系的法律规范的总和。药事法规是广义概念，它不具体指哪一部法规，而是与药事活动相关的所有法律、行政法规、部门规章、规范性文件的总称，是从事药事活动的所有单位和个人都必须严格遵守和认真执行的行为规范。

2）药事法规的特征

我国药事法规有以下四个基本特征。

（1）以维护人民健康为立法目的

药品的质量直接关系到药品使用者的健康和生命，我国药事法规以加强药品监督管理、保证药品质量，保障人体用药安全，维护人民身体健康和用药的合法权益为目的。

（2）以药品标准为核心的行为规范

药事法规是规范人们在从事药事活动时的行为，而这一切规范行为的目的都是确保药品的安全性和有效性。我国通过颁布法律、法规、药品标准和保证药品质量的标准以达到上述目的。

（3）以系统性保证立法的完整性

我国药事法规从药品研发、生产、经营、使用过程全面立法，保证药品质量始终合格。

（4）以不断完善体现立法的时效性

我国药事法规，立足现状，针对性地解决药事活动中的现存问题，与中共中央作出的医药卫生战略部署高度契合，适时修订修正。

任务 1.2　药事组织认知

案例导入

小张是某高职药学专业的应届毕业生，毕业后在××县人民医院药剂科工作。最近听同事说药学职称考试马上开始报名了，他希望能够参加考试，为将来的职业发展赢得更多的机会。

讨论：药事考试是如何组织的？

1.2.1　药事组织的概念

药事组织是药事组织机构、体系、体制的综合。通常情况下，药事组织有广义和狭义之分。广义的药事组织是指以实现药学社会任务为共同目标的人们的集合体，是药学社会人员相互影响的社会心理系统，是运用药学知识和技术的技术系统，是人们以特定形式的结构关系而共同工作的系统。狭义的药事组织是指为实现药学社会任务所提出的目标，经人为分工形成的各种形式的组织机构的总称。

1.2.2　药事组织的类型

药事组织在我国药学事业发展各方面都起着十分重要的作用，其类型如下。

1）药品生产、经营组织

药品生产企业是指生产药品的专营企业或兼营企业,是依法成立、从事药品生产活动、给社会提供药品、具有法人资格的经济组织。药品经营企业是指经营药品的专营企业或兼营企业。药品生产、经营组织是典型的药事组织结构类型,在我国,"药品生产企业"如药厂、制药公司等,"药品经营企业"如药品批发、零售企业等。

2）事业性药房组织

事业性药房组织是指医疗机构内以服务病人为中心,以临床药学为基础,为促进临床科学、合理用药的药学技术服务和相关药品管理工作的药学部门,如药剂科(药学部)。

3）药学教育和科研组织

药学教育组织以教育为主体,为维持和发展药学事业而培养药学工程师、药学企业家和药事管理的专门型技术人才,包括高等药学教育、中等药学教育和药学继续教育。药学科研组织主要是研究开发新药、改进现有药品,以及围绕药品和药学的发展进行基础研究,提高创新能力,发展药学事业,包括独立的药物研究机构、企业以及高等院校的药物教研室。

4）药学社会团体组织

在我国的药学工作中,药学社会团体组织在药事组织兴起和形成过程中,发挥统一行为规范、监督管理、联系与协调等积极作用,协助政府管理药事的服务作用,推动了药学事业的发展。

5）药品管理的行政组织

药品管理的行政组织是指在政府机构中管理药品和药学企事业组织的国家行政机构。其主要作用是代表国家对药品和药学事业组织进行监督和管理,通过制定宏观政策,对药事组织发挥引导作用,保证国家意志的执行。它的主要功能是通过法律授予的权利对药品进行全程质量监督管理,确保向社会提供合格药品,并依法处理违反药品管理法律法规的行为。因此,从这个意义上来讲,这类行政组织又分为药品监督管理行政组织和药品行业规划管理行政组织。

任务 1.3　基本医疗保障制度

2019 年 1 月,中央全面深化改革委员会第十一次会议审议通过,2020 年 2 月 25 日印发了《中共中央 国务院关于深化我国医疗保障制度改革的意见》,该意见指出要坚持以人民健康为中心,完善公平适度的待遇保障机制,健全稳健可持续的筹资运行机制,建立管用高效的医保支付机制,健全严密有力的基金监管机制,协同推进医药服务供给侧改革,优化医疗保障公共管理服务,加快建立覆盖全民、城乡统筹、权责清晰、保障适度、可持续的多层次医疗保障体系。

1.3.1 多层次医疗保障体系

1）多层次医疗保障体系的建立

2019年12月28日,《中华人民共和国基本医疗卫生与健康促进法》规定,国家建立以基本医疗保险为主体,商业健康保险、医疗救助、职工互助医疗和医疗慈善服务等为补充的、多层次的医疗保障体系;其中,基本医疗服务费用主要由基本医疗保险基金和个人支付。

2020年2月25日,《中共中央 国务院关于深化医疗保障制度改革的意见》提出了"1+4+2"的医疗保障制度总体改革框架。其中,"1"是力争到2030年,全面建成以基本医疗保险为主体,医疗救助为托底,补充医疗保险、商业健康保险、慈善捐赠、医疗互助共同发展的多层次医疗保障制度体系。"4"是健全待遇保障、筹资运行、医保支付、基金监管四个机制。"2"是完善医药服务供给和医疗保障服务两个支撑。

医疗保障制度改革总体考虑是从增进民生福祉出发,明确改革遵循的基本原则:

①坚持应保尽保、保障基本,基本医疗保障依法覆盖全民,坚持尽力而为、量力而行,实事求是确定保障范围和标准。

②坚持稳健持续、防范风险,根据经济发展水平等因素科学确定筹资水平,均衡各方筹资缴费责任,加强统筹共济,防范基金风险。

③坚持促进公平、筑牢底线,提高制度的公平性、协调性,逐步缩小待遇差距,增强普惠性、基础性、兜底性保障。

④坚持治理创新、提质增效,发挥市场在资源配置中的决定性作用,不断提高治理社会化、法治化、标准化、智能化水平。

⑤坚持系统集成、协同高效,强调增强医保、医疗、医药联动改革的协同性,增强医保对医药服务领域的激励约束作用。

2）多层次医疗保障体系的组成

我国多层次医疗保障体系,包括基本医疗保险、补充医疗保险、医疗救助和商业健康保险、慈善捐赠、医疗互助。

基本医疗保险、补充医疗保险与医疗救助具有保障功能,基本医疗保险是保障体系主体,覆盖城乡全体居民,公平普惠保障人民群众基本医疗需求。医疗救助在保障体系中发挥主体作用,是帮助困难群众获得基本医疗保险服务并减轻其医疗费用负担的制度安排,补充医疗保险、商业健康保险、慈善捐赠等也是其重要组成。

1.3.2 基本医疗保险定点医药机构协议管理

1）定点医药机构资格审查和协议管理

定点医药机构资格的获得由社会保险经办机构与符合条件的医药机构签订服务协

议,行政部门不再进行前置审批,即"一步走"。

2)定点医药机构协议管理的管理程序

①自愿申请。

②多方评估。

③协商签约。

④服务协议。

1.3.3 基本医疗保险药品目录管理

1)医保药品目录的确定原则和确定条件(表1.2)

表1.2 医保药品目录的确定原则和确定条件

项 目	内 容
确定原则	①坚持以维护参保人健康为根本出发点 ②坚持保基本的定位 ③坚持公开、公平、公正的专家评审制 ④坚持统筹兼顾
确定条件	纳入医保药品目录的药品,应是临床必需、安全有效、价格合理、使用方便、市场能够保证供应的药品,并具备下列条件之一: ①《中国药典》收载的药品 ②符合国家药品监督管理部门颁发标准的药品 ③国家药品监督管理部门批准正式进口的药品
	《2019年国家医保药品目录调整工作方案》提出调入目录的西药和中成药应当是2018年12月31日(含)以前经国家药监局注册上市的药品。优先考虑国家基本药物、癌症及罕见病等重大疾病治疗用药、慢性病用药、儿童用药、急救抢救用药等。根据药品治疗领域、药理作用、功能主治等进行分类,组织专家按类别评审。对同类药品按照药物经济学原则进行比较,优先选择有充分证据证明其临床必需、安全有效、价格合理的品种。中药饮片采用准入法管理,国家层面调整的对象仅限按国家药品标准炮制的中药饮片

2)不得纳入基本医疗保险用药范围的药品

①主要起营养滋补作用的药品。

②部分可以入药的动物及动物脏器、干(水)果类。

③用中药材和中药饮片泡制的各类酒制剂。

④各类药品中的果味制剂、口服泡腾剂。

⑤血液制品、蛋白类制品(特殊适应证与急救、抢救除外)。

⑥劳动保障部规定基本医疗保险基金不予支付的其他药品。

3)医保药品目录的分类、制定与调整(表 1.3)

表 1.3　医保药品目录的分类、制定与调整

项　目	内　容
分类	医保药品目录分"甲类目录"和"乙类目录"。"甲类目录"的药品是临床治疗必需、使用广泛、疗效好、同类药品中价格低的药品。"乙类目录"的药品是可供临床治疗选择使用、疗效好、同类药品中比"甲类目录"药品价格略高的药品
	医保目录调入分为常规准入和谈判准入两种方式。《国家基本医疗保险、工伤保险和生育保险药品目录》列入品种为常规准入药品。目录共分为凡例、西药、中成药、协议期内谈判药品、中药饮片五部分。西药、中成药和协议期内谈判药品分甲乙类管理,协议期内谈判药品按照乙类支付
	医保药品目录中列出了基本医疗保险、工伤保险和生育保险基金准予支付的中药饮片,还列出了不得纳入基金支付的饮片范围。同时,目录包括限工伤保险基金准予支付费用的品种、限生育保险基金准予支付费用的品种。工伤保险和生育保险支付药品费用时不区分甲、乙类
制定与调整	国家医疗保障局负责制定医保药品目录准入谈判规则并组织实施。各地不得自行制定目录或用变通的方法增加目录内药品,也不得自行调整目录内药品的限定支付范围。对于原省级药品目录内按规定调增的乙类药品,应在 3 年内逐步消化。消化过程中,各省应优先将纳入国家重点监控范围的药品调整出支付范围
	对于经国家有关部门批准上市的民族药品,其他有国家或地方标准的中药饮片,经省级药品监督管理部门批准的治疗性医院制剂,可由各省级医疗保障部门牵头,会同人力资源和社会保障部门根据当地的基金负担能力及用药需求,经相应的专家评审程序纳入本省(区、市)基金支付范围。各省调整民族药品的情况应报国家医保局备案后向社会公开。各省不得增加目录中规定的不予支付的饮片

4)医保药品使用的费用支付原则(表 1.4)

表 1.4　医保药品使用的费用支付原则

项　目	内　容
支付方式	使用"甲类目录"的药品所发生的费用,按基本医疗保险的规定支付;使用"乙类目录"的药品所发生的费用,先由参保人员自付一定比例,再按基本医疗保险的规定支付

续表

项　目	内　容
限定支付范围	医疗保险统筹基金支付医保药品目录内药品所发生的费用,必须由医生开具处方或住院医嘱,参保患者自行购买药品发生的费用,由个人账户支付或个人自付。儿童或有临床证据证明为智力障碍的成人参保人员,由医生处方或住院医嘱使用与目录药品名称和剂型相同的非处方药品发生的费用,可以由统筹基金按规定支付;目录"备注"栏中对部分药品规定限定支付范围,是指符合规定情况下参保人员发生的药品费用,可按规定由基本医疗保险或生育保险基金支付。工伤保险支付药品费用时不受限定支付范围限制
	"备注"一栏标为"限工伤保险"的药品,是仅限于工伤保险基金支付的药品。"备注"一栏标为"限生育保险"的药品,是生育保险基金可以支付的药品,城乡居民参保人员发生的与生育有关的费用也可支付
	国家免费治疗艾滋病方案内的药品,不属于国家免费治疗艾滋病范围的参保人员使用治疗艾滋病时,基本医疗保险基金可按规定支付费用 国家公共卫生项目涉及的抗结核病和抗血吸虫病药物,不属于国家公共卫生支付范围的参保人员使用时,基本医疗保险基金可按规定支付费用。中成药部分药品处方中含有的"麝香"是指人工麝香,"牛黄"是指人工牛黄,含天然麝香、天然牛黄、体内培植牛黄、体外培育牛黄的药品不支付
支付标准确定	各省级医疗保障部门、人力资源和社会保障部门要加强指导,做好统筹协调,逐步推进省域范围内医疗保险、工伤保险和生育保险药品管理政策趋向统一。对于通过一致性评价仿制药的目录新准入药品,以及有仿制药的协议到期谈判药品,医疗保障部门原则上按照通过一致性评价的仿制药价格水平对原研药和通过一致性评价仿制药制定统一的支付标准
	谈判药品实行全国统一的支付标准,其"备注"规定该药品的限定支付范围、规格及支付标准

5) 对定点医疗机构和零售药店使用医保药品目录的管理要求

　　各省级医疗保障部门按规定将医保药品目录内药品纳入当地药品集中采购范围,并根据辖区内医疗机构和零售药店药品使用情况,及时更新完善信息系统药品数据库,建立完善全国统一的药品数据库,实现西药、中成药、中药饮片、医院制剂的编码统一管理。

　　各统筹地区结合医保药品目录管理规定以及相关部门制定的处方管理办法、临床技术操作规范、临床诊疗指南和药物临床应用指导原则等,完善智能监控系统,将定点医药机构执行使用医保药品目录的情况纳入定点服务协议管理和考核范围。

任务 1.4　药品安全与药品供应保障制度

1.4.1　药品和药品安全管理

1) 药品和药品分类

《药品管理法》规定,药品是指"用于预防、治疗、诊断人的疾病,有目的地调节人的生理机能并规定有适应证或者功能主治、用法和用量的物质,包括中药、化学药和生物制品等"。

①药品特指人用药品,不包括兽药和农药。

②药品的使用目的、方法有严格规定。使用目的是用于预防、治疗、诊断人的疾病,有目的地调节人的生理机能;使用方法要求必须遵循规定的适应证或者功能主治、用法和用量。

根据药品的定义,药品可分为中药、化学药和生物制品三类。根据相关条文,药品在一定程度上还可分为现代药与传统药,处方药与非处方药,实行一般管理的药品与实行特殊管理的药品。另外,在药品注册管理中,对中药、化学药和生物制品等按药品注册类别进行分类。

①中药注册分类:中药创新药,中药改良型新药,古代经典名方中药复方制剂,同名同方药等。

②化学药注册分类:化学药创新药,化学药改良型新药,仿制药等。

③生物制品注册分类:生物制品创新药,生物制品改良型新药,已上市生物制品(含生物类似药)等。

2) 药品质量特性和特殊性(表 1.5)

表 1.5　药品质量特性和特殊性

项　目		内　容
药品的质量特性	有效性	是指在规定的适应证、用法和用量的条件下,能够达到预防、治疗、诊断人的疾病,有目的地调节人的生理机能的目的,有效性是药品的固有特性
	安全性	是指按规定的适应证和用法、用量使用药品后,人体产生毒副反应的程度
	均一性	是指药物制剂的每一单位产品都符合有效性、安全性的规定要求
	稳定性	是指在规定的条件下保持其有效性和安全性的能力

续表

项　　目		内　　容
药品的特殊性	专属性	专属性表现在对症治疗,患什么病用什么药。不像一般商品可以互相替代
	两重性	是指药品有防病治病的一面,也有不良反应的另一面
	时限性	人们只有在防病治病时才需要用药,但药品生产、经营企业应当始终保持适当数量的药品生产和储备,只能药等病,不能病等药。药品均有有效期
	质量的重要性	由于药品与人们的生命有直接关系,确保药品质量尤为重要。药品必须符合国家药品标准
药品的安全性、有效性和质量可控性		基于药品质量特性和特殊性,药品管理需要对药品安全性、有效性和质量可控性进行全程管理。国家对药品实施注册管理,核心目标就是保证药品安全性、有效性和质量可控性。药品上市许可持有人依法对药品研制、生产、经营、使用全过程中药品的安全性、有效性和质量可控性负责

3) 药品安全与风险管理(表1.6)

表1.6　药品安全与风险管理

项　　目		内　　容
药品安全风险的特点、分类	特点	①复杂性。一方面,药品安全风险存在于药品生命周期的各个环节,受多种因素影响,任何一个环节出现问题,都会破坏整个药品安全链;另一方面,药品安全风险主体多样化 ②不可避免性。囿于人类对药品认识的局限性,药品不良反应往往会伴随着治疗作用不可避免地发生,这也是人们必须要承担的药物副反应 ③不可预见性。由于受限于当代的认识水平与人体免疫系统的个体差异,以及有些药品存在蓄积毒性的特点,药品的风险往往难以预计
	分类	①药品安全的自然风险,又称必然风险、"固有风险",是药品的内在属性,属于药品设计风险 ②药品安全的人为风险,属于"偶然风险"的范畴,主要来源于不合理用药、用药差错、药品质量问题、政策制度设计及管理导致的风险,是我国药品安全风险的关键因素
药品安全管理的主要措施		①需要健全药品安全监管的各项法律法规 ②要完善药品安全监管的相关组织体系建设 ③要加强药品研制、生产、经营、使用环节的全过程管理 ④要建立药品追溯系统,所有药品上市许可持有人、生产企业、经营企业、使用单位都应通过信息化手段建立这一系统,实现"一物一码,物码同追"

续表

项　目	内　容
药品上市后风险管理	①药品上市许可持有人应当制定药品上市后风险管理计划,主动开展药品上市后研究,对药品的安全性、有效性和质量可控性进行进一步确证,加强对已上市药品的持续管理 ②药品上市许可持有人、药品生产企业、药品经营企业和医疗机构应当经常考察本单位所生产、经营、使用的药品的质量、疗效和不良反应 ③药品上市许可持有人应当对已上市药品的安全性、有效性和质量可控性定期开展上市后评价
药物警戒制度	国家建立药物警戒制度,对药品不良反应及其他与用药有关的有害反应进行监测、识别、评估和控制。药物警戒的过程包括监测不良事件、识别风险信号、评估风险获益和控制不合理的风险,是一个对药品监管起着重要支撑的科学过程

1.4.2　药品供应保障制度

1) 完善药品供应保障制度的总体要求

总体要求实施药品生产、流通、使用全流程改革,建立工作协调机制,建设符合国情的国家药物政策体系,促进医药产业结构调整和转型升级,保障药品的安全、有效、可及。

2) 药品研制政策与改革措施

国家鼓励研究和创制新药,保护公民、法人和其他组织研究、开发新药的合法权益。加强药物研究质量管理,避免药品的研发缺陷,做好上市前药品风险管理。国家支持以临床价值为导向、对人的疾病具有明确或者特殊疗效的药物创新,鼓励运用现代科学技术和传统中药研究方法开展中药科学技术研究和药物开发,建立和完善符合中药特点的技术评价体系,促进中药传承创新。2019 年《药品管理法》修订时,在药品研制环节也制定了多项制度。

3) 药品生产政策与改革措施

在药品生产政策与改革措施方面:

①严格药品上市审评审批,优化审评审批程序,推进信息公开。

②加快推进已上市仿制药质量和疗效一致性评价,对通过一致性评价的药品给予政策支持。

③全面实行上市许可持有人制度,落实药品上市许可持有人是药品安全的第一责任人。

④加强药品生产质量安全监管,严厉打击制售假劣药品的违法犯罪行为。

⑤加大医药产业结构调整力度,推动落后企业退出。

⑥健全短缺药品、低价药品监测预警和分级应对机制,保障药品有效供应。

⑦明确药品专利实施强制许可路径,依法分类实施药品专利强制许可。

⑧落实税收优惠和价格政策,鼓励地方结合实际出台支持仿制药转型升级的政策措施,加大扶持力度。

改革完善短缺药品供应保障机制,抓好药品供应保障制度建设,采取有效措施,解决好低价药、"救命药"、"孤儿药"以及儿童用药的供应问题。

4）药品流通政策与改革措施

①推动药品流通企业转型升级,健全城乡药品流通网络。推进零售药店分级分类管理,提高零售连锁率。

②整治药品流通领域突出问题,严厉打击租借证照、虚假交易、伪造记录、非法渠道购销药品、商业贿赂、价格欺诈、价格垄断以及伪造、虚开发票等违法违规行为,依法严肃惩处违法违规企业和医疗机构,严肃追究相关负责人的责任,并记入不良信用记录,涉嫌犯罪的,及时移送司法机关处理。

③建立药品价格信息可追溯机制,促进价格信息透明。

④积极发挥"互联网+药品流通"的优势和作用,方便群众用药。

5）药品使用政策与改革措施

使用环节改革强调调整利益驱动机制,规范医疗和用药行为。

①促进合理用药。

②进一步破除以药补医机制。

③强化医保规范行为和控制费用的作用。

④积极发挥药师作用。

在仿制药研发、提升质量疗效和完善支持政策三方面采取有效措施:

①药品集中采购,机构要按药品通用名编制采购目录,及时将符合条件的仿制药纳入采购目录范围,并及时启动采购程序。

②将与原研药质量和疗效一致的仿制药纳入原研药;可相互替代的药品目录,在说明书、标签中予以标注,便于医务人员和患者选择使用。

③加快制定医保药品支付标准,与原研药质量和疗效一致的仿制药、原研药按相同标准支付。

6）药品储备与供应政策

①国家实行药品储备制度,建立中央和地方两级药品储备,发生重大灾情、疫情或者其他突发事件时,依照《中华人民共和国突发事件应对法》的规定,可以紧急调用药品。

②在药品供应政策方面,国家实行基本药物制度,遴选适当数量的基本药物品种,加强组织生产和储备,提高基本药物的供给能力,满足疾病防治基本用药需求。

1.4.3 国家药物政策与基本药物制度

1）国家药物政策

根据我国国情,我国需要在国家药物政策中进一步健全管理体制,建立国家药物政策协调机制;巩固完善国家基本药物制度,推进特殊人群基本药物保障;保障儿童用药,完善罕见病用药保障政策;建立以基本药物为重点的临床综合评价体系;按照政府调控和市场调节相结合的原则,完善药品价格形成机制;强化价格、医保、采购等政策的衔接,坚持分类管理,加强对市场竞争不充分药品和高值医用耗材的价格监管,建立药品价格信息监测和信息公开制度;制定完善医保药品支付标准政策;完善中药政策;完善国家医药储备制度。

2)基本药物制度

(1)基本药物制度的定义与组成要素

基本药物是指满足疾病防治基本用药需求,适应现阶段基本国情和保障能力,剂型适宜,价格合理,能够保障供应,可公平获得的药品。基本药物制度是为维护人民群众健康、保障公众基本用药权益而确立的一项重大国家医药卫生政策,是国家药物政策的核心和药品供应保障体系的基础。

(2)实施基本药物制度的目标

在全国范围内实施基本药物制度的目标主要包括:

①提高群众获得基本药物的可及性,保证群众基本用药需求。

②维护群众的基本医疗卫生权益,促进社会公平正义。

③改变医疗机构"以药补医"的运行机制,体现基本医疗卫生的公益性。

④规范药品生产流通使用行为,促进合理用药,减轻群众负担。

(3)基本药物管理部门及职能

国家基本药物工作委员会负责协调解决制定和实施国家基本药物制度过程中各个环节的相关政策问题,确定国家基本药物制度框架,确定国家基本药物目录遴选和调整的原则、范围、程序和工作方案,审核国家基本药物目录,各有关部门在职责范围内做好国家基本药物遴选调整工作。

国家基本药物工作委员会由国家卫生健康委员会、国家发展和改革委员会、工业和信息化部、监察部、财政部、人力资源和社会保障部、商务部、国家药品监督管理局、国家中医药管理局组成。其办公室设在国家卫生健康委员会,承担国家基本药物工作委员会的日常工作。

(4)国家基本药物目录的制定

①遴选原则。国家基本药物遴选应当按照防治必需、安全有效、价格合理、使用方便、中西药并重、基本保障、临床首选和基层能够配备的原则,结合我国用药特点,参照国际经验,合理确定品种(剂型)和数量。

②遴选范围。国家基本药物应当是《中国药典》收载的,国家卫生健康部门、国家药品监督管理部门颁布药品标准的品种。除急救、抢救用药外,独家生产品种纳入国家基本药物目录应当经过单独论证。

《国家基本药物目录管理办法》规定下列药品不纳入国家基本药物目录遴选范围:

①含有国家濒危野生动植物药材的。

②主要用于滋补保健作用,易滥用的。

③非临床治疗首选的。

④因严重不良反应,国家药品监督管理部门明确规定暂停生产、销售或使用的。

⑤违背国家法律、法规,或不符合伦理要求的。

⑥国家基本药物工作委员会规定的其他情况。

（5）国家基本药物目录构成

2018年版国家基本药物目录的药品分为化学药品和生物制品、中成药、中药饮片三个部分,其中化学药品和生物制品417个品种,中成药268个品种,中药饮片不列具体品种,共计685个品种。

①化学药品和生物制品。主要依据临床药理学分类,名称采用中文通用名称和英文国际非专利药名中表达的化学成分的部分,剂型单列。

②中成药。主要依据功能分类,中成药采用药品通用名称。

③中药饮片。规定"颁布国家药品标准的中药饮片为国家基本药物,国家另有规定的除外"。

2018年版国家基本药物目录说明:中成药成分中的"麝香"为人工麝香,"牛黄"为人工牛黄,有"注释"的除外。目录中"安宫牛黄丸"和"活心丸"成分中的"牛黄"为天然牛黄、体内培植牛黄或体外培育牛黄。

任务 1.5　执业药师管理

案例导入

小王2013年药学专科毕业,毕业后一直在医院药房工作,今年他想报考药师职称。但究竟应该怎么报考呢? 小王感到很茫然。

讨论:1.小王是否符合报考条件?

　　　2.怎样进行报名呢?

1.5.1　执业药师职业资格制度

1)执业药师管理的制度规定

执业药师是指经全国统一考试合格,取得"中华人民共和国执业药师职业资格证书"并经注册,在药品生产、经营、使用和其他需要提供药学服务的单位中执业的药学技术人员。凡从事药品生产、经营、使用和其他需要提供药学服务的单位,应当按规定配备相应的执业药师。

2）执业药师的管理部门

人力资源和社会保障部与国家药品监督管理局共同负责全国执业药师职业资格制度的政策制定，并按照职责分工对该制度的实施进行指导、监督和检查。

在执业药师职业资格考试职责分工方面，国家药品监督管理局主要负责组织拟定考试科目和考试大纲，建立试题库，组织命审题工作，提出考试合格标准建议。人力资源和社会保障部负责组织审定考试科目、考试大纲，会同国家药品监督管理局对考试工作进行监督、指导并确定合格标准。

1.5.2　执业药师职业资格考试与注册管理

1）执业药师职业资格考试

（1）考试管理和政策安排

目前，执业药师职业资格考试工作由人力资源和社会保障部与国家药品监督管理局共同负责，日常管理工作委托国家药品监督管理局执业药师资格认证中心负责，考务工作委托人力资源和社会保障部人事考试中心负责。各省、自治区、直辖市人力资源和社会保障行政主管部门会同药品监督管理部门负责本地区的考试工作，具体职责分工由各地协商确定。考试实行全国统一大纲、统一命题、统一组织。一般每年10月举办一次。

（2）报名条件

凡中华人民共和国公民和获准在我国境内就业的外籍人员，具备以下条件之一者，均可申请参加执业药师职业资格考试：

①取得药学类、中药学类专业大专学历，在药学或中药学岗位工作满五年。

②取得药学类、中药学类专业大学本科学历或学士学位，在药学或中药学岗位工作满三年。

③取得药学类、中药学类专业第二学士学位、研究生班毕业或硕士学位，在药学或中药学岗位工作满一年。

④取得药学类、中药学类专业博士学位。

⑤取得药学类、中药学类相关专业相应学历或学位的人员，在药学或中药学岗位工作的年限相应增加一年。

⑥凡符合执业药师职业资格考试相应规定的香港、澳门、台湾居民，按照规定的程序和报名条件，可报名参加考试。

（3）考试科目及成绩管理

国家执业药师职业资格考试分为药学类和中药学类两类，每一类都包括四个考试科目，见表1.7。

表 1.7　执业药师职业资格考试免试条件及科目

项　　目	药学类	中药学类
具备条件	取得药学或医学专业高级职称并在药学岗位工作	取得中药学或中医学专业高级职称并在中药学岗位工作
免试科目	药学专业知识(一)、药学专业知识(二)	中药学专业知识(一)、中药学专业知识(二)
考试科目	药事管理与法规、药学综合知识与技能	药事管理与法规、中药学综合知识与技能

考试成绩管理以四年为一个周期,参加全部科目考试的人员须在连续四年内通过全部科目的考试,才能获得执业药师职业资格。免试部分科目的人员须在连续两个考试年度内通过应试科目。考试成绩全国有效。

2)执业药师注册管理

(1)注册要求

我国执业药师实行注册制度。取得执业药师职业资格的药学专业技术人员,经执业单位考核同意,通过全国执业药师注册管理信息系统向所在地注册管理机构申请注册。经批准注册者,由执业药师注册管理机构核发国家药监局统一样式的"执业药师注册证",方可从事相应的执业活动。

国家药品监督管理局负责执业药师注册的政策制定和组织实施,指导全国执业药师注册管理工作。各省、自治区、直辖市药品监督管理部门负责本行政区域内的执业药师注册管理工作。执业药师应当按照执业类别、执业单位、执业范围进行注册和执业。执业类别为药学类、中药学类、药学与中药学类;执业范围为药品生产、药品经营、药品使用以及其他需要提供药学服务的单位。机关、院校、科研单位、药品检验机构不属于规定的注册执业单位。

(2)注册程序

首次注册与延续注册:执业药师注册有效期为五年。持证者须在有效期满三十日前向所在地注册管理机构提出延续注册申请。

变更注册与注销注册:执业药师变更执业单位、执业范围等应及时办理变更注册手续。

执业药师注册后如有下列情况之一的,应予以注销注册:

①死亡或被宣告失踪的。

②受刑事处罚的。

③被吊销"执业药师职业资格证书"的。

④受开除行政处分的。

⑤因健康或其他原因不能从事执业药师业务的。

⑥无正当理由不在岗执业超过半年以上者。

⑦注册许可有效期届满未延续的。

注销手续由执业药师本人或其所在单位向注册机构申请办理。

（3）继续教育

执业药师（包括取得"执业药师职业资格证书"的人员）应当按照国家专业技术人员继续教育的有关规定接受继续教育，更新专业知识，提高业务水平。接受继续教育是执业药师的义务和权利，执业药师必须按规定积极参加继续教育，完善知识结构，增强创新能力，提高专业水平。用人单位应当保障执业药师参加继续教育的权利。执业药师的继续教育学分，应由继续教育管理机构及时记入全国执业药师注册管理信息系统。

1.5.3 执业药师的配备使用

1）执业药师岗位职责

执业药师在执业范围内负责对药品质量的监督和管理，参与制定和实施药品全面质量管理制度，参与单位对内部违反规定行为的处理工作。执业药师负责处方的审核及调配，提供用药咨询与信息，指导合理用药，开展治疗药物监测及药品疗效评价等临床药学工作。

2）执业药师业务范围及要求

根据《执业药师业务规范》，直接面向公众提供药学服务的执业药师的业务活动，包括处方调剂、用药指导、药物治疗管理、药物不良反应监测、健康宣教等。

执业药师执业要求：

①执业药师在执行业务活动中，应当以遵纪守法、爱岗敬业、遵从伦理、服务健康、自觉学习、提升能力为基本要求。

②执业药师应依法执业，做好药学服务，并佩戴专用徽章以示身份。

③执业药师应加强自律，树立良好的专业形象，以诚信的职业素养服务公众。

④执业药师应规划自己的职业发展，树立终身学习的观念，不断完善专业知识和技能，提高执业能力，满足开展用药指导、健康服务等执业工作的需要。

3）执业药师的职业道德准则

①救死扶伤，不辱使命。

②尊重患者，平等相待。

③依法执业，质量第一。

④进德修业，珍视声誉。

⑤尊重同仁，密切协作。

1.5.4　执业药师执业活动的监督管理

1)信用管理

国家药品监督管理局与人力资源和社会保障部按照职责分工对执业药师职业资格制度实施和执业药师执业行为进行监督和检查,建立执业药师个人诚信记录,对其执业活动实行信用管理。

①对以不正当手段取得"执业药师职业资格证书"的,按照《专业技术人员资格考试违纪违规行为处理规定》相关规定处理。

②以欺骗、贿赂等不正当手段取得"执业药师注册证"的,由发证部门撤销"执业药师注册证",三年内不予执业药师注册;构成犯罪的,依法追究刑事责任。

③严禁"执业药师注册证"挂靠("挂证"),持证人注册单位与实际工作单位不符的,由发证部门撤销"执业药师注册证",并作为个人不良信息由负责药品监督管理的部门记入全执业药师注册管理信息系统。

④买卖、租借"执业药师注册证"的单位,按照相关法律法规给予处罚。药品零售企业存在"挂证"执业药师的,按严重违反《药品经营质量管理规范》情形进行处罚。

⑤对存在"挂证"行为的执业药师,撤销其"执业药师注册证",在全国执业药师注册管理信息系统进行记录,并予以公示,在不良信息记录撤销前,不能再次注册执业。

2)处罚力度

2019年修订的《药品管理法》加大了对药品违法行为的处罚力度:

①定性为采取虚假手段取得经营许可的,其法律责任是撤销相关许可,十年内不受理其相应申请,并处五十万元以上五百万元以下的罚款;情节严重的,对法定代表人、主要负责人、直接负责的主管人员和其他责任人员,处二万元以上二十万元以下的罚款,十年内禁止从事药品生产经营活动,并可以由公安机关处五日以上十五日以下的拘留。

②定性为未遵守药品经营质量管理规范的,其法律责任是责令限期改正,给予警告;逾期不改正的,处十万元以上五十万元以下的罚款;情节严重的,处五十万元以上二百万元以下的罚款,责令停产停业整顿直至吊销药品经营许可证等,对法定代表人、主要负责人、直接负责的主管人员和其他责任人员,没收违法行为发生期间自本单位所获收入,并处所获收入百分之十以上百分之五十以下的罚款,十年直至终身禁止从事药品生产经营等活动。

③药品经营企业违反《药品管理法》规定聘用人员的,由药品监督管理部门责令解聘,处五万元以上二十万元以下的罚款。

实训 1.1 总结近年来药事管理的发展变化

【实训目的】

了解过去一年里,我国药事管理领域发生的重大事件,以便掌握药事动态。

【实训内容】

选取药事管理与法规某一方面或几方面的内容,如药品生产管理、药品经营管理、药品说明书管理、药品广告管理、药品注册管理、药事管理法规建设等,检索、查阅药品相关网页、杂志及报刊,收集所需信息,并予以总结。

【实训步骤】

1.自由组合分组,每组 5 人并进行分工。
2.查阅相关文献、网页、杂志及报刊,收集资料。
3.整理、分析、总结已收集信息,并制作成 PPT。
4.每组选派 1 名学生做现场陈述。
5.全班学生讨论,自由提问,小组成员解答。

【实训评价】

教师根据 PPT 的内容、现场报告(语言表达、解答问题)的质量予以评价并总结。

教师评价

实训 1.2 药事组织及服务功能的查询与检索

【实训目的】

利用所学知识,会使用网络查找药事组织及服务功能。

【实训内容】

以 3~5 人为一组,登录国家药品监督管理局网站,查询、检索我国药事管理与法规有关文件。

【实训步骤】

1.登录国家药品监督管理局网站。
2.查找药事组织。
3.搜索药事组织及服务功能。

【实训评价】

各组学生对查询情况进行互评,交流心得与体会。在此基础上,教师进行总评。

教师评价

实训 1.3　了解药学技术人员考试、职业道德要求

【实训目的】

了解我国药学技术人员职称考试的规定;了解我国执业药师资格考试的规定;熟悉国内外药学职业道德规范的内容。

【实训内容】

检索、查阅相关网页、杂志及报刊,收集所需信息,写出书面材料。

【实训步骤】

1.检索、查阅相关网页、杂志及报刊,收集所需信息。

2.对获取的资料进行筛选,包括药学技术人员职称考试、招聘,国家执业药师资格考试、注册、继续教育,国内外药学职业道德方面的内容。

3.每人独立设计、编写 1 期工作简讯,要求内容准确、形式新颖。

4.工作简讯字数不少于 2000 字,交纸质版给教师。

【实训评价】

根据提交的工作简讯的质量进行成绩评定,优秀的工作简讯可公布在本专业宣传栏等处。

教师评价

实训 1.4   药师及执业药师网上报名

【实训目的】

1.熟悉药师、执业药师报名网站。

2.学会运用相关网站进行药师、执业药师网上报名。

【实训内容】

1.登录中国卫生人才网,查找本年度考试的相关公告,能够正确使用网上报名系统并能准确填写报名信息,完成药师资格考试的网上报名。

2.登录中国人事考试网,完成国家执业药师资格考试的网上报名。

【实训步骤】

一、药师网上报名

1.登录中国卫生人才网,查找本年度卫生考试安排通知,找到网上预报名时间段、考试时间。

2.查找考生报名操作指导。通过"全国卫生专业技术资格考试(中初级)"考试专区查找考生报名操作指导。

3.熟悉网上报名系统。登录中国卫生人才网,通过"考生入口"进入报名页面。点击"全国卫生专业技术资格考试(中初级)网上报名入口",进入"网上报名系统"。在报名通道开启的情况下,录入、检查并保存报名信息。

4.查找考场规则。返回中国卫生人才网首页,通过"考生入口"查找考场规则。

二、国家执业药师资格考试的网上报名

1.登录中国人事考试网,下载"照片处理工具"。

2.准备一张 1 寸标准证件照,按照要求,对照片进行审核。

3.登录中国人事考试网,进行注册。

4.在各地区报名通道开启的情况下,进入报名系统,录入、检查并保存报名信息。

【实训评价】

教师根据学生工作态度、网上报名的完成情况进行评价。

教师评价

实训 1.5 执业药师现状及地位调研

【实训目的】

通过对执业药师现状及地位的调研,进一步了解我国执业药师资格制度的实施情况,锻炼学生分析、解决问题的能力和团队合作精神,强化执业药师的服务意识,为今后依法执业打下基础。

【实训内容】

通过发放问卷、实地考察或网络、报刊、书籍等分别调查药品生产企业、药品经营企业以及医疗机构中执业药师的现状及地位,在此基础上撰写专题调研报告,并制作 PPT 进行汇报交流。

【实训步骤】

一、调研准备

1.将全班分成 3 个组,抽签决定每组的调研对象(药品生产企业、药品经营企业或医疗机构)。

2.根据调研内容,各小组提前查阅、熟悉执业药师管理的相关规定。

3.拟出调研提纲。

4.通过教师帮助或自行联系当地药品生产企业、药品经营企业或医疗机构。

5.准备好身份证明、介绍信、笔记本、调查问卷等。在调研单位允许的情况下,必要时可准备录像、录音、照相设备。

二、调研内容

1.通过问卷、实地考察或网络、报刊、书籍等分别调查药品生产企业、药品经营企业以及医疗机构中执业药师的现状及地位。

2.调研的内容包括各类单位对执业药师的需求情况、实际配备执业药师的情况、执业药师岗位设置、执业药师的素质、执业药师作用的发挥情况、执业药师自我满意度、执业药师社会认可度以及参加继续教育情况等。

三、调研报告

1.学生进行组内交流讨论,对完善我国执业药师制度以及更好地发挥执业药师的作用提出看法。

2.将调研结果汇总,撰写专题调研报告。

3.制作 PPT,每组派 1~2 名代表进行汇报交流。

【实训评价】

教师根据学生调研工作态度、调研报告撰写质量以及 PPT 制作汇报情况进行评价。

教师评价

目标检测

一、单项选择题

1. "药事"是指与药品的研制、生产、流通、使用及（   ）。
   A.价格、广告、信息、监督、检验、服务和药学教育等活动有关的事项
   B.监督、检验和药学教育等活动有关的事项
   C.价格、检验、服务和药学教育等活动有关的事项
   D.广告、信息、监督和药学教育等活动有关的事项

2. 以下不属于"药事"范围的是（   ）。
   A.医疗机构购进药品　　　　　　　　B.药学研究生教育
   C.药品质量抽查检验　　　　　　　　D.保健食品做广告

3. 《中华人民共和国药品管理法》是何部门制定、发布的？（   ）
   A.全国人大　　　　　　　　　　　　B.全国人大常委会
   C.国务院　　　　　　　　　　　　　D.国家卫生健康委员会

4. 不属于我国药品管理法律体系的是（   ）。
   A.法律　　　　　　　　　　　　　　B.行政法规
   C.部门规章　　　　　　　　　　　　D.民族性法规

5. 以下关于法律效力表述正确的是（   ）。
   A.空间效力是指法律在什么时间段内发生效力
   B.时间效力是指法律在什么地方发生效力
   C.对人的效力是指法律适用于什么样的人
   D.行政法规的效力高于法律

6. 《中华人民共和国药品管理法实施条例》制定的依据是（   ）。
   A.《中华人民共和国质量法》　　　　B.《中华人民共和国标准化法》
   C.《中华人民共和国药品管理法》　　D.《中华人民共和国宪法》

7. 执业药师注册的有效期为（   ）。
   A.一年　　　　　　B.两年　　　　　　C.三年　　　　　　D.五年

8. 执业药师注册有效期及期满前延续注册的时限分别为（   ）。
   A.2年　3个月　　B.3年　3个月　　C.3年　6个月　　D.5年　30日

9. 取得药学、中药学或相关专业大学专科学历,参加执业药师资格考试者,必须（   ）。
   A.从事药学或中药学专业工作满十年
   B.从事药学或中药学专业工作满五年
   C.从事药学或中药学专业工作满三年
   D.从事药学或中药学专业工作满一年

10. 执业药师职业资格考试一般在每年（   ）举行。
    A.3月　　　　　　B.5月　　　　　　C.8月　　　　　　D.10月

11.以下不属于执业药师的执业范围的是( )。

A.科研单位　　　B.药品生产　　　C.药品经营　　　D.药品使用

12.执业药师的注册执业类别分药学类、中药学类和( )类。

A.临床药学　　　B.药房药学　　　C.药学与中药学　　　D.医院药学

13.以下属于中级职称的药师为( )。

A.药士　　　B.药师　　　C.主管药师　　　D.副主任药师

14.以欺骗、贿赂等不正当手段取得"执业药师注册证"的,由( )撤销"执业药师注册证"。

A.公安部门　　　　　　　　B.发证部门

C.市场监督管理部门　　　　　　　　D.卫生健康委员会

15.撤销"执业药师注册证"后( )内不予执业药师注册。

A.一年　　　B.两年　　　C.三年　　　D.五年

16.执业药师每年应当参加继续教育学习,学分不少于( )。

A.3 分　　　B.9 分　　　C.15 分　　　D.30 分

二、多项选择题

1.制定《中华人民共和国药品管理法》的目的是( )。

A.保障人体用药安全　　　　　　　　B.保证药品质量

C.维护人民身体健康　　　　　　　　D.加强药品监督管理

E.维护人民用药的合法权益

2.以下属于行政法规的是( )。

A.《中华人民共和国药品管理法》　　　　　　B.《中华人民共和国药品管理法实施条例》

C.《药品生产质量管理规范》　　　　　　D.《麻醉药品和精神药品管理条例》

E.《中药品种保护条例》

3.以下属于部门规章的是( )。

A.《放射性药品管理条例》　　　　　　B.《处方管理办法》

C.《药品经营质量管理规范》　　　　　　D.《野生药材资源保护管理条例》

E.《湖北省药品使用质量管理规定》

4.以下表述正确的有( )。

A.宪法具有最高法律效力

B.法律的效力高于行政法规

C.地方性法规的效力高于行政法规

D.地方性法规的效力高于同级地方政府规章

E.地方政府规章是结合地方实际情况而制定的,可以没有上位法

5.以下属于执业药师考试类别的是( )。

A.西药学类　　　　　　　　B.中药学类　　　　　　　　C.临床药学

D.临床医学　　　　　　　　E.药房药学

6.药师根据是否注册可分为( )。

　　A.医院药房药师　　　　　　　　　　B.社区药房药师

　　C.临床药师　　　　　　　　　　　　D.药师　　　　　　E.执业药师

7.药师根据职称职务不同可分为(　　　)。

　　A.药士　　　　　　　　　　　　　　B.药师

　　C.主管药师　　　　　　　　　　　　D.副主任药师　　　E.主任药师

8.以下属于执业药师的业务活动的是(　　　)。

　　A.用药指导　　　　　　　　　　　　B.药物治疗管理

　　C.为患者开处方　　　　　　　　　　D.健康宣教　　　　E.写病历

9.执业药师每年继续教育学习由(　　　)组织。

　　A.中国药师协会　　　　　　　　　　B.省级执业药师协会

　　C.市级执业药师协会　　　　　　　　D.县级执业药师协会　E.主管药师协会

项目 2　药事管理组织

【学习目标】

➤ 掌握:药事、药事管理以及药事管理学的基本概念。

➤ 熟悉:药事管理的意义;药事组织的概念。

➤ 了解:药事组织的类型。

➤ 运用:能通过网络查找药事组织及服务功能。

任务 2.1　药品管理立法

🔍 案例导入

2008 年 7 月 1 日,昆明特大暴雨造成某药业公司生产库存的刺五加注射液被雨水浸泡,浸泡的药品受到细菌污染,该公司云南销售人员张某从公司调来包装标签,更换后销售。2008 年 10 月 6 日,云南省红河州 6 名患者使用了标示为该公司生产的两批刺五加注射液后出现严重不良反应,其中有 3 名患者死亡。

讨论:1.法律责任有哪些?

2.案例中的张某及药业公司应该承担哪些法律责任?

2.1.1　法的基本知识

药品管理立法是国家立法机关根据法定的权限和程序,制定、认可、修订、补充和废除药品管理法律规范的活动。

1)法的概念

法是指统治阶级为了实现统治并管理国家的目的,经过一定立法程序,所颁布的基本法律和普通法律。我国的法分为宪法、法律、行政法规、地方性法规、自治条例和单行条例等几个层次。

根据宪法及立法的有关规定,全国人民代表大会和全国人民代表大会常务委员会行使国家立法权;国务院根据宪法和法律,制定行政法规;省、自治区和直辖市人民代表大会及其常务委员会根据本区域的实际情况,在不与宪法、法律或行政法规定相抵触的前提下,可以制定地方性法规;国务院各直属机构,可以根据法律、行政法规以及部门的权限制定规章。

2) 法的特征

(1) 规范性

法调整着人们的社会关系,为人们的行为提供模式、标准、样式和方向,分为三种情况:

①可以这样行为,称为授权性规范。

②必须这样行为,称为命令性规范。

③不许这样行为,称为禁止性规范。

(2) 国家意志性

法律是国家制定或认可的行为规范,有两种方式:一是国家制定形成的成文法,国家认可形成的习惯法;二是国家确认权利和义务的行为规范不同于其他社会规范的权利和义务,它是由国家确认或认可和保障的一种关系。

(3) 强制性

法不同于其他的社会规范,它具有国家强制性,依靠国家的力量强迫人们遵守,否则会受到国家强制力量的干涉和相应的法律制裁。法实施的保障手段就是国家的强制力,国家强制力的组织包括法院、检察院、监狱、军队、警察等。

(4) 普遍性

法作为一般的行为规范,在一定范围内具有普遍使用的特性,包括两个方面的含义:一是法律所提供的行为标准是按照法律规定所有公民一概适用的,不允许有法律规定之外的特殊,即要求"法律面前人人平等",一旦触犯法律,便会受到相应的惩罚;二是法对人们的行为具有反复使用的效力,在同样情况下,法可以反复使用。

(5) 程序性

法的制定和实施都必须遵守一定的制度化体系,不能主观随意改变。例如,法的制定包括法律草案的提出、法律草案的审议、法律草案的通过和法律的公布等程序。

3) 法的渊源

法的渊源,即法的来源,是指国家机关、公民和社会组织为寻求行为的根据而获得具体法律的来源,简称"法源"。

(1) 宪法

宪法是由全国人民代表大会依据特别程序制定的根本大法,具有最高效力,由全国人大及其常委会监督实施,并由全国人大常委会负责解释。

（2）法律

法律是指全国人大及其常委会制定的规范性文件,由国家主席签署主席令公布。其分为两大类:

①基本法律,即由全国人大制定和修改的刑事、民事、国家机构和其他方面的规范性文件,例如全国人大制定的《中华人民共和国刑法》。

②基本法律以外的其他法律,即由全国人大常委会制定和修改的规范性文件,例如全国人大常委会制定的《药品管理法》。

（3）行政法规

行政法规由国务院有关部门或者国务院法制机构具体负责起草,重要行政管理的法律、行政法规草案由国务院法制机构组织起草。行政法规由总理签署国务院令公布。有关国防建设的行政法规,可以由国务院总理、中央军事委员会主席共同签署国务院、中央军事委员会令公布。例如,国务院令第360号发布的《中华人民共和国药品管理法实施条例》。

（4）地方性法规

地方性法规是一定的地方国家权力机关,根据本行政区域的具体情况和实际需要,依法制定的在本行政区域内具有法律效力的规范性文件。

（5）民族自治条例和单行条例

《中华人民共和国立法法》规定,民族自治地方的人民代表大会有权依照当地民族的政治、经济和文化的特点,制定自治条例和单行条例。

（6）部门规章

国务院各部、委员会、中国人民银行、审计署和具有行政管理职能的直属机构,可以根据法律和国务院的行政法规、决定、命令,在本部门的权限范围内,制定规章。

（7）地方政府规章

省、自治区、直辖市和设区的市、自治州的人民政府,可以根据法律、行政法规和本省、自治区、直辖市的地方性法规,制定规章。地方政府规章应当经政府常务会议或者全体会议决定,由省长、自治区主席、市长或自治州州长签署命令予以公布。

（8）国际条约、国际惯例

国际条约是指我国作为国际法主体同外国缔结的双边、多边协议和其他具有条约、协定性质的文件。我国的缔约权由全国人大常委会、国家主席和国务院共同行使。国际惯例是国际条约的补充。

4）法律效力

（1）法律效力的概念

法律效力是指法律的适用范围,即法律在什么领域、什么时期和对谁有效的问题,也就是法律规范在空间上、时间上和对人的效力问题。

①空间效力:指法律在什么地方发生效力。

②时间效力:指法律在何时生效和何时终止效力。时间效力一般有三个原则,即不溯及既往原则,后法废止前法原则,法律条文到达时间的原则。

③对人的效力:对人的效力是指法律适用于什么样的人。对人的效力又分为属地主义、属人主义和保护主义。属地主义,即不论人的国籍如何,在哪国领域内就适用哪国法律;属人主义,即不论人在国内或国外,是哪国公民就适用哪国法律;保护主义,任何人只要损害了本国利益,不论损害者的国籍与所在地如何,都要受到该国法律的制裁。

（2）法的效力冲突及解决

由于正式的法的渊源本身是有层次或等级划分的,因而其效力当然具有层次或等级性。

①不同位阶法的渊源冲突的解决原则。上位法的效力高于下位法,宪法至上、法律高于法规、法规高于规章、行政法规高于地方性法规。

②特别规定优于一般规定,新的规定优于旧的规定。法律之间对同一事项的新的一般规定与旧的特别规定不一致,不能确定如何适用时,由全国人民代表大会常务委员会裁决。行政法规之间对同一事项的新的一般规定与旧的特别规定不一致,不能确定如何适用时,由国务院裁决。

③自治条例和单行条例依法对法律、行政法规、地方性法规作变通规定的,在本自治地方适用自治条例和单行条例的规定。经济特区法规根据授权对法律、行政法规、地方性法规作变通规定的,在本经济特区适用经济特区法规的规定。地方性法规与部门规章之间对同一事项的规定不一致时,由国务院提出意见,国务院认为应当适用地方性法规的,应当决定适用地方性法规;认为应当适用部门规章的,应当提请全国人民代表大会常务委员会裁决。部门规章之间、部门规章与地方政府规章之间对同一事项的规定不一致时,由国务院裁决。根据授权制定的法规与法律规定不一致时,由全国人民代表大会常务委员会裁决。同一机关制定的新的一般规定与旧的特别规定不一致时,由制定机关裁决。

2.1.2　我国药品管理的法律体系和法律关系

1）我国药品管理的法律体系

（1）法律

与药品监督管理职责密切相关的法律主要有《药品管理法》《中华人民共和国疫苗管理法》《中华人民共和国基本医疗卫生与健康促进法》《中华人民共和国禁毒法》;与药品管理有关的法律有《中华人民共和国刑法》《中华人民共和国广告法》《中华人民共和国价格法》《中华人民共和国消费者权益保护法》《中华人民共和国反不正当竞争法》《中华人民共和国专利法》等。

（2）行政法规

国务院制定、发布的药品管理行政法规主要有 10 部,包括《中华人民共和国药品管理法实施条例》《中药品种保护条例》《戒毒条例》《易制毒化学品管理条例》《麻醉药品和精神药品管理条例》《反兴奋剂条例》《血液制品管理条例》《医疗用毒性药品管理办法》《放射性药品管理办法》《野生药材资源保护管理条例》等。

（3）地方性法规

各省、市已出台的药品管理地方性法规有《吉林省药品监督管理条例》《江苏省药品监督管理条例》《山东省药品使用条例》等。

（4）部门规章

药品管理现行有效的主要规章有20多部，包括《药品注册管理办法》《药物非临床研究质量管理规范》《药物临床试验质量管理规范》《药品生产监督管理办法》《药品生产质量管理规范》《医疗机构制剂配制质量管理规范（试行）》《医疗机构制剂配制监督管理办法（试行）》《医疗机构制剂注册管理办法（试行）》等。

（5）地方政府规章

略。

2）我国药品管理的法律关系

（1）国家机关

作为法律关系主体的国家机关主要分为两种情况：一是政府的药品监督管理主管部门和有关部门，依法与其管辖范围内的相对方，形成的行政法律关系；二是政府的药品监督管理主管部门内部的领导与被领导、管理与被管理的关系。

（2）机构和组织

这包括法人和非法人的药品生产企业、药品经营企业、医疗机构等企事业单位，大致分为三种情况：一是以药品监督管理相对人的身份，同药品监督管理机构形成行政法律关系；二是以提供药品和药学服务的身份，同需求药品和药学服务的机关、机构和组织、公民个人形成医药卫生服务关系；三是与内部职工形成管理关系。

（3）公民个人（自然人）

可分为特定主体和一般主体。特定主体主要指药学技术人员，他们因申请执业资格，与药品监督管理部门形成行政法律关系；因承担药学服务，同所在单位形成内部的管理关系，并同患者形成医患关系。一般主体指所有的公民，他们因需求药品和药学服务而与提供药品和药学服务的企事业单位形成医药卫生服务关系。

任务 2.2　药品监督管理行政法律制度

案例导入

经某市药品监督管理局调查，该市某药房存在违规销售处方药的行为，自2004年2月1日至6月30日，该药房共销售不同批号的某药品2354盒，均无法提供消费者购药的处方或药师用药指导记录，并多次以赠送药品方式进行药品促销。

讨论:1.药品监督管理的行政处罚有哪些? 药品监督管理涉及哪些行政法律制度?
　　　2.案例中的行为应该接受什么样的行政处罚?

药品监督管理行政法律制度是指依据有关行政法律制度所实施的行政管理办法,以及由此而形成的规范化行政管理行为。行政许可是依法申请的行政行为,许可的内容是一般禁止的活动。行政许可根据其性质及适用条件,可分为普通许可、特许、认可、核准、登记等。行政管理法律包括《中华人民共和国行政许可法》(简称《行政许可法》)、《中华人民共和国行政处罚法》(简称《行政处罚法》)、《中华人民共和国行政复议法》(简称《行政复议法》)、《中华人民共和国行政诉讼法》(简称《行政诉讼法》)等。

2.2.1　药品行政许可

1)行政许可的原则

根据《行政许可法》,行政许可是指行政机关根据公民、法人或者其他组织的申请,经依法审查,准予其从事特定活动的行为。在药品监督管理方面,主要包括药物临床研究许可、药品生产许可、药品经营许可、药品上市许可、进口药品上市许可、执业药师执业许可等。

设定和实施行政许可的原则如下:

①法定原则:设定和实施行政许可,应当依照法定的权限、范围、条件和程序。

②公开、公平和公众原则:设定和实施行政许可,应当遵循公开、公平、公正的原则。

③便民和效率原则:实施行政许可,应当遵循便民的原则,提高办事效率,提供优质服务。

④信赖保护原则:公民、法人或者其他组织依法取得的行政许可受法律保护,行政机关不得擅自改变已经生效的行政许可。

2)行政许可的实施

(1)申请与受理

公民、法人或者其他组织从事特定活动,依法需要取得行政许可的,应当向行政机关提出申请。申请书需要采用格式文本的,行政机关应当向申请人提供行政许可申请书格式文本。申请书格式文本中不得包含与申请行政许可事项没有直接关系的内容。行政机关受理或者不予受理行政许可申请,应当出具加盖本行政机关专用印章和注明日期的书面凭证。

(2)审查与决定

行政机关应当对申请人提交的申请材料进行审查。申请人的申请符合法定条件、标准的,行政机关应当依法作出准予行政许可的书面决定。行政机关依法作出不予行政许可的书面决定的,应当说明理由,并告知申请人享有依法申请行政复议或者提起行政诉讼的权利。行政机关作出准予行政许可的决定,需要颁发行政许可证件的,应当向申请人颁发加盖本行政机关印章的行政许可证件,如许可证、执照或者其他许可证书;资格证、资质证或者其他合格证书;行政机关的批准文件或者证明文件;法律、法规规定的其他行政许可证件。

（3）期限

除可以当场作出行政许可决定的外,行政机关应当自受理行政许可申请之日起二十日内作出行政许可决定。二十日内不能作出决定的,经本行政机关负责人批准,可以延长十日,并应当将延长期限的理由告知申请人。法律、法规另有规定的,依照其规定。

（4）听证

法律、法规、规章规定实施行政许可应当听证的事项,或者行政机关认为需要听证的其他涉及公共利益的重大行政许可事项,行政机关应当向社会公告,并举行听证。行政机关应当根据听证笔录,作出行政许可决定。

（5）变更与延续

被许可人要求变更行政许可事项的,应当向作出行政许可决定的行政机关提出申请;符合法定条件、标准的,行政机关应当依法办理变更手续。被许可人需要延续依法取得的行政许可的有效期的,应当在该行政许可有效期届满三十日前向作出行政许可决定的行政机关提出申请。法律、法规、规章另有规定的,依照其规定。行政机关应当根据被许可人的申请,在该行政许可有效期届满前作出是否准予延续的决定;逾期未作决定视为准予延续。

3）行政许可事项

药品生产许可,表现形式为颁发"药品生产许可证"和"医疗机构制剂许可证"。

药品经营许可,表现形式为颁发"药品经营许可证";药品上市许可,表现形式为颁发药品注册证书;国务院行政法规确认了执业药师执业许可,表现形式为颁发"执业药师注册证"。

2017年9月29日,《国务院关于取消一批行政许可事项的决定》（国发〔2017〕46号）发布,取消了省级食品药品监督管理部门对药用辅料的注册审批;取消直接接触药品的包装材料和容器审批;取消医疗器械临床试验机构资格认定;取消互联网药品交易服务企业（第三方）审批。

2019年3月6日,《国务院关于取消和下放一批行政许可事项的决定》（国发〔2019〕6号）发布,其中取消了由省级药品监督管理部门审批的"国产药品注册初审"的行政许可事项。取消初审后,改由国家药监局直接受理国产药品注册申请。

2019年,《药品管理法》修订,将前期行政许可和行政审批事项调整在法律中予以明确,自2019年12月1日起,取消药品GMP、GSP认证,不再受理GMP、GSP认证申请,不再发放药品GMP、GSP证书。

4) 行政许可申请与受理、撤销

（1）行政许可申请与受理

①行政相对人（或者其代理人）向行政机关提出行政许可申请。

②行政机关受理行政许可申请：申请事项符合法定条件、属于行政机关管辖范围的，应当受理该申请。

（2）撤销行政许可的情形

①行政机关工作人员滥用职权、玩忽职守作出准予行政许可决定的。

②超越法定职权作出准予行政许可决定的。

③违反法定程序作出准予行政许可决定的。

④对不具备申请资格或者不符合法定条件的申请人准予行政许可的。

⑤依法可以撤销行政许可的其他情形。被许可人以欺骗、贿赂等不正当手段取得行政许可的，应当予以撤销。

同时《行政许可法》也规定，如果按照上述情形撤销行政许可，可能对公共利益造成重大损害的，不予撤销。

2.2.2 药品行政强制

1) 行政强制的概念

行政强制是指行政机关为了实现预防或制止正在发生或可能发生的违法行为、危险状态以及不利后果，或者为了保全证据、确保案件查处工作的顺利进行等行政目的，而对相对人的人身或财产采取强制性措施的行为，包括行政强制措施和行政强制执行。

2) 行政强制措施的种类

①限制公民人身自由。

②查封场所、设施或者财物。

③扣押财物。

④冻结存款、汇款。

⑤其他行政强制措施。

3) 行政强制执行的方式

①加处罚款或者滞纳金。

②划拨存款、汇款。

③拍卖或者依法处理查封、扣押的场所设施或者财物。

④排除妨碍、恢复原状。

⑤代履行。

⑥其他强制执行方式。

2.2.3　药品行政处罚

根据《行政处罚法》,行政处罚是指特定的国家行政机关对有违法行为尚未构成犯罪的相对人给予行政制裁的具体行政行为,如行政拘留、罚款、吊销证照、没收等。

1)行政处罚原则

(1)法定原则

公民、法人或者其他组织违反行政管理秩序的行为,应当给予行政处罚的,依照法律、法规或者规章规定,并由行政机关依照本法规定的程序实施。没有法定依据或者不遵守法定程序的,行政处罚无效。

(2)公正、公开的原则

对违法行为给予行政处罚的规定必须公布;未经公布的,不得作为行政处罚的依据。

(3)处罚与违法行为相适应的原则

设定和实施行政处罚必须以事实为依据,与违法行为的事实、性质、情节以及社会危害程度相当。

(4)处罚与教育相结合的原则

实施行政处罚,纠正违法行为,应当坚持处罚与教育相结合,教育公民、法人或者其他组织自觉守法。

(5)不免除民事和刑事责任原则

公民、法人或者其他组织因违法受到行政处罚,其违法行为对他人造成损害的,应当依法承担民事责任。违法行为构成犯罪,应当依法追究刑事责任,不得以行政处罚代替刑事处罚。

2)行政处罚种类

(1)人身罚

人身罚是指特定行政主体限制和剥夺违法行为人人身自由的行政处罚,如行政拘留。《药品管理法》规定,对生产销售假药和生产销售劣药情节严重的,以及伪造编造许可证件、骗取许可证件等情节恶劣的违法行为,可以由公安机关对相关责任人员处五日至十五日的拘留。

(2)资格罚

资格罚主要包括责令停产停业、吊销许可证或者执照等。

(3)财产罚

财产罚是指行政主体依法对违法行为人给予的剥夺财产权的处罚形式。其形式主要有罚款和没收财物(没收违法所得、没收非法财物等)两种。

(4)声誉罚

声誉罚具体形式主要有警告和通报批评两种。

3)行政处罚的程序

行政处罚的程序一般包括简易程序、一般程序(普通程序)、听证程序。

(1)简易程序

当违法事实清楚、有法定依据、拟作出数额较小的罚款(对公民处50元以下,对法人或者其他组织处1000元以下的罚款)或者警告时,可以适用简易程序,当场处罚。简易程序包括:

①表明身份(执法人员应向当事人出示执法身份证件)。

②确认违法事实,说明处罚理由和依据。

③制作行政处罚决定书。

④交付行政处罚决定书。

⑤备案。

(2)一般程序(普通程序)

①立案。对于在两年以内未发现的行政违法行为,不予立案追究。

②调查。调查时,行政执法人员不得少于两人,并应出示证件。

③处理决定。根据不同情况,分别作出行政处罚、不予行政处罚和移送司法机关处理决定。

④说明理由并告知权利。

⑤当事人的陈述和申辩。

⑥制作处罚决定书。

⑦送达行政处罚决定书。

(3)听证程序

行政机关作出责令停产停业、吊销许可证或者执照、缴大数额罚款等行政处罚决定之前,应当告知当事人有要求举行听证的权利;当事人要求听证的,行政机关应当组织听证。当事人不承担行政机关组织听证的费用。

听证程序包括:

①听证申请的提出。

②听证通知。

③听证的主持与参与。

④辩论。

⑤制作听证笔录。

4)行政复议

(1)概念

行政复议是指公民、法人或者其他组织认为行政主体的具体行政行为侵犯其合法权益,依法向法定的行政复议机关提出复议申请,行政复议机关依照法定程序对被申请复议的具体行政行为的合法性和适当性进行审查并作出决定的一种法律制度。

（2）行政复议范围

行政复议的受案范围是指法律规定的行政复议机关受理行政争议案件的权限范围。公民、法人或者其他组织认为行政机关作出的具体行政行为属于下列情形之一的，可申请行政复议：

①对行政机关作出的警告、罚款、没收违法所得、没收非法财物、责令停产停业、暂扣或吊销许可证、暂扣或吊销执照、行政拘留等行政处罚不服的。

②对行政机关作出的限制人身自由或者对财产的查封、扣押、冻结等行政行为不服的。

③对行政机关作出的有关许可证、执照、资质、资格等证书变更、终止、撤销的决定不服的。

④对行政机关作出的关于确认土地、矿藏、水流、森林、山岭、草原、荒地、海域等自然资源的所有权或者使用权的决定不服的。

⑤认为行政机关侵犯合法的经营自主权的。

⑥认为行政机关变更或者废止农村承包合同，侵犯其合法权益的。

⑦认为行政机关违法集资、征收财物、摊派费用或者违法要求履行其他义务的。

⑧认为符合法定条件申请行政机关颁发许可证、执照、资质证、资格证等证书，或者申请行政机关审批、登记有关事项，行政机关没有依法办理的。

⑨申请行政机关履行保护人身权利、财产权利或者受教育权利的法定职责，行政机关没有依法履行的。

⑩申请行政机关依法发放抚恤金、社会保险金或者最低生活保障费，行政机关没有依法发放的，以及认为行政机关的其他具体行政行为侵犯其合法权益的。

不可申请复议的事项：

根据《行政复议法》，下列两类事项不属于行政复议范围：

①对行政机关作出的行政处分或者其他人事处理决定。

②对民事纠纷的调解或者其他处理行为。

对行政复议案件拥有管辖权的机关，就是行政复议机关。

（3）行政复议程序

行政复议程序为：申请→受理→审理→决定→执行。

①申请。公民、法人或者其他组织认为具体行政行为侵犯其合法权益，可以自知道该具体行政行为之日起六十日内提出行政复议申请。法律规定的申请期限超过六十日的，从其规定。因不可抗力或其他正当理由耽误法定申请期限，申请期限自障碍消除之日起继续计算。申请人申请行政复议，可以书面申请，也可以口头申请。

②受理。

③审理。

④决定。行政复议决定的类型包括：维持决定；责令履行法定职责；撤销、确认决定；变更决定；责令赔偿决定；驳回复议请求决定。

⑤执行。

2.2.4 药品行政诉讼

1）行政诉讼的概念

行政诉讼是指公民、法人或者其他组织认为行政机关或者法律、法规授权的组织作出的行政行为侵犯其合法权益时，依法定程序向人民法院起诉，人民法院对该行政行为合法性进行审查并作出裁决的活动。

2）行政诉讼的受案范围

①对行政拘留、暂扣或者吊销许可证和执照、责令停产停业、没收违法所得、没收非法财物、罚款、警告等行政处罚不服的。

②对限制人身自由或者对财产的查封、扣押、冻结等行政强制措施和行政强制执行不服的。

③申请行政许可，行政机关拒绝或者在法定期限内不予答复，或者对行政机关作出的有关行政许可的其他决定不服的。

④对行政机关作出的关于确认土地、矿藏、水流、森林、山岭、草原、荒地、海域等自然资源的所有权或者使用权的决定不服的。

⑤对征收、征用决定及其补偿决定不服的。

⑥申请行政机关履行保护人身权、财产权等合法权益的法定职责，行政机关拒绝履行或者不予答复的。

⑦认为行政机关侵犯其经营自主权或者农村土地承包经营权、农村土地经营权的。

⑧认为行政机关滥用行政权力排除或者限制竞争的。

⑨认为行政机关违法集资、摊派费用或者违法要求履行其他义务的。

⑩认为行政机关没有依法支付抚恤金、最低生活保障待遇或者社会保险待遇的。

⑪认为行政机关不依法履行、未按照约定履行或者违法变更、解除政府特许经营协议、土地房屋征收补偿协议等协议的。

⑫认为行政机关侵犯其他人身权、财产权等合法权益的。

3）行政诉讼的程序

（1）起诉与受理

起诉是指公民、法人或者其他组织认为自己的合法权益受到行政机关行政行为的侵害，而向人民法院提出诉讼请求，要求人民法院通过行使审判权，依法保护自己合法权益的诉讼行为。

向人民法院起诉必须具备以下条件：

①原告是行政行为的相对人以及其他与行政行为有利害关系的公民、法人或者其他组织。

②有明确的被告。

③有具体的诉讼请求和事实根据。

④属于人民法院的受案范围和受诉人民法院管辖。

同时,根据《行政诉讼法》的规定,经过行政复议的案件,公民、法人或者其他组织对行政复议决定不服的,可在收到复议决定书之日起十五日内向人民法院起诉;直接向人民法院提起诉讼的,应当自知道或者应当知道作出行政行为之日起六个月内提出。

（2）审理

行政诉讼中的审理,是指人民法院对行政案件所作的实质审查活动。行政案件的审理方式,主要有开庭审理和书面审理两种。我国行政诉讼的审理,一审程序一律开庭审理;二审的审理分为书面审理和开庭审理两种方式。

简易程序。人民法院审理下列第一审案件,认为事实清楚,权利义务关系明确、争议不大的,可以适用简易程序:

①被诉行政行为是依法当场作出的。

②案件涉及款额两千元以下的。

③属于政府信息公开案件的。除上述第一审案件外,当事人各方同意适用简易程序的,可以适用简易程序。发回重审,按审判监督程序再审的案件不适用简易程序。

（3）裁判与执行

裁判是指人民法院运用国家审判权对行政案件作出判决和裁定的合称。

对人民法院已经发生法律效力的判决、裁定、调解书,当事人必须履行。

任务 2.3　我国药品监督管理机构

🗒 **案例导入**

2015 年 6 月,辽宁省某药业公司员工李某将该公司生产的"骨刺丸（治疗老年骨质增生）"销售给浙江省湖州市某两家医疗机构,共 600 盒。2015 年 8 月,经浙江省湖州市药品检验所检验,该药品水分含量超标,不符合《中国药典》的相关规定,依据《药品管理法》规定,该药品按劣药论处。湖州市药品监督管理部门依据《药品管理法》规定,对该药业公司给予了没收违法所得、并处罚款的行政处罚。但沈阳市药品监督管理部门认为,"骨刺丸"水分含量不符合规定是生产企业的行为所致,应由企业所在地的药品监督管理部门对其违法行为实施行政处罚,湖州市药品监督管理部门是越权执法。

讨论:上述药品企业的违法行为应由哪个部门执法处理?

拓展知识

国外药品监督管理机构

①美国：美国联邦政府卫生与人类服务部下设食品药品管理局,负责全国食品、人用药品、兽用药品、医疗器械用品、化妆品等的监督管理,下设药品局、食品局、兽药局、放射卫生局、生物制品局、医疗器械及诊断用品局和国家独立研究中心、区域工作管理机构,其中药品局负责人用药品的审批工作。

②日本：日本厚生省为药品管理的主管机构,设有中央药事委员会和药务局等部门。中央药事委员会负责讨论有关药事方面的重要事情,下设有药典委员会、药品委员会、药品安全委员会、非处方药委员会和药效再评价委员会等 12 个专门委员会;药务局负责食品、药品、化妆品、生物制剂、医疗器械等管理工作。

③世界卫生组织：世界卫生组织于 1948 年 6 月 24 日正式成立,是联合国的专门机构,其活动宗旨是使全世界人民获得可能的最高水平的健康,它的主要职能是促进流行病和地方病的防治;提供和改进公共卫生、疾病医疗和有关事项的教学与训练;推动确定生物制品的国际标准。

2.3.1 药品监督管理部门

将原国家工商行政管理总局的职责,原国家质量监督检验检疫总局的职责,原国家食品药品监督管理总局的职责,国家发展和改革委员会的价格监督检查与反垄断执法职责,商务部的经营者集中反垄断执法以及国务院反垄断委员会办公室等职责整合,组建国家市场监督管理总局,为国务院直属机构。同时,考虑到药品监管的特殊性,单独组建国家药品监督管理局,由国家市场监督管理总局管理(表 2.1)。

表 2.1　药品监督管理部门

项　目	内　容
国家药品监督管理局	①负责药品(含中药、民族药,下同)、医疗器械和化妆品安全监督管理。拟订监督管理政策规划,组织起草法律法规草案,拟订部门规章,并监督实施。研究拟订鼓励药品、医疗器械和化妆品新技术新产品的管理与服务政策 ②负责药品、医疗器械和化妆品标准管理。组织制定、公布国家药典等药品、医疗器械标准,组织拟订化妆品标准,组织制定分类管理制度,并监督实施。参与制定国家基本药物目录,配合实施国家基本药物制度 ③负责药品、医疗器械和化妆品注册管理。制定注册管理制度,严格上市审评审批,完善审评审批服务便利化措施,并组织实施

续表

项目	内容
国家药品监督管理局	④负责药品、医疗器械和化妆品质量管理。制定研制质量管理规范并监督实施。制定生产质量管理规范并依职责监督实施。制定经营、使用质量管理规范并指导实施 ⑤负责药品、医疗器械和化妆品上市后风险管理。组织开展药品不良反应、医疗器械不良事件和化妆品不良反应的监测、评价和处置工作。依法承担药品、医疗器械和化妆品安全应急管理工作 ⑥负责执业药师资格准入管理。制定执业药师资格准入制度,指导监督执业药师注册工作 ⑦负责组织指导药品、医疗器械和化妆品监督检查。制定检查制度,依法查处药品、医疗器械和化妆品注册环节的违法行为,依职责组织指导查处生产环节的违法行为 ⑧负责药品、医疗器械和化妆品监督管理领域对外交流与合作,参与相关国际监管规则和标准的制定 ⑨负责指导省、自治区、直辖市药品监督管理部门工作 ⑩完成党中央、国务院交办的其他任务 ⑪职能转变:深入推进简政放权;强化事中事后监管;有效提升服务水平;全面落实监管责任
地方药品监督管理部门	改革和理顺市场监管体制,整合监管职能,加强监管协同,形成市场监管合力。深化行政执法体制改革,统筹配置行政处罚职能和执法资源,相对集中行政处罚权,整合精简执法队伍,解决多头多层重复执法问题
	整合组建市场监管综合执法队伍。整合工商、质检、食品、药品、物价、商标、专利等执法职责和队伍,组建市场监管综合执法队伍。由国家市场监督管理总局指导 药品经营销售等行为的执法,由市县市场监管综合执法队伍统一承担

2.3.2　药品管理工作相关部门

药品管理工作涉及多个政府职能部门,除药品监督管理部门以外,还涉及以下行政管理部门。

1)卫生健康部门

①负责组织拟订国民健康政策,拟订卫生健康事业发展法律法规草案、政策、规划,制定部门规章和标准并组织实施。统筹规划卫生健康资源配置,指导区域卫生健康规划的编制和实施。

②制定并组织实施推进卫生健康基本公共服务均等化、普惠化、便捷化和公共资源向基层延伸等政策措施。

③协调推进深化医药卫生体制改革,组织深化公立医院综合改革,健全现代医院管理

制度,提出医疗服务和药品价格政策的建议。制定并组织落实疾病预防控制规划、国家免疫规划以及严重危害人民健康公共卫生问题的干预措施,制定检疫传染病和监测传染病目录。

④负责卫生应急工作,组织指导突发公共卫生事件的预防控制和各类突发公共事件的医疗卫生救援。

⑤组织拟订并协调落实应对人口老龄化政策措施,负责推进老年健康服务体系建设和医养结合工作。

⑥组织制定国家药物政策和国家基本药物制度,开展药品使用监测、临床综合评价和短缺药品预警,提出国家基本药物价格政策的建议。

⑦组织开展食品安全风险监测评估,依法制定并公布食品安全标准。

⑧负责职责范围内的职业卫生、放射卫生、环境卫生、学校卫生、公共场所卫生、饮用水卫生等公共卫生的监督管理,负责传染病防治监督,健全卫生健康综合监督体系。牵头《烟草控制框架公约》履约工作。

⑨制定医疗机构、医疗服务行业管理办法并监督实施,建立医疗服务评价和监督管理体系。负责计划生育管理和服务工作,完善计划生育政策。

2) 中医药管理部门

①负责拟订中医药和民族医药事业发展的战略、规划、政策和相关标准,起草有关法律法规和部门规章草案,参与国家重大中医药项目的规划和组织实施。

②承担中医医疗、预防、保健、康复及临床用药等的监督管理责任。规划、指导和协调中医医疗、科研机构的结构布局及其运行机制的改革。拟订各类中医医疗、保健等机构管理规范和技术标准并监督执行。

③负责监督和协调医疗、研究机构的中西医结合工作,拟订有关管理规范和技术标准。

④负责指导民族医药的理论、医术、药物的发掘、整理、总结和提高工作,拟订民族医疗机构管理规范和技术标准并监督执行。

⑤组织开展中药资源普查,促进中药资源的保护、开发和合理利用,参与制定中药产业发展规划、产业政策和中医药的扶持政策,参与国家基本药物制度建设。

⑥组织拟订中医药人才发展规划,会同有关部门拟订中医药专业技术人员资格标准并组织实施。

⑦会同有关部门组织开展中医药师承教育、毕业后教育、继续教育和相关人才培训工作,参与指导中医药教育教学改革,参与拟订各级各类中医药教育发展规划。

⑧拟订和组织实施中医药科学研究、技术开发规划,指导中医药科研条件和能力建设,管理国家重点中医药科研项目,促进中医药科技成果的转化、应用和推广。

⑨承担保护濒临消亡的中医诊疗技术和中药生产加工技术的责任,组织开展对中医古籍的整理研究和中医药文化的继承发展,提出保护中医非物质文化遗产的建议,推动中医药防病治病知识普及。国家中医药管理局由国家卫生和健康委员会管理。

3）医疗保障部门

①负责拟订医疗保险、生育保险、医疗救助等医疗保障制度的法律法规草案、政策、规划和标准，制定部门规章并组织实施。

②组织制定并实施医疗保障基金监督管理办法，建立健全医疗保障基金安全防控机制。

③组织制定医疗保障筹资和待遇政策，统筹城乡医疗保障待遇标准。

④组织拟订并实施长期护理保险制度改革方案。

⑤组织制定城乡统一的药品、医用耗材、医疗服务项目、医疗服务设施等医保目录和支付标准，制定医保目录准入谈判规则并组织实施。

⑥组织制定药品、医用耗材价格和医疗服务项目、医疗服务设施收费等政策，建立医保支付医药服务价格合理确定和动态调整机制。

⑦制定药品、医用耗材的招标采购政策并监督实施，指导药品、医用耗材招标采购平台建设制定定点医药机构协议和支付管理办法并组织实施，建立健全医疗保障信用评价体系和信息披露制度，监督管理纳入医保范围内的医疗服务行为和医疗费用，依法查处医疗保障领域违法违规行为。

⑧负责医疗保障经办管理、公共服务体系和信息化建设。组织制定和完善异地就医管理和费用结算政策。

⑨建立健全医疗保障关系转移接续制度。开展医疗保障领域国际合作交流。

4）发展和改革宏观调控部门

负责组织监测和评估人口变动情况及趋势影响，建立人口预测预报制度，开展重大决策人口影响评估，完善重大人口政策咨询机制，研究提出国家人口发展战略，拟订人口发展规划和人口政策，研究提出人口与经济、社会、资源、环境协调可持续发展，以及统筹促进人口长期均衡发展的政策建议。

5）人力资源和社会保障部门

①拟订人力资源和社会保障事业发展政策、规划。

②拟订养老、失业、工伤等社会保险及其补充保险政策和标准。

③拟订养老保险全国统筹办法和全国统一的养老、失业、工伤保险关系转续办法。

④组织拟订养老、失业、工伤等社会保险及其补充保险基金管理和监督制度。

⑤会同有关部门实施全民参保计划并建立全国统一的社会保险公共服务平台。

⑥统筹拟订劳动人事争议调解仲裁制度和劳动关系政策，组织实施劳动保障监察，协调劳动者维权工作。

⑦牵头推进深化职称制度改革，拟订专业技术人员管理、继续教育管理等政策。

⑧完善职业资格制度，健全职业技能多元化评价政策。

6）市场监督管理部门

①市、县两级市场监督管理部门负责药品零售、医疗器械经营的许可、检查和处罚，以及化妆品经营和药品、医疗器械使用环节质量的检查和处罚。

②市场监督管理部门负责相关市场主体登记注册和营业执照核发，查处准入、生产、经营、交易中的有关违法行为，实施反垄断执法、价格监督检查和反不正当竞争，负责药品、保健食品、医疗器械、特殊医学用途配方食品广告审查和监督处罚。

7）工业和信息化部门

①负责研究提出工业发展战略，拟订工业行业规划和产业政策并组织实施。

②提出新型工业化发展战略和政策，制定并组织实施工业行业规划、计划和产业政策。

③拟订高技术产业中涉及生物医药、新材料等的规划、政策和标准并组织实施。

④承担振兴装备制造业组织协调的责任。

⑤监测分析工业运行态势，协调解决行业运行发展中的有关问题并提出政策建议。

⑥负责提出工业固定资产投资规模和方向。

⑦承担食品、医药工业等的行业管理工作。

⑧拟订卷烟、食盐和糖精的生产计划；承担盐业和国家储备盐行政管理、中药材生产扶持项目管理、国家药品储备管理工作。

8）商务部门

负责拟订药品流通发展规划和政策，药品监督管理部门在药品监督管理工作中，配合执行药品流通发展规划和政策。商务部发放药品类易制毒化学品进口许可前，应当征得国家药品监督管理局同意。

9）海关

负责药品进出口口岸的设置；药品进口与出口的监管、统计与分析。

10）公安部门

负责组织指导药品、医疗器械和化妆品犯罪案件侦查工作。

11）网信办

配合相关部门进一步加强互联网药品广告管理，大力整治网上虚假违法违规信息，严厉查处发布虚假违法广告信息的网站平台。

12）新闻出版广电部门

负责督促指导媒体单位履行药品广告发布审查职责，严格规范广告发布行为。清理查处违规媒体和广告，及时受理群众对药品虚假违法广告的投诉举报。进一步规范电视购物节目播放；对不履行广告发布审查责任、虚假违法广告问题屡查屡犯的广播电视报刊出版单位以及相关责任人，依法依规予以处理。

拓展知识

1.香港特别行政区药事管理组织体系简介

香港地区政务司设卫生福利与食物局。卫生福利与食物局下设卫生署、政府化验所、食物环境卫生署、渔业自然护理署、社会福利署。香港卫生署是香港特别行政区政府的卫生事务顾问，也是执行政府健康护理政策和法定职责的部门，卫生署负责促进健康、预防疾病、医疗护理、康复服务等工作，保障市民的健康。

香港地区的卫生监督与检验监测是分开的。香港政府化验所负责提供范围广泛的检验分析、调查与咨询服务。监测的范围主要有食物、食品添加剂、药物(包括中草药)、消费品的毒性及致癌物、儿童玩具的安全规范、环境指标监测等。这些工作有助于其他部门维护法纪，保护环境，保障公众的健康与安全。

卫生署内设放射卫生部、港口卫生处、药剂事务部等。其中药剂事务部负责药物管理工作，也是执行与药物有关法律、法规的机构，包括对所有药物进行审批注册，对药品进出口、生产、批发、销售、贮藏和记录进行管制，同时供应及配发药物给卫生署诊所。

药剂事务部的服务包括：

(1)药剂注册及进出口管制

以药物的安全、效能及质量为基准，评审药品的注册申请，并处理药品的进出口相关文件事宜。

(2)巡查及发牌

药剂事务部发牌给制造商、批发商、零售商，并对企业进行巡查，抽取药品样本做化验及对违法者发出检控。药剂事务部执行上述措施是依据《药剂业及毒药条例》《抗生素条例》及《危险药物条例》的规定。

(3)诊所行政

管理卫生署诊所的药物供应，制订及策划药剂事务部的新服务计划，研究及发展诊所的配药工作，借以改善这方面的服务水平。

(4)供应药物

评估及甄选药物，以供卫生署及医院管理局使用。香港中医药管理委员会是根据香港法例《中医药条例》成立的法定组织，于1999年9月13日成立，负责实施各项中医中药的规范化管理。根据《中医药条例》，负责执行中医药的规管措施，为一些常用药材制定标准。

2.澳门特别行政区药事管理组织体系简介

澳门的药品监督管理权限归属卫生局。卫生局是澳门特别行政区政府的一个具有行政、财政及财产自治权的公共机构，受澳门特别行政区政府社会文化司监督，也是执行政府医疗卫生政策和具有法定职责的部门。其主要职能是保障市民健康和预防疾病、提供医疗护理及康复服务、培训卫生专业人员、辅助并监督私人医疗机构，以及提供法医服务。卫生局设有以下副体系：领导层副体系、一般卫生护理副体系、专科卫生护理副体系、支持及一般行政副体系。其中一般卫生护理副体系中设有药物事务厅。

药物事务厅由稽查及牌照处和药物监测及管理处组成。

稽查及牌照处，其主要职责是：对生产、批发及供应药物与传统及常规的药用产品，制定并发给许可的质量标准及条件；向药品生产商、进口商及批发商以及药房颁发营业执照；向中医药机构颁发牌照；根据法律的规定，监查对药物与传统及常规药用产品的优质生产、分销及供应规则的遵守情况；核查药物与传统及常规药用产品的疗效以及质量是否符合标准，并将可能危害公共卫生的违规违法事件通知卫生当局；对以上各项所指的违规违法事件做出相应处罚的权限。

药物监测及管理处，其主要职责是：行使针对在澳门获得许可销售的所有药物，并保持更新登记内的数据，评估药物登记的请求，并在接受有关请求后，呈交药物登记技术委员会，以便该委员会按照现行程序查核药物的疗效、安全及质量标准；收集、处理及公布关于澳门传统及常规药物的制造、进口、销售及使用的数据；收集关于进口药物在进口国的价格数据，并制定向公众出售获许可销售的药物的最高价格；确保对适用于药物广告的规则的遵守；促使进行药物质量的验证工作；制定并推行药物监测信息系统，并公布所得结果的权限。

新产品基于药物治疗及药物管理的原因而被列入或不列入药物档案、药物名单及处方集时，均须听取药物事务厅的意见。

3.台湾药事管理组织体系简介

台湾地区的卫生主管部门为台湾行政院卫生署。台湾行政院卫生署是台湾当局主管台湾地区卫生行政事务的机构。其职能为：对各地卫生部门执行该署主管事务有指导、监督责任；对于各地政府的命令或处分，认为有违背法令或逾越权限的，报请行政院停止或撤销。

卫生署设置药政处，其主要职责是：关于药品的查验、登记、发证及管理事项；关于药商的管理事项；关于麻醉药品、毒剂药品的管理事项；关于生物学制品的管理事项；关于化妆品的卫生管理事项；关于医疗器材、卫生材料及用品的管理事项；关于《中华药典》的修订及编撰事项；关于药物安全的管制事项；其他有关药政事项。

卫生署设置药物食品检验局，是独立的技术监督和试验机构，其主要职责是：对药物与食品、食品添加物、食品器具、容器或包装及化妆品的检验；药物及食品添加物检验方法的制订；食品、食品器具、容器或包装及化妆品卫生检验方法的制订；对药物与食品、食品添加物、食品器具、容器或包装与化妆品的调查研究、试验及卫生安全性的评估；药物及食品添加物在检验时所用对照标准品的供应；地方卫生部门有关药物、食品、化妆品的卫生稽查人员、检验人员的督导与有关稽查、检验技术的辅导及训练；其他有关药物与食品、食品添加物、食品器具、容器或包装及化妆品的检验事项。

卫生署设置管制药品管理局，其主要职责是：关于药品管理政策及法规的编撰事项；关于药品输入、输出、制造、供应、贩卖、购买、使用、调剂、核配的管理及稽核事项；关于药品使用及登记证照的核发及其他登记事项；关于药品品项分级的拟议及相关研究评估事项；关于地方卫生主管部门办理管制药品业务的督导事项；关于药品滥用的调查、通报、预警、教育、倡导及咨询事项；关于药品滥用筛检认证体系的规划事项；关于药品滥用的防治及绩效评估事项；关于司法机关解缴具有医药及科学研究用途毒品的验收、处理及核发事项；其他有关药品的管理事项。

卫生署设置中医药委员会开展中医中药各项行政事务及研究发展工作。此外，卫生署还设置有药物审议委员会。

2.3.3 药品监督管理专业技术机构

药品监督管理专业技术机构是药品监督管理的重要组成部分，为药品行政监督提供技术支撑与保障。

1）中国食品药品检定研究院（国家药品监督管理局医疗器械标准管理中心，中国药品检验总所）

中国食品药品检定研究院是国家药品监督管理局的直属事业单位，是国家检验药品、生物制品质量的法定机构，其主要职责为：

①承担食品、药品、化妆品、医疗器械及有关包装材料与容器、药用辅料（以下统称为"食品药品"）的检验检测工作，组织开展药品、医疗器械、化妆品抽验和质量分析工作。负责相关复验、技术仲裁。组织开展进口药品注册检验以及上市后有关数据收集分析等工作。

②承担药品、医疗器械、化妆品质量标准、技术规范、技术要求、检验检测方法的制修订以及技术复核工作。组织开展检验检测新技术、新方法、新标准研究。承担相关产品严重不良反应、严重不良事件原因的实验研究工作。

③负责医疗器械标准管理相关工作。

④承担生物制品批签发相关工作。

⑤承担化妆品安全技术评价工作。

⑥组织开展有关国家标准物质的规划、计划、研究、制备、标定、分发和管理工作。

⑦负责生产用菌毒种、细胞株的检定工作。承担医用标准菌毒种、细胞株的收集、鉴定、保存、分发和管理工作。

⑧承担实验动物饲育、保种、供应和实验动物及相关产品的质量检测工作。

⑨承担食品药品检验检测机构实验室间比对以及能力验证、考核与评价等技术工作。

⑩负责研究生教育培养工作。

⑪组织开展对食品药品相关单位质量检验检测工作的培训和技术指导。

⑫开展食品药品检验检测国际（地区）交流与合作。

2）国家药典委员会

国家药典委员会成立于1950年，是法定的国家药品标准工作专业管理机构，其主要职责为：

①组织编制、修订和编译《中国药典》及配套标准。

②组织制定修订国家药品标准。参与拟订有关药品标准管理制度和工作机制。

③组织《中国药典》收载品种的医学和药学遴选工作。负责药品通用名称命名。

④组织评估《中国药典》和国家药品标准执行情况。

⑤开展药品标准发展战略、管理政策和技术法规研究。承担药品标准信息化建设工作。

⑥开展药品标准国际(地区)协调和技术交流,参与国际(地区)间药品标准适用性认证合作工作。

⑦组织开展《中国药典》和国家药品标准宣传培训与技术咨询,负责《中国药品标准》等刊物编辑出版工作。

⑧负责药典委员会各专业委员会的组织协调及服务保障工作。

3)国家药品监督管理局药品审评中心

国家药品监督管理局药品审评中心是国家药品注册技术审评机构,其主要职责为:

①负责药物临床试验、药品上市许可申请的受理和技利审评。

②负责仿制药质量和疗效一致性评价的技术审评。

③承担再生医学与组织工程等新兴医疗产品涉及药品的技术审评。

④参与拟订药品注册管理相关法律法规和规范性文件,组织拟订药品审评规范和技术指导原则并组织实施。

⑤协调药品审评相关检查、检验等工作。

⑥开展药品审评相关理论、技术、发展趋势及法律问题研究。

⑦组织开展相关业务咨询服务及学术交流,开展药品审评相关的国际(地区)交流与合作。

⑧承担国家药品监督管理局国际人用药注册技术协调会议(ICH)相关技术工作。

4)国家药品监督管理局食品药品审核查验中心

国家药品监督管理局食品药品审核查验中心主要职责为:

①组织制定修订药品、医疗器械、化妆品检查制度规范和技术文件。

②承担药物临床试验、非临床研究机构资格认定(认证)和研制现场检查。承担药品注册现场检查。承担药品生产环节的有因检查。承担药品境外检查。

③承担医疗器械临床试验监督抽查和生产环节的有因检查。承担医疗器械境外检查。

④承担化妆品研制、生产环节的有因检查。承担化妆品境外检查。

⑤承担国家级检查员考核、使用等管理工作。

⑥开展检查理论、技术和发展趋势研究、学术交流及技术咨询。

⑦承担药品、医疗器械、化妆品检查的国际(地区)交流与合作。

⑧承担市场监管总局委托的食品检查工作。

5)国家药品监督管理局药品评价中心(国家药品不良反应监测中心)

国家药品监督管理局药品评价中心(国家药品不良反应监测中心)主要职责为:

①组织制定修订药品不良反应、医疗器械不良事件监测、化妆品不良反应监测与上市后安全性评价与药物滥用监测的技术标准和规范。

②组织开展药品不良反应、医疗器械不良事件、药物滥用、化妆品不良反应监测工作。

③开展药品、医疗器械、化妆品的上市后安全性评价工作。

④指导地方相关监测与上市后安全性评价工作。

⑤参与拟订、调整国家基本药物目录。

⑥参与拟订、调整非处方药目录。

6）国家中药品种保护审评委员会

国家中药品种保护审评委员会目前与国家市场监督管理总局食品审评中心实行一套机构、两块牌子管理，为国家市场监督管理总局直属事业单位，负责组织国家中药品种保护的技术审评工作。

7）国家药品监督管理局行政事项受理服务和投诉举报中心

国家药品监督管理局行政事项受理服务和投诉举报中心，主要职责为：

①负责药品、医疗器械、化妆品行政事项的受理服务和审批结果的相关文书的制作、送达工作。

②受理和转办药品、医疗器械、化妆品涉嫌违法违规行为的投诉举报。

③负责药品、医疗器械、化妆品行政事项受理和投诉举报相关信息的汇总、分析和报送工作。

④负责药品、医疗器械、化妆品重大投诉举报办理工作的组织协调、跟踪督办，监督办理结果反馈。

⑤参与拟订药品、医疗器械、化妆品行政事项和投诉举报相关法规、规范性文件和规章制度。

⑥负责投诉举报新型、共性问题的筛查和分析，提出相关安全监管建议。承担国家药品监督管理局执法办案、整治行动的投诉举报案源信息报送工作。

⑦承担国家药品监督管理局行政事项受理服务大厅的运行管理工作。参与国家药品监督管理局行政事项受理、审批网络系统的运行管理。承担国家药品监督管理局行政事项收费工作。

⑧参与药品、医疗器械审评审批制度改革以及国家药品监督管理局"互联网+政务服务"平台建设、受理服务工作。

⑨指导协调省级药品监管行政事项受理服务及投诉举报工作。

⑩开展与药品、医疗器械、化妆品行政事项受理及投诉举报工作有关的国际（地区）交流与合作。

市场监督管理部门明确并整合了原工商、质检、食品药品、物价、知识产权等部门对外设置的投诉举报热线电话、互联网、微信、手机 App 等网络诉求接收渠道，建立统一、权威、高效的 12315 行政执法体系，以 12315 一个号码对外、全国一个 12315 平台受理，为企业和社会公众提供便捷高效的市场监管投诉举报服务。

8) 国家药品监督管理局执业药师资格认证中心

国家药品监督管理局执业药师资格认证中心主要职责为：

①开展执业药师资格准入制度及执业药师队伍发展战略研究,参与拟订完善执业药师资格准入标准并组织实施。

②承担执业药师资格考试相关工作,组织开展执业药师资格考试命审题工作,编写考试大纲和考试指南,负责执业药师资格考试命审题专家库、考试题库的建设和管理。

③组织制订执业药师认证注册工作标准和规范并监督实施。承担执业药师认证注册管理工作。

④组织制订执业药师认证注册与继续教育衔接标准。拟订执业药师执业标准和业务规范,协助开展执业药师配备使用政策研究和相关执业监督工作。

⑤承担全国执业药师管理信息系统的建设、管理和维护工作,收集报告相关信息。

⑥指导地方执业药师资格认证相关工作。

⑦开展执业药师资格认证国际(地区)交流与合作。

⑧协助实施执业药师能力与学历提升工程。

9) 国家药品监督管理局高级研修学院(国家药品监督管理局安全应急演练中心)

国家药品监督管理局高级研修学院(国家药品监督管理局安全应急演练中心)主要职责为：

①实施公务人员高级研修,承担监管政策理论研究及人才队伍发展战略研究。

②承担职业化药品检查员教育培训工作。

③承担药品监管系统教育培训研究、课题开发和培训教学实施。

④组织开展执业药师考前培训、继续教育、师资培训及相关工作。

⑤开展药品安全专业技术人员培训工作。

⑥负责药品安全关键岗位从业人员(工种)技能鉴定相关工作。

⑦拟定药品监管教育培训相关学科、课程和教材体系建设规划并组织实施。

任务 2.4　药品技术监督

2.4.1　药品标准与国家药品标准

1) 药品标准

药品标准,也称药品质量标准,分为法定标准和非法定标准两种。法定标准是包括中国药典在内的国家药品标准和经国务院药品监督管理部门核准的药品质量标准;非法定标准有行业标准、团体标准、企业标准等。法定标准属于强制性标准,是药品质量的最低标准,拟上市销售的任何药品都必须达到这个标准;企业标准只能作为企业的内控标准,各项指标均不得低于国家药品标准。

2)药品标准的主要类别(表2.2)

表2.2 药品标准的主要类别

项 目	内 容
《中国药典》	由国家药典委员会组织编纂,国家药品监督管理部门批准并颁布。是国家药品标准的核心,是具有法律地位的药品标准,拥有最高的权威性
国家药品监督管理部门颁布的其他药品标准	《国家食品药品监督管理局国家药品标准》(简称"局颁药品标准"或"局颁标准"),这类标准的性质与《中国药典》相似,也具有法律约束力,同样是检验药品质量的法定依据
药品注册标准	是指国家药品监督管理部门核准给申请人特定药品的质量标准。药品应当符合国家药品标准和经国家药品监督管理局核准的药品质量标准。药品注册标准应当符合《中国药典》通用的技术要求,不得低于此规定

2.4.2 药品质量监督检查

1)药品监督检查

(1)药品监督检查和监督检查内容

药品研发过程和药物非临床研究质量管理规范、药物临床试验质量管理规范执行情况,由国家药品监管部门组织检查。药品生产过程和生产质量管理规范执行情况,由省级以上药品监管部门负责检查。药品监督管理部门应当对高风险的药品实施重点监督检查。对有证据证明可能存在安全隐患的,药品监督管理部门根据监督检查情况,应当采取告诫、约谈、限期整改以及暂停生产、销售、使用、进口等措施,并及时公布检查处理结果。药品经营过程和经营质量管理规范执行情况,由市县两级市场监管部门负责检查。检查发现问题的,应依法依规查处并及时采取风险控制措施;涉嫌犯罪的,移交司法机关追究刑事责任。推动违法行为处罚到人,检查和处罚结果向社会公开。

(2)职业化专业化药品检查员制度

《国务院办公厅关于建立职业化专业化药品检查员队伍的意见》(国办发〔2019〕36号)提出坚持职业化方向和专业性、技术性要求,到2020年底,国务院药品监管部门和省级药品监管部门基本完成职业化专业化药品检查员队伍制度体系建设。在此基础上,再用三到五年时间,构建起基本满足药品监管要求的职业化专业化药品检查员队伍体系,进一步完善以专职检查员为主体、兼职检查员为补充,政治过硬、素质优良、业务精湛、廉洁高效的职业化专业化药品检查员队伍,形成权责明确、协作顺畅、覆盖全面的药品监督检查工作体系。

（3）药品医疗器械飞行检查

第一：飞行检查的启动。

有下列情形之一的，药品监督管理部门可以开展药品医疗器械飞行检查：

①投诉举报或者其他来源的线索表明可能存在质量安全风险的。

②检验发现存在质量安全风险的。

③药品不良反应或者医疗器械不良事件监测提示可能存在质量安全风险的。

④对申报资料真实性有疑问的。

⑤涉嫌严重违反质量管理规范要求的。

⑥企业有严重不守信记录的。

⑦其他需要开展飞行检查的情形。

第二：飞行检查的实施。

抽取的样品应当由具备资质的技术机构进行检验或者鉴定，所抽取样品的检验费、鉴定费由组织实施飞行检查的药品监督管理部门承担。

第三：飞行检查结果的处理。

被检查单位有下列情形之一的，视为拒绝、逃避检查：

①拖延、限制、拒绝检查人员进入被检查场所或者区域的，或者限制检查时间的。

②无正当理由不提供或者延迟提供与检查相关的文件、记录、票据、凭证、电子数据等材料的。

③以声称工作人员不在，故意停止生产经营等方式欺骗、误导、逃避检查的。

④拒绝或者限制拍摄、复印、抽样等取证工作的。

⑤其他不配合检查的情形。

检查组对被检查单位拒绝、逃避检查的行为应当进行书面记录，责令改正并及时报告组织实施飞行检查的药品监督管理部门；经责令改正后仍不改正、造成无法完成检查工作的，检查结论判定为不符合相关质量管理规范或者其他相关要求。

2）药品质量监督检验

（1）药品质量监督检验的定义与性质（表 2.3）

表 2.3　药品质量监督检验的定义与性质

项　目	内　容
药品质量监督检验的定义	国家药品检验机构按照国家药品标准对需要进行质量监督的药品进行抽样、检查和验证，并发出相关质量结果报告的药品技术监督过程
药品质量监督检验的性质	药品监督检验具有第三方检验的公正性，因为它不涉及买卖双方的经济利益，不以营利为目的。药品监督检验是代表国家对研制、生产、经营、使用的药品质量进行的检验，具有比生产或验收检验更高的权威性

（2）药品质量监督检验机构

根据《药品管理法》及其相关规定，药品检验所是执行国家对药品监督检验的法定技

术监督机构,承担依法实施药品审批和药品质量监督检查所需的药品检验工作。国家依法设置的药品检验所分为四级:

①中国食品药品检定研究院。

②省级药品检验所。

③市级药品检验所。

④县级药品检验所。

省和省以下各级药品检验所受同级药品监督管理部门领导,业务上受上一级药品检验所指导。

(3)药品质量监督检验的类型

药品质量监督检验的类型包括抽查检验、注册检验、指定检验、复验。

①抽查检验:简称抽验,是国家依法对生产、经营和使用的药品质量进行有目的的调查和检查的过程,是药品监督管理部门通过技术方法对药品质量合格与否作出判断的一种重要手段。

评价抽验的抽样工作可由药品检验机构承担;监督抽验的抽样工作由药品监督管理部门承担,然后送达所属区划的药品检验机构检验。

省级药品监督管理部门负责对本行政区域内生产环节以及批发、零售连锁总部和互联网销售第三方平台的药品质量开展抽查检验,组织市县级人民政府负责药品监督管理的部门对行政区域内零售和使用环节的药品质量进行抽查检验,承担上级药品监督管理部门部署的药品质量抽查检验任务。

②注册检验:包括标准复核和样品检验。

国家药品监督管理局药品审评中心基于风险启动样品检验和标准复核。新药上市申请、首次申请上市仿制药、首次申请上市境外生产药品,应当进行样品检验和标准复核。

与已有国家标准收载的同品种使用的检测项目和检测方法一致,或者经审评可评估药品标准科学性、可行性和合理性的,可不再进行标准复核。

③指定检验:指国家法律或国家药品监督管理部门规定某些药品在销售前或者进口时,必须经过指定药品检验机构检验,检验合格的,才准予销售的强制性药品检验。

《药品管理法》规定下列药品在销售前或者进口时,必须经过指定药品检验机构进行检验,检验不合格的,不得销售或者进口:国家药品监督管理部门规定的生物制品;首次在中国销售的药品;国务院规定的其他药品。

疫苗类制品、血液制品、用于血源筛查的体外诊断试剂以及国家药品监督管理部门规定的其他生物制品,在每批产品上市销售前或进口时,都应当通过批签发审核检验。未通过批签发的产品,不得上市销售或进口。

④复验:当事人对药品检验结果有异议的,可以自收到药品检验结果之日起七日内向原药品检验机构或者上一级药品监督管理部门设置或者指定的药品检验机构申请复验,也可以直接向国务院药品监督管理部门设置或者指定的药品检验机构申请复验。

(4)药品质量公告

质量公告是指由国务院和省级药品监督管理部门向公众发布的有关药品质量抽查检

验结果的通告。公告不当的,应当在原公告范围内予以更正。

药品质量公告是药品监督管理的一项重要内容,也是药品监督管理部门的法定义务,药品抽查检验的结果应当依法向社会公告。

质量公告的发布权限:国家药品质量公告应当根据药品质量状况及时或定期发布。省级药品质量公告的发布由各省级药品监督管理部门自行规定,省级药品监督管理部门发布的药品质量公告,应当及时通过国家药品监督管理部门网站向社会公布,并在发布后五个工作日内报国家药品监督管理部门备案。

药品质量公告应当包括抽验药品的品名、检品来源、检品标示的生产企业、生产批号、药品规格、检验机构、检验依据、检验结果、不合格项目等内容。

实训 2.1　参观药事管理组织

【实训目的】

通过对药事管理组织的实地参观,熟悉机构的组织形式、工作职责,使学生加深理解课堂教学的内容。

【实训内容】

参观食品药品监督管理局或食品药品检验所,结合工作人员的介绍、自身的观察与体会,与课堂讲授的内容进行比较。

【实训步骤】

1.进行分组,每组 5 人左右。
2.复习药事管理组织的相关内容。
3.对学生进行安全教育。
4.在工作人员的带领下,有秩序、有目的地进行参观学习,认真倾听工作人员的讲解。
5.参观结束后,完成一篇参观小结,内容包括:
①写明参观时间和单位;
②参观单位基本情况介绍;
③对理论知识与实践认识进行比较、分析。
小结字数不少于 800 字,并制作成 PPT 在课堂上进行展示和讲述。

【实训评价】

教师根据学生所写的小结、课堂讲述和制作的 PPT 进行综合评价,并对本次实训进行总结。

教师评价

实训 2.2　药品行政执法情况调研

【实训目的】

1.了解药品监督管理行政执法的过程。

2.能够查阅相关资料,了解相关违法案件,作出正确的判断。

3.了解行政处罚的程序。

【实训内容】

以 5 人左右为一组,深入当地药品监督管理行政执法机构,了解药品监督管理执法的过程及程序,在此基础上撰写专题调研报告。

【实训步骤】

一、调研准备

1.根据调研要求,各小组提前查阅和熟悉《药品管理法》及其实施条例等相关法律法规。

2.拟出调研提纲。

3.联系当地药品监督管理机构。

4.准备好身份证明、介绍信、笔记本、调查问卷等。

二、调研内容

调研药品监督管理执法的一般程序,以及依据有关法律法规对违法案件是如何定性和处理的。

三、调研报告

针对调研情况及发现的问题进行思考、分析和探讨,形成不少于 800 字的调研报告。

调研报告

【实训评价】

各小组提交调研报告,教师根据报告的质量进行评价。

教师评价

实训 2.3 我国药品监督管理机构检索与查询

【实训目的】

1.了解我国药品监督管理的机构设置。

2.熟悉我国药品监督管理行政机构、技术机构的职能配置。

3.学会查阅我国食品药品监督管理工作的动态信息。

【实训内容】

以 5 人左右为一组,上网查阅我国药品监督管理行政机构和技术机构,并了解它们的内部机构设置及职能。

【实训步骤】

一、查阅准备

熟悉药品监督管理行政机构和技术机构的分类。

二、查阅内容

1.查阅药品监督管理行政机构和技术机构的职能、内部机构设置及各内部机构的职能。

2.区别行政机构和技术机构的职能。

三、查阅总结

列出我国药品监督管理行政机构和技术机构的设置机构,整理各机构的职能,查阅和总结近年各机构工作的开展情况。

药监局机构工作职能的总结

【实训评价】

　　各小组派代表对本小组的查阅总结进行课堂汇报,组织各小组互评,教师进行总结评价。

教师评价

实训 2.4 　各级药品监督组织机构图绘制

【实训目的】

1.了解我国药品监督管理的机构设置。
2.熟悉各户籍所在地的药品监督机构。
3.学会查阅资料完成组织机构图。

【实训内容】

每个学生利用互联网画出国家至各自户籍地的药品监督组织机构图。

【实训步骤】

一、准备工作

1.熟悉药品监督组织机构。
2.认识组织结构图。

二、实训实施

1.查阅国家药品监督管理机构的设置。
2.查阅户籍所在地的药品监督管理机构的设置。

三、实训内容

采用"直线职能制"的组织结构图表示我国药品监督管理机构的设置,采用"直线型"的组织结构图表示户籍所在地的药品监督管理机构的设置。

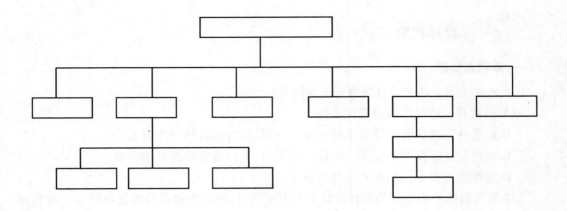

【实训评价】

每个学生将自己所画的药品监督组织机构图在班级进行公开展示,学生之间进行交流和评价,然后再完善各自所画的组织机构图,教师最后进行总评。

教师评价

目标检测

一、单项选择题

1.下列属于国家药品监督管理局职责的是（　　）。
  A.负责药品价格的监督管理工作
  B.拟定并完善执业药师资格准入制度,指导监督执业药师注册工作
  C.规范公立医院和基层医疗机构药品采购、合理规定药品平均价格
  D.组织指导食品药品犯罪案件侦查工作

2.组织开展药品质量相关的评价技术与方法研究,承担仿制药品质量与疗效一致性评价工作的药品监督管理技术机构是（　　）。
  A.国家食品药品监督管理总局药品评价中心
  B.国家食品药品监督管理总局药品审评中心
  C.国家药典委员会
  D.中国食品药品检定研究院

3.国家药品监督管理局行政事项受理服务和投诉中心设置的药品投诉举报电话是（　　）。
  A.120　　　　　　　B.12315　　　　　　　C.12320　　　　　　　D.12331

4.国家药品监督管理局的英文缩写为（　　）。
  A.SDA　　　　　　　B.FDA　　　　　　　C.NMPA　　　　　　　D.CFDA

5.下列规范性文件中,法律效力最高的是（　　）。
  A.《医疗机构药事管理规定》　　　　　B.《中华人民共和国药品管理法实施条例》
  C.《药品管理法》　　　　　　　　　　D.《处方管理办法》
  E.《药品不良反应报告和监测管理办法》

6.根据《中华人民共和国药品管理法实施条例》,药品被抽检单位没有正当理由,拒绝抽查检验的,国务院药品监督管理部门和被抽检单位所在地省级药品监督管理部门可以（　　）。
  A.撤销药品批准证明文件
  B.宣布停止该单位拒绝抽检的药品上市销售和使用
  C.责令被抽查单位停产、停业
  D.吊销被抽查单位许可证
  E.宣布该单位拒绝抽验的药品为假药或劣药

7.负责药品标准制定和修订的部门是（　　）。
  A.国家药典委员会　　　　　　　B.药品审评中心　　　　C.药品评价中心
  D.中国食品药品检定研究院　　　E.国家食品药品监督管理总局

8.国家食品药品监督管理总局药品审评中心负责对（　　）。
  A.药品注册申请进行初审　　　　　　B.药品注册申请进行复审

C.药品注册申请进行评价　　　　　　　D.药品注册申请进行技术审评

E.药品注册申请进行终审

9.药品监督管理部门对药品进行监督管理的环节有(　　　)。

A.研究、生产、广告、价格　　　　　　　B.生产、经营、使用、价格

C.研究、生产、经营、价格　　　　　　　D.研究、生产、经营、广告

E.研究、生产、经营、使用

二、多项选择题

1.中国食品药品检验研究院的职能范围包括(　　　)。

A.负责全国药品、生物制品(包括进出口药品)质量检定和技术仲裁

B.承担国家药品、生物制品标准的技术审核和参与国家标准的修订或起草工作

C.承担新药和新生物制品的有关技术复核及质量认证工作

D.承担国家药品监督管理局交办的有关药品监督任务

E.负责药品标准的制定

2.国家药品监督管理局的内设机构有(　　　)。

A.国际合作司　　　　　　　B.药品注册司　　　　　　　C.医疗器械司

D.安全监管司　　　　　　　E.市场监督司

3.药事管理法的基本特征是(　　　)。

A.立法目的是维护人民健康　　　　　　　B.以药品质量标准为核心的行为规范

C.药品管理立法的系统性　　　　　　　D.注重药品研制和生产

E.药品管理内容国家化的倾向

4.国家食品药品监督管理总局负责的工作有(　　　)。

A.药品的行政监督和技术监督　　　　　　　B.医疗器械的行政监督和技术监督

C.化妆品的审批　　　　　　　D.食品生产、经营企业的监督管理

E.消费环节食品卫生许可

5.根据《行政处罚法》,行政处罚的种类包括(　　　)。

A.拘役　　　　　　　B.责令停产停业　　　　　C.吊销许可证　　　　D.罚款　　　　E.警告

6.我国现行药事管理相关法律法规确定的行政许可有(　　　)。

A.麻醉药品生产许可　　　　　　　B.精神药品经营许可

C.疫苗临床试验许可　　　　　　　D.非处方药广告许可

E.执业药师执业许可

项目 3　药品经营管理

【学习目标】

➢ 掌握:药品经营企业的开办,GSP 的主要内容及认证管理。

➢ 熟悉:药品流通监督管理政策。

➢ 了解:相关药品经营违法责任。

➢ 运用:开展药品经营企业开办申请、GSP 认证申请与准备工作;能适应 GSP 认证与管理要求;能应用药品流通政策。初步养成学法知法用法的守法合规意识。

案例导入

小张是某医药学校毕业的大学生,曾经在某医药公司工作。自主创业是小张一直的梦想,经过对市场的认真调研后,小张决定开办一家药店。为此,他做了大量的前期筹建准备。

由于药品是一种特殊的商品,所以经营药店有别于经营一般的商店,必须具备专业的知识。本项目我们将带领同学们学习药品经营资格的获取以及药品经营过程的行为规则,为同学们今后走上药品经营管理岗位打下基础。

药品经营管理,是以药品上市许可持有人为核心,通过对药品信息流、物流、资金流的有效控制,将药品或药品物流服务提供给药品供应链中各个环节的参与方,并完成药品信息化追溯的过程。药品经营活动包括药品采购、储存、运输、销售及售后服务等具体活动。

任务 3.1　药品经营许可与行为管理

3.1.1　药品经营许可管理

国家对药品经营实施许可制度,在中华人民共和国境内除药品上市许可持有人自行批发药品外,经营药品必须依法持有"药品经营许可证"。

1) 药品经营方式、经营类别与经营范围(表3.1)

表3.1　药品经营方式、经营类别与经营范围

项　目	内　容
药品经营方式	分为药品批发和药品零售
药品经营类别	分为处方药、甲类非处方药、乙类非处方药。根据《药品经营监督管理办法》的规定,从事药品零售审批时,药品监督管理部门应当先核定经营类别,并在经营范围中予以明确
药品经营范围	包括麻醉药品、第一类精神药品、第二类精神药品、药品类易制毒化学品、医疗用毒性药品、生物制品、药品类体外诊断试剂、中药饮片、中成药、化学药。麻醉药品、第一类精神药品、药品类易制毒化学品及蛋白同化制剂、胰岛素外的肽类激素等不得列入药品零售企业持有的药品经营许可证的经营范围内

2) 药品批发企业开办条件与许可(表3.2)

表3.2　药品批发企业开办条件与许可

项　目	内　容
药品批发企业(含药品零售连锁企业总部)开办条件	①企业质量负责人具有大学本科以上学历,质量负责人、质量管理部门负责人应当是执业药师;企业法定代表人、主要负责人、质量负责人、质量管理部门负责人无《药品管理法》规定的禁止从事药品经营活动的情形 ②具有能够保证药品储存质量、与其经营品种和规模相适应的仓库,仓库中配备适合药品储存的专用货架和设施设备。其中,药品批发企业设置的仓库还应当具备实现药品入库、传送、分拣、上架、出库等操作的现代物流设施设备 ③具有独立的计算机管理信息系统,能覆盖企业药品经营和质量控制全过程,并实现药品信息化追溯 ④具有所经营药品相应的质量管理机构和人员 ⑤具有保证药品质量的规章制度,并符合《药品经营质量管理规范》的要求
药品批发企业的许可	开办药品批发企业(含药品零售连锁企业总部)的,应当向省级药品监督管理部门申请,经审批同意,依法获取药品经营许可证后,方可开展相应药品经营活动

3）药品零售企业开办条件与许可（表3.3）

表3.3　药品零售企业开办条件与许可

项　目	内　容
药品零售企业（含药品零售连锁门店）开办条件	①经营处方药、甲类非处方药的，应当按规定配备执业药师或者其他依法经过资格认定的药学技术人员；经营乙类非处方药的，应当根据省、自治区、直辖市药品监督管理部门的规定配备药学技术人员；企业法定代表人、主要负责人、质量管理负责人（以下称"质量负责人"）无《药品管理法》规定的禁止从事药品经营活动的情形 ②具有与所经营药品相适应的营业场所、设备、计算机系统、陈列（仓储）设施设备以及卫生环境；在超市等其他场所从事药品零售活动的，应当具有独立的经营区域 ③具有独立的计算机管理信息系统，能覆盖企业药品经营和质量控制全过程，并实现药品信息化追溯 ④具有保证药品质量的规章制度，并符合《药品经营质量管理规范》的要求
药品零售企业的许可	开办药品零售企业（含药品零售连锁企业门店）的，应当向县级以上药品监督管理部门申请，经审批同意，依法获取药品经营许可证后，方可开展相应药品经营活动

4）鼓励药品零售连锁的措施

①允许药品零售连锁委托符合《药品经营质量管理规范》的企业向企业所属门店配送药品，药品零售连锁企业可不再设立仓库。

②鼓励"互联网+药品流通"模式，允许药品零售连锁企业采取"网订店取""网订店送"方式销售药品。

③推进基层医疗机构与连锁药店的合作。

④鼓励药品零售连锁企业在乡镇、村镇设店的积极性，支持进入农村市场。

5）药品经营许可证管理规定

①药品经营许可证分为正本和副本，有效期为五年。药品经营许可证样式由国家药品监督管理局统一制定。药品经营许可证电子证书与纸质证书具有同等法律效力。禁止伪造、变造、出租、出借、买卖药品经营许可证。

②药品经营许可证应当载明许可证编号、企业名称、社会信用代码、注册地址、法定代表人、主要负责人、质量负责人、仓库地址、经营范围、经营方式、发证机关、发证日期、有效期限等内容。其中，企业名称、社会信用代码、法定代表人等项目应当与市场监督管理部门核发的营业执照中载明的相关内容一致。药品经营许可证登载事项发生变更的，由原发证机关在副本上记录变更的内容和时间，并按变更后的内容重新核发药品经营许可证正本，收回原药品经营许可证正本。新核发的药品经营许可证证号、有效期不变。

6) 药品经营许可证核发、变更、换发、遗失补办和注销 (表 3.4)

表 3.4　药品经营许可证核发、变更、换发、遗失补办和注销

项　目		内　容
药品经营许可证核发	申报材料	开办药品经营企业,应当依管理权限向企业所在地药品监督管理部门提交申报材料
	许可受理	申请事项不属于本部门职权范围的,应当即时作出不予受理的决定,发给"不予受理通知书",并告知申请人向有关部门申请;申请材料存在可以当场更正错误的,应当允许申请人当场更正;申请材料不齐或者不符合法定形式的,应当当场或者在 5 个工作日内发给申请人"补正材料通知书",一次性告知需要补正的全部内容;逾期不告知的,自收到申请材料之日起即为受理;申请事项属于本部门职权范围,材料齐全、符合法定形式,或者申请人按要求提交全部补正材料的,发给申请人"受理通知书"。"受理通知书"注明的日期为受理日期
	审核批准	药品监督管理部门自受理申请之日起 30 个工作日内,对申请材料进行审查,并依据检查细则组织现场检查。经材料审查和现场检查,符合条件的,予以批准,并自批准决定作出之日起 5 个工作日内核发药品经营许可证;不符合条件的,应当书面通知申请人并说明理由,同时告知申请人享有依法申请行政复议或提起行政诉讼的权利。药品经营许可证核发许可期间必要的现场检查、企业整改的时间,不计入审批时限
	信息公开	省级药品监督管理部门颁发药品经营许可证的有关信息应当予以公开,公众有权查阅
	陈述申辩与听证	药品监督管理部门应当听取申请人、利害关系人的陈述和申辩
药品经营许可证变更	变更分类	分为许可事项变更和登记事项变更。许可事项变更是指注册地址主要负责人、质量负责人、经营范围、仓库地址(包括增减仓库)的变更 登记事项变更是指企业名称、社会信用代码、法定代表人等事项的变更
	许可事项变更	药品经营企业变更许可事项的,应当向原发证机关提交药品经营许可证变更申请及相关材料。原发证机关应当自受理企业变更申请之日起 15 个工作日内作出准予变更或不予变更的决定。需现场检查的,原发证机关依据检查细则相关内容组织现场检查。现场检查、企业整改的时间,不计入审批时限。未经批准,企业不得擅自变更许可事项。药品经营企业如未经原发证机关许可,擅自变更药品经营许可证经营范围、仓库地址(包括增加仓库)、注册地址的,依照《药品管理法》第一百一十五条给予处罚
	登记事项变更	药品经营企业变更登记事项的,应当在市场监督管理部门核准变更后 30 日内,向原发证机关提交药品经营许可证变更申请。原发证机关应当自受理企业变更申请之日起 10 个工作日内完成变更事项 企业分立、新设合并、改变经营方式、跨原管辖地迁移,按照新开办药品经营企业申领药品经营许可证 药品零售连锁经营企业收购、兼并其他药品零售企业时,如实际经营地址、经营范围未发生变化的,可按变更药品经营许可证办理

续表

项　目	内　容
药品经营许可证换发	①药品经营企业持有的药品经营许可证有效期届满、需要继续经营药品的,应当在有效期届满前六个月,向原发证机关申请换发药品经营许可证 ②原发证机关按照本办法关于申请办理药品经营许可证的程序和要求进行审查,在药品经营许可证有效期届满前作出是否准予其换证的决定。符合规定准予换证的,收回原证,换发新证;不符合规定的,作出不予换证的书面决定,并说明理由,同时告知申请人享有依法申请行政复议或者提起行政诉讼的权利;逾期未作出决定的,视为同意换证,并予补办相应手续
药品经营许可证遗失补办	药品经营许可证遗失的,药品经营企业应当立即向原发证机关申请补发。原发证机关按照原核准事项在 10 个工作日内补发药品经营许可证
药品经营许可证注销	药品经营企业有下列情形之一,药品经营许可证由原发证机关注销,并以公告: 申请人主动申请注销药品经营许可证的;药品经营许可证有效期届满未申请换证的;药品经营企业终止经营药品的;药品经营许可证被依法撤销或吊销的;营业执照被依法吊销或注销的;法律、法规规定的应当注销行政许可的其他情形 药品经营许可证核发、换发、变更、补发、吊销、撤销、注销等信息办理情况,药品监督管理部门应当在办理工作完成后 10 个工作日内在信息系统中更新,并予以公开。对依法收回、作废的药品经营许可证,发证机关应当建档保存五年

3.1.2　药品经营质量管理规范

1)药品经营质量管理规范总体要求

《药品经营质量管理规范》核心是要求企业通过严格的质量管理制度来约束自身经营相关行为,对药品流通全过程进行质量控制。

2)药品经营质量管理规范的批发主要内容

药品经营质量管理规范的批发主要内容包括:管理质量体系(表 3.5)、组织机构与质量管理职责(表 3.6)。

表 3.5　质量管理体系

项　目	内　容
质量管理体系的建立及要素	药品批发企业应当建立质量管理体系,确定质量方针,制定质量管理体系文件,开展质量策划、质量控制、质量保证、质量改进和质量风险管理等活动 企业质量管理体系应当与其经营范围和规模相适应,包括组织机构、人员、设施设备、质量管理体系文件及相应的计算机系统等

续表

项　目	内　容
质量方针	企业制定的质量方针文件应当明确企业总的质量目标和要求,并贯彻到药品经营活动的全过程
内审	企业应当定期以及在质量管理体系关键要素发生重大变化时,组织开展内审,应当对内审的情况进行分析,依据分析结论制定相应的质量管理体系改进措施,不断提高质量控制水平,保证质量管理体系持续有效运行
质量风险管理	企业应当采用前瞻或者回顾的方式,对药品流通过程中的质量风险进行评估、控制、沟通和审核
外审	企业应当对药品供货单位、购货单位的质量管理体系进行评价,确认其质量保证能力和质量信誉,必要时进行实地考察
全员质量管理	企业应当全员参与质量管理。各部门、岗位人员应当正确理解并履行职责,承担相应质量责任

表 3.6　组织机构与质量管理职责

项　目	内　容
企业负责人及质量负责人	企业负责人是药品质量的主要责任人,全面负责企业日常管理,负责提供必要的条件,保证质量管理部门和质量管理人员有效履行职责,确保企业实现质量目标并按照《药品经营质量管理规范》的要求经营药品 企业不得擅自矮化质量负责人在企业经营管理层级的地位,质量负责人应当由高层管理人员担任,全面负责药品质量管理工作,独立履行职责,在企业内部对药品质量管理具有裁决权
质量管理部门	企业应当设立质量管理部门,有效开展质量管理工作。质量管理部门的职责不得由其他部门及人员履行 质量管理部门应当履行的职责包括:督促相关部门和岗位人员执行药品管理的法律法规及《药品经营质量管理规范》;组织制定质量管理体系文件,并指导、监督文件的执行;负责对供货单位和购货单位的合法性、购进药品的合法性以及供货单位销售人员、购货单位采购人员的合法资格进行审核,并根据审核内容的变化进行动态管理;负责质量信息的收集和管理,并建立药品质量档案;负责药品的验收,指导并监督药品采购、储存、养护、销售、退货、运输等环节的质量管理工作;负责不合格药品的确认,对不合格药品的处理过程实施监督;负责药品质量投诉和质量事故的调查、处理及报告;负责假劣药品的报告;负责药品质量查询;负责计算机系统操作权限的审核和质量管理基础数据的建立及更新;负责指导设定计算机系统质量控制功能;组织验证、校准相关设施设备;负责药品不良反应的报告;负责药品召回的管理;组织质量管理体系的内审和风险评估;组织对药品供货单位及购货单位质量管理体系和服务质量的考察和评价;组织对被委托运输的承运方运输条件和质量保障能力的审查;协助开展质量管理教育和培训等

3）人员与培训

（1）相关人员资质要求（表 3.7）

表 3.7 相关人员资质要求

人　员	资质要求
企业负责人	具有大学专科以上学历或者中级以上专业技术职称，经过基本的药学专业知识培训，熟悉有关药品管理的法律法规及《药品经营质量管理规范》
企业质量负责人	具有大学本科以上学历、执业药师资格和三年以上药品经营质量管理工作经历，在质量管理工作中具备正确判断和保障实施的能力
企业质量管理部门负责人	具有执业药师资格和三年以上药品经营质量管理工作经历，能独立解决经营过程中的质量问题
质量管理工作人员	具有药学中专或者医学、生物、化学等相关专业大学专科以上学历或者具有药学初级以上专业技术职称
验收、养护工作人员	具有药学或者医学、生物、化学等相关专业中专以上学历或者具有药学初级以上专业技术职称
中药材、中药饮片批发企业：验收工作人员	具有中药学专业中专以上学历或者具有中药学中级以上专业技术职称
中药材、中药饮片批发企业：养护工作人员	具有中药学专业中专以上学历或者具有中药学初级以上专业技术职称
中药材、中药饮片批发企业：直接收购地产中药材验收人员	具有中药学中级以上专业技术职称
负责疫苗质量管理和验收工作的专业技术人员	从事疫苗配送的企业应当配备至少两名专业技术人员专门负责疫苗质量管理和验收工作，专业技术人员应当具有预防医学、药学、微生物学或者医学等专业本科以上学历及中级以上专业技术职称，并有三年以上从事疫苗管理或者技术工作经历
药品采购工作人员	具有药学或者医学、生物、化学等相关专业中专以上学历，从事药品销售、储存等工作的人员应当具有高中以上文化程度
从事特殊管理的药品和冷藏冷冻药品的存储、运输等工作的人员	应当接受相关法律法规和专业知识培训，且必须经考核合格

（2）人员培训

企业应当按照培训管理制度制订年度培训计划并开展培训，使相关人员能正确理解并履行职责，并做好记录、建立档案。培训内容应当与职责和工作内容相关，包括相关法律法规、药品专业知识及技能、质量管理制度、职责及岗位操作规程等的岗前培训和继续培训。

从事特殊管理的药品和冷藏冷冻药品的储存、运输等工作的人员，应当接受相关法律法规和专业知识培训，并且必须经考核合格后方可上岗参与相关工作。

（3）卫生及劳动保障

企业应当制定员工个人卫生管理制度，储存、运输等岗位人员的着装应当符合劳动保护和产品防护的要求。

（4）健康管理

质量管理、验收、养护、储存等直接接触药品岗位的人员应当进行岗前及年度健康检查，并建立健康档案。患有传染病或者其他可能污染药品的疾病的，不得从事直接接触药品的工作。身体条件不符合相应岗位特定要求的，不得从事相关工作。

4）质量管理体系文件（表 3.8）

表 3.8　质量管理体系文件

项　目		内　容
文件管理	从文件内容上看	企业制定质量管理体系文件应当包括质量管理制度、部门及岗位职责、操作规程、档案、报告、记录和凭证等
	从文件执行上看	企业应当保证各岗位获得与其工作内容相对应的必要文件，并严格按照规定开展工作，文件应定期审核、修订，使用的文件应当为现行有效的文本
质量管理制度		质量管理制度应当包括以下内容：质量信息的管理；供货单位、购货单位、供货单位销售人员及购货单位采购人员等资格审核的规定；药品采购、收货、验收、储存、养护、销售、出库、运输的管理；特殊管理的药品的规定；质量管理体系内审的规定；质量否决权的规定；质量管理文件的管理；药品有效期的管理；不合格药品、药品销毁的管理；药品退货的管理；药品追回与配合召回的管理；质量查询的管理；质量事故、质量投诉的管理；药品不良反应报告的规定；环境卫生、人员健康的规定；质量方面的教育、培训及考核的规定；设施设备保管和维护的管理；设施设备验证和校准的管理；记录和凭证的管理；计算机系统的管理；执行药品追溯体系的规定等
部门及岗位职责		部门及岗位职责应当包括：采购、储存、销售、运输、财务、质量管理和信息管理等部门职责；企业负责人、质量负责人及采购、储存、销售、运输、财务、质量管理和信息管理等部门负责人的岗位职责；采购、收货、验收、储存、养护、销售、出库复核、运输、财务、质量管理、信息管理等岗位职责；与药品经营相关的其他岗位职责
操作规程和相关记录的建立与保存		企业应当制订药品采购、收货、验收、储存、养护、销售、出库复核、运输等环节及计算机系统的操作规程。企业应当建立药品采购、验收、养护、销售、出库复核、销后退回和购进退出、运输、储运温湿度监测、不合格药品处理等相关记录，做到真实、完整、准确、有效和可追溯

书面记录及凭证应当及时填写，并做到字迹清晰，不得随意涂改，不得撕毁。更改记录的，应当注明理由、日期并签名，保持原有信息清晰可辨。记录及凭证应当至少保存五年。疫苗、特殊管理的药品的记录及凭证按相关规定保存通过计算机系统记录数据时，有关人员应当按照操作规程，通过授权及密码登录后方可进行数据的录入或者复核；数据的更改应当经质量管理部门审核并在其监督下进行，更改过程应当留有记录 |

5) 设备与设施(表 3.9)

企业应当具有与其药品经营范围、经营规模相适应的经营场所和库房。

表 3.9　设备与设施

项　　目	内　　容
仓库条件	库房的选址、设计、布局、建造、改造和维护应当符合药品储存的要求,防止药品的污染、交叉污染、混淆和差错。药品储存作业区、辅助作业区应当与办公区和生活区分开一定距离或者有隔离措施 　库房的规模及条件应当满足药品的合理、安全储存,并达到以下要求,便于开展储存作业:库房内外环境整洁,无污染源,库区地面硬化或者绿化;库房内墙、顶光洁,地面平整,门窗结构严密;库房有可靠的安全防护措施,能够对无关人员进入实行可控管理,防止药品被盗、替换或者混入假药;有防止室外装卸、搬运、接收、发运等作业受异常天气影响的措施 　经营中药材、中药饮片的,应当有专用的库房和养护工作场所,直接收购地产中药材的应当设置中药样品室(柜)
仓库设施设备	企业的库房应当配备以下设施设备:避光、通风、防潮、防虫、防鼠等设备;药品与地面之间有效隔离的设备;符合储存作业要求的照明设备;自动监测、记录库房温湿度的设备;有效调控温湿度及室内外空气交换的设备;用于零货拣选、拼箱发货操作及复核的作业区域和设备;包装物料的存放场所;验收、发货、退货的专用场所;不合格药品专用存放场所;经营特殊管理的药品有符合国家规定的储存设施
冷藏冷冻药品的设施设备	储存、运输冷藏、冷冻药品的企业,应当配备以下设施设备:与其经营规模和品种相适应的冷库,储存疫苗的应当配备两个以上独立冷库;用于冷库温度自动监测、显示、记录、调控、报警的设备;冷库制冷设备的备用发电机组或者双回路供电系统;对有特殊低温要求的药品,应当配备符合其储存要求的设施设备;冷藏车及车载冷藏箱或者保温箱等设备
运输与冷链运输设施设备	运输药品应当使用封闭式货物运输工具。运输冷藏、冷冻药品的冷藏车及车载冷藏箱、保温箱应当符合药品运输过程中对温度控制的要求。冷藏车具有自动调控温度、显示温度、存储和读取温度监测数据的功能,冷藏箱及保温箱具有外部显示和采集箱体内温度数据的功能 　储存、运输设施设备的定期检查、清洁和维护应当由专人负责,并建立记录和档案

6) 采购

（1）药品采购的要求

企业的采购活动应当做到"三个确定"和"一个协议",包括供货单位合法资格的确定、所购入药品合法性的确定、供货单位销售人员合法资格的确定以及与供货单签订质量保证协议。

（2）首营企业与首营品种的审核

对于首营企业与首营品种,采购部门应当填写相关申请表格,并经过质量管理部门和企业质量负责人的审核批准。必要时应当组织实地考察,对供货单位质量管理体系进行评价。

对首营企业的审核,应当查验加盖其公章原印章的以下资料,确认真实、有效:"药品生产许可证"或者"药品经营许可证"复印件;营业执照、税务登记、组织机构代码的证件复印件,以及上一年度企业年度报告公示情况;相关印章、随货同行单(票)样式;开户户名、开户银行及账号。

采购首营品种应当审核药品的合法性,索取加盖供货单位公章原印章的药品生产或者进口批准证明文件复印件并予以审核,审核无误的方可采购。以上资料应当归入药品质量档案。

(3)对销售人员的审核

企业应当核实、留存供货单位销售人员以下资料:加盖供货单位公章原印章的销售人员身份证复印件;加盖供货单位公章原印章和法定代表人印章或者签名的授权书,授权书应当载明被授权人姓名、身份证号码,以及授权销售的品种、地域、期限;供货单位及供货品种相关资料。

(4)质量保证协议

单位应当提供符合规定的资料且对其真实性、有效性负责;供货单位应当按照国家规定开具发票;药品质量符合药品标准等有关要求;药品包装、标签、说明书符合有关规定;药品运输的质量保证及责任;质量保证协议的有效期限。

(5)票据管理

采购药品时,企业应当向供货单位索取发票。发票应当列明药品的通用名称、规格、单位、数量、单价、金额等;不能全部列明的,应当附"销售货物或者提供应税劳务清单",并加盖供货单位发票专用章原印章,注明税票号码。发票上的购、销单位名称及金额、品名应当与付款流向及金额、品名一致,并与财务账目内容相对应。发票按有关规定保存。

(6)采购记录

采购药品应当建立采购记录。采购记录应当有药品的通用名称、剂型、规格、生产厂商、供货单位、数量、价格、购货日期等内容,采购中药材、中药饮片的还应当标明产地。

(7)药品直调

除发生灾情、疫情、突发事件或者临床紧急救治等特殊情况,以及其他符合国家有关规定的情形外,企业一律不得采用直调方式(即本企业已采购的药品不入本企业仓库,而是从供货单位直接发送到购货单位的行为)购销药品。

(8)药品采购综合评审

企业应当定期对药品采购的整体情况进行综合质量评审,建立药品质量评审和供货单位质量档案,并进行动态跟踪管理。

7)收货与验收

(1)收货程序

企业应当按照规定的程序和要求对到货药品逐批进行验收,防止不合格药品入库。药品到货时,收货人员应当核实运输方式是否符合要求,并对照随货同行单(票)和采购记录核对药品,做到票、账、货相符。随货同行单(票)应当包括供货单位、生产厂商、药品的通用名称、剂型、规格、批号、数量、收货单位、收货地址、发货日期等内容,并加盖供货单位药品出库专用章原印章。收货人员对符合收货要求的药品,应当按品种特性要求放于相应待验区域,或者设置状态标志,通知验收。

冷藏、冷冻药品到货时,应当对其运输方式及运输过程的温度记录、运输时间等质量控制状况进行重点检查并记录,不符合温度要求的应当拒收。冷藏、冷冻药品应当在冷库内待验。

（2）检验报告书

验收药品应当按照药品批号查验同批号的检验报告书。供货单位为批发企业的,检验报告书应当加盖其质量管理专用章原印章。检验报告书的传递和保存可以采用电子数据形式,但应当保证其合法性和有效性。

（3）验收抽样

企业应当对每次到货的药品进行逐批抽样验收,抽取的样品应当具有代表性:同号的药品应当至少检查一个最小包装,但生产企业有特殊质量控制要求或者打开最小包装可能影响药品质量的,可不打开最小包装;破损、污染、渗液、封条损坏等包装异常以及零货、拼箱的,应当开箱检查至最小包装;外包装及封签完整的原料药、实施批签发管理的生物制品,可不开箱检查。

验收人员应当对抽样药品的外观、包装、标签、说明书以及相关的证明文件等逐一进行检查、核对;验收结束后,应当将抽取的完好样品放回原包装箱,加封并标示。特殊管理的药品应当按照相关规定在专库或者专区内验收。

（4）验收记录

验收药品应当做好验收记录,包括药品的通用名称、剂型、规格、批准文号、批号、生产日期、有效期、生产厂商、供货单位、到货数量、到货日期、验收合格数量、验收结果等内容。验收人员应当在验收记录上签署姓名和验收日期。

中药饮片验收记录应当包括品名、规格、批号、产地、生产日期、生产厂商、供货单位、到货数量、验收合格数量等内容。中药材验收记录应当包括品名、产地、供货单位、到货数量、验收合格数量等内容,实施批准文号管理的中药饮片还应当记录批准文号。验收不合格的还应当注明不合格事项及处置措施。

（5）库存记录

企业应当建立库存记录,验收合格的药品应当及时入库登记;验收不合格的药品,不得入库,并由质量管理部门处理。

（6）委托验收

企业进行药品直调的,可委托购货单位进行药品验收。购货单位应当严格按照《药品经营质量管理规范》的要求验收药品,并建立专门的直调药品验收记录。验收当日应当将验收记录相关信息传递给直调企业。

8）储存与养护

（1）**药品储存要求**

企业应当根据药品的质量特性对药品进行合理储存,并符合以下要求:按包装标示的温度要求储存药品,包装上没有标示具体温度的,按照《中华人民共和国药典》规定的贮藏要求进行储存;储存药品相对湿度（RH）为35%～75%;在人工作业的库房储存药品,按质量状态实行色标管理：合格药品为绿色，不合格药品为红色，待确定药品为黄色；储存药品应当按照要求采取避光、遮光、通风、防潮、防虫、防鼠等措施；搬运和堆码药品应当严格按照外包装标示要求规范操作，堆码高度符合包装图示要求，避免损坏药品包装；药品按批号堆码，不同批号的药品不得混垛，垛间距不小于5厘米，与库房内墙、顶、温度调控设备及管道等设施间距不小于30厘米，与地面间距不小于10厘米；药品与非药品、外用药与其他药品分开存放，中药材和中药饮片分库存放；特殊管理的药品应当按照国家有关规定储存；拆除外包装的零货药品应当集中存放；储存药品的货架、托盘等设施设备应当保持清洁，无破损和杂物堆放；未经批准的人员不得进入储存作业区，储存作业区内的人员不得有影响药品质量和安全的行为；药品储存作业区内不得存放与储存管理无关的物品。

（2）药品养护要求

养护人员应当根据库房条件、外部环境、药品质量特性等对药品进行养护，主要内容是：指导和督促储存人员对药品进行合理储存与作业；检查并改善储存条件、防护措施、卫生环境；对库房温湿度进行有效监测、调控；按照养护计划对库存药品的外观、包装等质量状况进行检查，并建立养护记录；对储存条件有特殊要求的或者有效期较短的品种应当进行重点养护；发现有问题的药品应当及时在计算机系统中锁定和记录，并通知质量管理部门处理；对中药材和中药饮片应当按其特性采取有效方法进行养护并记录，所采取的养护方法不得对药品造成污染；定期汇总、分析养护信息。

（3）药品有效期管理

企业应当采用计算机系统对库存药品的有效期进行自动跟踪和控制，采取近效期预警及超过有效期自动锁定等措施，防止过期药品销售。

（4）药品破损处理

药品因破损而导致液体、气体、粉末泄漏时，应当迅速采取安全处理措施，防止对储存环境和其他药品造成污染。

（5）药品质量可疑处理

对质量可疑的药品应当立即采取停售措施，并在计算机系统中锁定，同时报告质量管理部门确认。对存在质量问题的药品应当采取以下措施：存放于标志明显的专用场所，并有效隔离，不得销售；怀疑为假药的，及时报告药品监督管理部门；属于特殊管理的药品，按照国家有关规定处理；不合格药品的处理过程应当有完整的手续和记录；对不合格药品应当查明并分析原因，及时采取预防措施。

（6）定期盘点

企业应当对库存药品定期盘点，做到账、货相符。

9）销售

（1）确认单位合法资质

企业应当将药品销售给合法的购货单位，并对购货单位的证明文件、采购人员及提货人员的身份证明进行核实，保证药品销售流向真实、合法。企业应当严格审核购货单位的生产范围、经营范围或者诊疗范围，并按照相应的范围销售药品。

（2）销售票据与记录

企业销售药品，应当如实开具发票，做到票、账、货、款一致。

企业应当做好药品销售记录。销售记录应当包括药品的通用名称、规格、剂型、批号、有效期、生产厂商、购货单位、销售数量、单价、金额、销售日期等内容。按照《药品经营质量管理规范》第六十九条规定进行药品直调的,应当建立专门的销售记录。

中药材销售记录应当包括品名、规格、产地、购货单位、销售数量、单价、金额、销售日期等内容;中药饮片销售记录应当包括品名、规格、(批号产地)生产厂商、购货单位、销售数量、单价、金额、销售日期等内容。

10)售后管理

药品的售后管理包括退货、投诉、追回与召回、不良反应监测与报告。

(1)退货

企业应当加强对退货的管理,保证退货环节药品的质量和安全,防止混入假冒药品。

(2)投诉

企业应当按照质量管理制度的要求,制定投诉管理操作规程,内容包括投诉渠道及方式、档案记录、调查与评估、处理措施、反馈和事后跟踪等。

企业应当配备专职或者兼职人员负责售后投诉管理,对投诉的质量问题查明原因,采取有效措施及时处理和反馈,并做好记录,必要时应当通知供货单位及药品上市许可持有人。企业应当及时将投诉及处理结果等信息记入档案,以便查询和跟踪。

(3)追回与召回

企业发现已售出药品有严重质量问题,应当立即通知购货单位停售、追回并做好记录,同时向药品监督管理部门报告。

企业应当协助药品上市许可持有人履行召回义务,按照召回计划的要求及时传达、反馈药品召回信息,控制和收回存在安全隐患的药品,并建立药品召回记录。

(4)不良反应监测与报告

企业质量管理部门应当配备专职或者兼职人员,按照国家有关规定承担药品不良反应监测和报告工作。

3.1.3 药品经营行为管理

药品上市许可持有人、药品经营企业法定代表人和主要负责人对药品经营活动全面负责,并应当熟悉药品经营监管的法律法规。

1)药品上市许可持有人的经营行为管理要求

(1)药品上市许可持有人药品销售行为

①药品上市许可持有人可以自行销售其取得药品注册证书的药品,也可以委托药品经营企业销售。药品上市许可持有人自行批发药品时,无须申领取得药品经营许可证,但需具备《药品经营监督管理办法》规定开办药品批发企业的条件(储存、运输药品设施设备除外),销售药品行为严格执行《药品经营质量管理规范》。药品上市许可持有人委托销售的,应当委托符合条件的药品经营企业。药品上市许可持有人应当与受托方签订委托协议,约定药品质量责任等内容,并对受托方进行监督。接受药品上市许可持有人委托销售的药品经营企业,其经营范围应当涵盖所受托经营的药品品种。受托药品经营企业不得

再次委托销售。药品上市许可持有人开展委托销售活动前,应当向其所在地省级药品监督管理部门备案。

②药品上市许可持有人应当严格审核药品购进单位资质,按照其药品生产范围、经营范围或诊疗范围向其销售药品。销售药品时,药品上市许可持有人向购进单位提供以下资料:

a.药品上市许可持有人证明文件和营业执照的复印件;

b.所销售药品批准证明文件和检验报告书的复印件;

c.派出销售人员授权书复印件;

d.标明供货单位名称、药品通用名称、上市许可持有人、生产企业、产品批号、产品规格、销售数量、销售价格、销售日期等内容的凭证;

e.代理境外药品上市许可持有人职能的进口代理商销售进口药品的,按照国家有关规定提供相关证明文件。

上述资料均应当加盖本企业公章,通过网络核查、电子签章等方式确认的电子版具有同等效力。

③药品上市许可持有人零售药品时,应当具备《药品经营监督管理办法》规定开办药品零售企业的条件,并依法取得药品经营许可证,零售药品行为严格执行《药品经营质量管理规范》。

（2）禁止类行为

药品上市许可持有人禁止以任何弄虚作假手段骗取药品经营资格;不得为他人违法经营药品提供场所、资质证明文件、票据等条件;不得向无合法购药资质的单位或者个人销售药品,尤其是知道或者应当知道他人从事无证经营仍为其提供药品;不得委托非药品经营企业销售药品或委托不符合《药品经营质量管理规范》的企业储存运输药品;不得虚构药品销售流向,篡改计算机系统、温湿度监测系统数据,隐瞒真实药品购销存记录、票据、凭证、数据等,致使药品购销存记录不完整、不真实,经营行为无法追溯;不得在证、票、账、货、款不能相互对应一致时销售药品;不得有药品未入库,设立账外账,药品未纳入企业质量体系管理,使用银行个人账户进行业务往来等情形;不得将麻醉药品、精神药品和含特殊药品复方制剂流入非法渠道,或者进行现金交易;不得在核准地址以外的场所,或委托不符合《药品经营质量管理规范》条件的企业储存药品;不得违反规定对药品储存、运输及进行温湿度监测;不得未取得药品经营许可证擅自从事药品零售;不得以展销会、博览会、交易会、订货会、产品宣传会等方式现货销售药品或赠送药品;不得不经药品零售连锁总部,直接向药品零售连锁企业门店销售药品;不得向药品零售企业销售禁止零售的药品;不得向非连锁药品零售企业销售第二类精神药品;不得销售药品不开具发票。

2）药品批发的经营行为管理要求

（1）药品批发企业药品经营活动

药品批发企业购进药品,应当建立并执行进货检查验收制度,索取、查验、留存《药品经营监督管理办法》规定的供货企业及其授权委托销售人员有关证件资料、销售凭证（保存至超过药品有效期1年,且不得少于5年）,在验明药品合格证明和其他标识等证明药品合法性材料后方可购进、销售;不符合规定的,不得购进和销售。

药品批发企业应当严格审核药品购货单位资质,按照其药品生产范围、经营范围或诊

疗范围向其销售药品。销售药品时,药品批发企业向购进单位提供以下资料:

①药品上市许可持有人证明文件(或药品生产许可证、药品经营许可证)和营业执照的复印件。

②所销售药品批准证明文件和检验报告书的复印件。

③企业派出销售人员授权书复印件。

④标明供货单位名称、药品通用名称、上市许可持有人、生产企业、产品批号、产品规格、销售数量、销售价格、销售日期等内容的凭证。

⑤销售进口药品的,按照国家有关规定提供相关证明文件。

上述资料均应当加盖本企业公章,通过网络核查、电子签章等方式确认的电子版具有同等效力。

（2）禁止类行为

药品批发企业禁止以任何弄虚作假手段骗取药品经营许可证,尤其是禁止采用聘用"挂证"执业药师骗取药品经营许可证。药品批发企业不得违法回收或参与回收药品,销售回收药品;不得为他人违法经营药品提供场所、资质证明文件、票据等条件;不得接受药品上市许可持有人委托销售后,再次委托销售;不得从非药品上市许可持有人、药品批发企业等单位或个人处购进药品;不得向无合法购药资质的单位或者个人销售药品,尤其是知道或者应当知道他人从事无证经营仍为其提供药品,不得以中药材及初加工产品冒充中药饮片销售,非法加工中药饮片;不得委托不符合《药品经营质量管理规范》的企业储存运输药品;不得伪造药品采购来源,虚构药品销售流向,篡改计算机系统、温湿度监测系统数据,隐瞒真实药品购销存记录、票据、凭证、数据等,致使药品购销存记录不完整、不真实,经营行为无法追溯;不得在证、票、账、货、款不能相互对应一致时购销药品;不得有药品未入库,设立账外账,药品未纳入企业质量体系管理,使用银行个人账户进行业务往来等情形;不得将麻醉药品、精神药品和含特殊药品复方制剂流入非法渠道,或者进行现金交易;不得购进销售医疗机构制剂;不得在核准地址以外的场所储存药品;不得违反规定对药品储存、运输及进行温湿度监测;不得擅自改变药品经营许可证许可事项、登记事项;不得以展销会、博览会、交易会、订货会、产品宣传会等方式现货销售药品或赠送药品;不得不经药品零售连锁总部,直接向药品零售连锁企业门店销售药品;不得向药品零售企业销售禁止零售的药品;不得向非连锁药品零售企业销售第二类精神药品;不得销售药品不开具发票。

3）药品零售连锁企业总部的经营行为管理要求

（1）药品零售连锁企业总部药品经营活动——"六个统一"

①统一采购。药品零售连锁企业总部负责对购进药品、供货单位及其销售人员的合法资质进行审核,并统一采购药品。

②统一质量管理。药品零售连锁企业总部开展质量策划、质量控制、质量保证、质量改进和质量风险管理等活动,并对门店的经营行为和质量管理负责。

③统一配送。门店应当通过计算机系统向总部提出要货计划,由总部统一进行配送;总部也可根据计算机系统中门店药品库存和销售情况,下达配货指令,直接向门店配送药品。配送过程应当符合《药品经营质量管理规范》有关要求。

④统一计算机系统。药品零售连锁企业总部建立的计算机系统应当能够对其总部和

门店实施统一管理。计算机系统除符合《药品经营质量管理规范》及其附录的要求外,还应当符合以下要求:实现总部与门店间的信息传输、数据共享等功能,数据应当做到双向、实时、自动传输;不得支持门店自行采购药品的操作;不得支持门店自行解除由总部做出的质量控制和药品锁定指令;不支持门店间信息显示和业务往来。

⑤统一票据管理。

⑥统一药学服务标准。

(2)禁止类行为

药品零售连锁企业禁止以任何弄虚作假手段骗取药品经营许可证,尤其是禁止采用聘用"挂证"执业药师骗取药品经营许可证。药品零售连锁企业总部应当确保门店各岗位人员有效执行总部下发的质量管理体系文件,不得从非本药品零售连锁企业总部外的其他任何渠道获取药品;未经本药品零售连锁企业总部批准,门店之间不得擅自调剂药品。药品零售连锁企业总部、配送中心不得向本连锁企业门店外的其他单位提供药品,不得直接向个人销售药品。

任务 3.2 药品进出口管理

3.2.1 药品进口管理与出口管理

我国进出口药品管理实行分类和目录管理,即将药品分为进出口麻醉药品、进出口精神药品以及进口一般药品。

进口、出口麻醉药品和国家规定范围内的精神药品,应当持有国务院药品监督管理部颁发的进口准许证、出口准许证。

药品进出口准许证管理系统自 2019 年 12 月 25 日起正式启用,用于在网上全程办理蛋白同化制剂和肽类激素进出口的申请、受理、审批和联网核查等业务。药品进出口准许证管理系统已具备与海关部门共享蛋白同化制剂和肽类激素准许证信息的功能,无须另行向海关系统上传信息。

3.2.2 特殊情形药品进口管理

1)临床急需少量药品批准进口要求

根据《药品管理法》的有关规定,医疗机构因临床急需进口少量药品的,经国家药品监督管理局或国务院授权的省级人民政府批准,可以进口。进口的药品应当在指定的医疗机构内用于特定医疗目的,不得擅自扩大使用单位或使用目的。

2)个人自用少量药品的进出境管理

进出境人员随身携带的个人自用的少量药品,应当以自用、合理数量为限,并接受海关监管。进出境人员随身携带第一类中的药品类易制毒化学品药品制剂和高锰酸钾,应当以自用且数量合理为限,并接受海关监管;进出境人员不得随身携带前款规定以外的易制毒化学品。在个人药品进出境过程中,应尽量携带好正规医疗机构出具的医疗诊断书,以证明其确因身体需要携带,方便海关凭医生有效处方原件确定携带药品的合理数量。除医生专门注明理由外,处方一般不得超过 7 日用量;麻醉药品与第一类精神药品注射剂处方为 1 次用量,其他剂型一般不超过 3 日用量。超过自用合理数量范围的药品应通过货物渠道进行报关处置。

根据《药品管理法》的规定,未经批准进口少量境外已合法上市的药品,且情节较轻的,可以依法减轻或免于处罚。

任务 3.3　处方药与非处方药分类管理

案例导入

张某,男,25 岁,因感冒,某日早晨 8 点自行在某药店购买了阿莫西林胶囊。他以前感冒一直在用阿莫西林胶囊,没有出现不良反应,但是这次他 8 点 30 分服用 2 粒(规格 0.25 g),1 小时后出现了胳膊、腹部大面积地长满了皮疹,奇痒无比,因此他到药店找老板协调赔偿,未果。

讨论:1.该药店能否销售阿莫西林胶囊给张某?

2.张某该怎么维权?法律依据是什么?

处方药与非处方药分类管理是依照药品安全性和使用便利性,将药品划分为处方药和非处方药两类,根据其特点,分门别类进行管理的一种药品管理制度。

《药品管理法》第五十四条规定,国家对药品实行处方药与非处方药分类管理制度。处方药与非处方药分类管理具体办法(部门规章)由国家药品监督管理局会同国务院卫生健康主管部门制定。

3.3.1　药品分类管理的规定

1)非处方药、处方药的界定和依据

非处方药是指由国家药品监督管理局公布的,不需要凭执业医师和执业助理医师处方,消费者可以自行判断、购买和使用的药品。

处方药是指凭执业医师和执业助理医师处方方可购买、调配和使用的药品。

2)非处方药的分类和专有标识的管理

(1)非处方药的分类

国家根据药品的安全性,非处方药又被分为甲、乙两类,就用药安全性而言,乙类非处

方药相对于甲类非处方药更安全。

（2）非处方药专有标识的管理

非处方药用作经营非处方药药品的企业指南性标志。我国非处方药专有标识图案为椭圆形背景下的 OTC 三个英文字母的组合，如图 3.1 和图 3.2 所示。

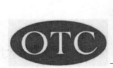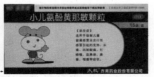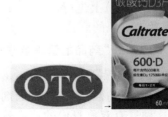

图 3.1　甲类非处方药专有标识（红色）　　图 3.2　乙类非处方药专有标识（绿色）

非处方药专有标识图案分为红色和绿色，红色专有标识用于甲类非处方药品，绿色专有标识用于乙类非处方药品和用作指南性标志。

使用非处方药专有标识时，药品的使用说明书和大包装可以单色印刷，标签和其他包装必须按照国家药品监督管理部门公布的色标要求印刷。单色印刷时，非处方药专有标识下方必须标示"甲类"或"乙类"字样。非处方药专有标识应与药品标签、使用说明书、内包装、外包装一体化印刷；其大小可根据实际需要设定，但必须醒目、清晰，并按照国家药品监督管理部门公布的坐标比例使用。非处方药药品标签、使用说明书和每个销售基本单元包装印有中文药品通用名称（商品名称）的一面（侧），其右上角是非处方药专有标识的固定位置。

3）非处方药的管理要求

（1）包装

非处方药的包装必须印有国家指定的非处方药专有标识。每个销售基本单元包装必须附有标签和说明书。

（2）标签和说明书

非处方药的标签和说明书必须经过国家药品监督管理局批准，标签内容不得超出其非处方药说明书的内容范围，标签和说明书用语要做到科学、易懂，便于消费者自行判断、选择和使用。

（3）警示语或忠告语

非处方药标签以及说明书或者包装上必须印有警示语或忠告语："请仔细阅读药品使用说明书并按说明使用或在药师指导下购买和使用！"

（4）广告管理

非处方药可以在大众媒介上进行广告宣传，但广告内容必须经过审查、批准，不能任意夸大或擅自篡改。

4）处方药的管理要求

（1）包装、标签、说明书

药品上市许可持有人应将处方药相应警示语或忠告语醒目地印制在药品包装或说明

书上："凭医师处方销售、购买和使用!"我国实行特殊管理的药品(麻醉药品、精神药品、疫苗、血液制品、药品类易制毒化学品、医疗用毒性药品和放射性药品)均属于处方药,其说明书和标签必须印有规定的标识。

(2)广告管理

处方药只能在国务院卫生健康主管部门和国家药品监督管理局共同指定的专业性医药报刊(期刊)上进行广告宣传,不得在大众媒介上发布广告或者以其他方式进行以个人消费者为对象的广告宣传。

5)"双跨"药品的管理要求

(1)"双跨"药品的界定

有些药品根据其适应证、剂量和疗程的不同,既可以作为处方药,又可以作为非处方药,这种具有双重身份的药品就称为"双跨"药品。这类药品的部分适应证适合自我判断和自我药疗,于是在"限适应证、限剂量、限疗程"的规定下,将此部分适应证作为非处方药管理,而患者难以判断的适应证部分仍作为处方药管理。

"双跨"品种判定的基本原则主要是看某药品的非处方药适应证(功能主治)是否缩小了原处方药的适应证治疗范围,适应证减少的,应按"双跨"管理。按"双跨"管理后,不能扩大该药品的治疗范围,不能改变该药品的用法,药品用量也不能超出原剂量范围。

(2)管理要求

"双跨"药品的管理包括以下四个方面:

①"双跨"药品既能按处方药管理,又能按非处方药管理,因此必须分别使用处方药和非处方药两种标签、说明书,其处方药和非处方药的包装颜色应当有明显区别。

②"双跨"药品不管是作为处方药还是非处方药管理,应当具有相同的商品名,并且其商品名称不得扩大或暗示药品作为处方药、非处方药的疗效。

③根据处方药与非处方药分类管理的要求,处方药与非处方药的销售模式有所区别,出于安全性的考虑,处方药的销售更为严格。"双跨"药品在作为处方药时,必须凭执业医师或执业助理医师开具的处方经药师审核后才能购买;而作为非处方药时,患者可以仔细阅读说明书并按说明使用或在药师指导下购买和使用。

④"双跨"药品作为"处方药"时不得在大众媒介上发布广告或者以其他方式进行以公众为对象的广告宣传,作为"非处方药"则可以在大众媒介上进行广告宣传。因此,"双跨"药品在大众媒体发布广告,进行适应证、功能主治或疗效方面的宣传,其宣传内容不得超出其非处方药适应证(或功能主治)范围。

3.3.2 非处方药注册和转换制度

非处方药遴选原则:应用安全、疗效确切、质量稳定、使用方便。

1)非处方药上市注册和适宜性审查要求

根据《药品注册管理办法》的规定,下列情形申请方可直接提出非处方药上市注册:国内已有相同活性成分、适应证或者功能主治、剂型、规格的非处方药上市的药品;经国家药品监督管理局确定的非处方药改剂型或者规格,但不改变适应证或者功能主治、给药剂量以及给药途径的药品;使用国家药品监督管理局确定的非处方药的活性成分组成的新的复方制剂;以及其他直接申报非处方药的情形。

药品审评中心应当组织药学、医学和其他技术人员,在规定时限内对已受理的药品上市许可申请进行审评。审评过程中基于风险启动药品注册核查、检验,相关技术机构应当在规定时限内完成核查、检验工作。药品审评中心根据药品注册申报资料、核查结果、检验结果等,对药品的安全性、有效性和质量可控性等进行审查,非处方药还应当转药品评价中心进行非处方药适宜性审查(30个工作日)。

2)处方药与非处方药的转换和评价

（1）处方药转换为非处方药

申请药品应符合"应用安全、疗效确切、质量稳定、使用方便"的基本原则,同时,药品的各种属性均应体现"适于自我药疗"。

第一项:申请程序及处理。

药品上市许可持有人提出处方药转换为非处方药的申请或建议,相关资料直接报送国家药品监督管理局药品评价中心。国家药品监督管理局药品评价中心依据相关技术原则和要求组织开展技术评价,通过技术评价并拟予转换的品种,将在国家药品监督管理局药品评价中心网站进行为期一个月的公示。国家药品监督管理局根据国家药品监督管理局药品评价中心的技术评价意见,审核公布转换为非处方药的药品名单及非处方药说明书范本。药品生产企业应参照国家药品监督管理局公布的非处方药说明书范本,规范非处方药说明书和标签,并及时向所在地省级药品监督管理部门提出补充申请,经核准后使用。

第二项:乙类非处方药的确定。

乙类非处方药是指在一般情况下,消费者不需要医生及药师的指导,可以自我购买和使用的药品,与甲类非处方药相比,其安全性更好,消费者自行使用的风险更低。乙类非处方药应是用于常见轻微疾病和症状,以及日常营养补充等的非处方药药品,以下情况不应作为乙类非处方药:

①儿童用药有儿童用法用量的均包括在内,维生素、矿物质类除外。

②化学药品含抗菌药物、激素等成分的。

③中成药含毒性药材(包括大毒和有毒)和重金属的口服制剂、含大毒药材的外用制剂。

④严重不良反应发生率达万分之一以上。

⑤中成药组方中包括无国家或省级药品标准药材的(药食同源的除外)。

⑥中西药复方制剂。

⑦辅助用药。

（2）非处方药转换为处方药

国家药品监督管理局应当开展对已批准为非处方药品种的监测和评价工作,对存在安全隐患或不适宜按非处方药管理的品种将及时转换为处方药,按处方药管理。

3.3.3 处方药与非处方药的经营管理

1）不同企业性质要求

药品上市许可持有人应在处方药和非处方药的包装或说明书上醒目地印刷相应的警示语或忠告语。

处方药：凭医师处方销售、购买和使用！

非处方药：请仔细阅读药品使用说明书并按说明使用或在药师指导下购买和使用！未依法获取药品经营许可证（零售）的药品上市许可持有人、药品批发企业不得直接向病患者推荐、销售处方药、非处方药。

2）零售企业要求

（1）药品零售企业销售处方药的要求

药品零售企业销售处方应当按照国家处方药与非处方药分类管理有关规定，凭处方销售处方药，处方保留不少于五年。处方应当经执业药师审核，调配处方应当经过核对，对处方所列药品不得擅自更改或代用。对有配伍禁忌或超剂量的处方，应当拒绝调配；必要时，经处方医师更正或确认重新签字后，方可调配销售。调配处方后，药学服务人员应当对照处方，核对药品名称、规格、剂型、数量、标签以及个人消费者姓名、性别、年龄等信息，正确无误后方可销售。

（2）药品零售企业销售非处方药的要求

药品零售企业不得采用开架自选的方式销售处方药，也不得采用"捆绑搭售""买商品赠药品""买 N 赠 1""满 N 减 1""满 N 元减×元"等方式直接或变相赠送销售处方药、甲类非处方药（包括通过网络销售的渠道）。非人工自助售药设备不得销售除乙类非处方药外的其他药品。对于曲马多口服复方制剂以及单位剂量麻黄碱类药物含量大于 30 mg（不含 30 mg）的含麻黄碱类复方制剂，一律列入必须凭处方销售的药品范围，无医师处方严禁销售。药品零售企业销售上述药品应当查验购买者的身份证原件，并对其姓名和身份证号码予以登记。除凭医师处方按处方剂量销售外，对于属于非处方药的含麻黄碱类复方制剂一次销售不得超过两个最小包装。药品零售企业不得开架销售上述药品，应当设置专柜由专人管理、专册登记，登记内容包括药品名称、规格、销售数量、生产企业、生产批号和购买人姓名、身份证号码。药品零售企业发现超过正常医疗需求，大量、多次购买上述药品的，应当立即向当地药品监管部门和公安机关报告。

3）零售企业不得经营药品种类

药品零售企业不得经营的药品：麻醉药品、放射性药品、第一类精神药品、终止妊娠药品（包括含有"米非司酮"成分的所有药品制剂）、蛋白同化制剂、肽类激素（胰岛素除外）、药品类易制毒化学品、疫苗以及我国法律法规规定的其他禁止零售的药品。药品零售企业也不得经营中药配方颗粒、医疗机构制剂。

任务 3.4　国家基本药物和基本医疗保险药品管理

案例导入

李大爷去医院看病,担心药费过高,医生对李大爷说:"您放心,我给您开的是基本药物,药价很便宜的,另外这些药物属于《国家基本药物目录》内的治疗性药品,已全部列入《国家基本医疗保险、工伤保险和生育保险药品目录》的甲类药品,可以予以全额报销,您个人也不用承担按比例的自付部分。"李大爷虽然有些不懂,但听医生这么一说就放心了。

讨论:1.什么是基本药物?

　　　2.基本药物制度的主要国家政策有哪些?

3.4.1　国家基本药物

基本药物的理念是世界卫生组织在 1977 年首次提出的,我国从 1979 年开始引入基本药物的概念。2009 年,国务院发布《关于建立国家基本药物制度的实施意见》(简称《意见》),建立基本药物制度被列为深化医改的五项重点改革任务之一。

《意见》中明确了基本药物是适应基本医疗卫生需求,剂型适宜,价格合理,能够保障供应,公众可公平获得的药品。

3.4.2　国家基本药物制度及其作用

国家基本药物制度是为维护人民群众健康,保障公众基本用药权益而确立的一项重大国家医药卫生政策,是对基本药物的遴选、生产、流通、使用、定价、报销、监测评价等环节实施有效管理的制度,与公共卫生、医疗服务、医疗保障体系相衔接。

(1)节省费用

基本药物实行统一招标采购、统一配送、统一价格,在政府办基层医疗卫生机构零差率销售,价格比较低廉,而且报销比例高于非基本药物,能够明显降低群众负担。

(2)用药合理

国家要求基层医疗卫生机构全部配备和使用基本药物,其他类型医疗卫生机构须按规定配备使用基本药物并确定合理比例。

(3)安全有效

基本药物是经过长期临床实践检验证明安全有效的首选药物。国家对基本药物实行全品种覆盖抽验,保证群众基本用药更安全。

（4）方便可及

群众在基层医疗卫生服务机构就能获得，使用方便。

3.4.3 基本药物制度的主要国家政策

1）建立国家基本药物目录遴选调整管理机制

（1）目录的遴选原则

国家基本药物遴选应当按照防治必需、安全有效、价格合理、使用方便、中西药并重、基本保障、临床首选和基层能够配备的原则，结合我国用药特点、国际经验，合理确定品种（剂型）和数量。

（2）目录的动态调整

在保持数量相对稳定的基础上，实行国家基本药物目录动态调整管理。根据经济社会的发展、医疗保障水平、疾病谱变化、基本医疗卫生需求、科学技术进步等情况，不断优化基本药物品种、类别与结构比例。国家基本药物目录原则上每三年调整一次。必要时，国家基本药物工作委员会适时组织调整。

（3）可列入目录药品的条件

国家基本药物目录中的化学药品和生物制品、中成药、中药饮片，应当是《中国药典》收载的，国家卫生和计划生育委员会、国家食品药品监督管理总局颁布了药品标准的品种。除急救、抢救用药外，独家生产品种纳入国家基本药物目录应当经过单独论证。

（4）不能纳入目录药品

下列药品不纳入国家基本药物目录遴选范围：

①含有国家濒危野生动植物药材的。

②主要用于滋补保健作用，易滥用的。

③非临床治疗首选的。

④因严重不良反应，国家食品药品监督管理部门明确规定暂停生产、销售或使用的。

⑤违背国家法律、法规，或不符合伦理要求的。

⑥国家基本药物工作委员会规定的其他情况。

（5）应调出目录药品

属于下列情形之一的品种，应当从国家基本药物目录中调出：

①药品标准被取消的。

②国家食品药品监督管理部门撤销其药品批准证明文件的。

③发生严重不良反应，经评估不宜再作为国家基本药物使用的。

④根据药物经济学评价，可被风险效益比或成本效益比更优的品种所替代的。

⑤国家基本药物工作委员会认为应当调出的其他情形。

制定国家基本药物目录的程序

国家基本药物工作委员会负责协调解决制定和实施国家基本药物制度过程中各个环节的相关政策问题,确定国家基本药物制度框架,确定国家基本药物目录遴选和调整的原则、范围、程序和工作方案,审核国家基本药物目录,各有关部门在职责范围内做好国家基本药物遴选调整工作。委员会由国家卫生计生委、国家发展改革委、工业和信息化部、财政部、人力资源和社会保障部、商务部、国家食品药品监督管理总局、国家中医药管理局、总后勤部卫生部组成。办公室设在国家卫生计生委,承担国家基本药物工作委员会的日常工作。制定国家基本药物目录的程序如下:

①从国家基本药物专家库中,随机抽取专家成立目录咨询专家组和目录评审专家组,咨询专家不参加目录评审工作,评审专家不参加目录制定的咨询工作。

②咨询专家组根据循证医学、药物经济学对纳入遴选范围的药品进行技术评价,提出遴选意见,形成备选目录。

③评审专家组对备选目录进行审核投票,形成目录初稿。

④将目录初稿征求有关部门意见,修改完善后形成送审稿。

⑤送审稿经国家基本药物工作委员会审核后,授权国家卫生和计划生育委员会发布。

2)初步建立基本药物供应保障体系

基本药物实行公开招标采购,统一配送。政府举办的医疗卫生机构使用的基本药物,由省级人民政府指定以政府为主导的药品集中采购相关机构按《中华人民共和国招标投标法》和《中华人民共和国政府采购法》的有关规定,实行省级集中网上公开招标采购。由招标选择的药品生产企业、具有现代物流能力的药品经营企业或具备条件的其他企业统一配送。药品配送费用经招标确定。其他医疗机构和零售药店基本药物采购方式由各地确定。

药品招标采购要坚持"质量优先、价格合理"的原则,坚持全国统一市场,不同地区、不同所有制企业平等参与、公平竞争。充分依托现有资源,逐步形成全国基本药物集中采购信息网络。

完善国家药品储备制度,确保临床必需、不可替代、用量不确定、企业不常生产的基本药物生产供应。

3)建立基本药物优先选择和合理使用制度

医疗机构要按照《国家基本药物临床应用指南》和《国家基本药物处方集》,加强合理用药管理,确保规范使用基本药物。政府举办的基层医疗卫生机构全部配备和使用国家基本药物。其他各类医疗机构也要将基本药物作为首选药物并达到一定使用比例。

政府举办的基层医疗卫生机构增加使用非目录药品品种数量,应坚持防治必需、结合当地财政承受能力和基本医疗保障水平从严掌握。具体品种由省级卫生行政部门会同发展改革(价格)、工业和信息化、财政、人力资源和社会保障、食品药品监管、中医药等部门组织专家论证,从国家基本医疗保险药品目录(甲类)范围内选择,确因地方特殊疾病治疗必需的,也可从目录(乙类)中选择。增加药品应是多家企业生产品种。

政府举办的基层医疗卫生机构按购进价格实行零差率销售。基本药物全部纳入基本医疗保障药品报销目录,报销比例明显高于非基本药物。

目前,城镇职工医疗保险、城镇居民医疗保险及新型农村合作医疗保险药品报销目录都已经囊括了基本药物目录中的全部品种,基本药物报销将主要通过各类型国家基本医疗保险进行。

案例讨论

案例:认为山东省药品集中采购中心发布的《山东省 2013 年国家基本药物集中采购文件》存在歧视外省市中小型企业的评审条款,导致公司投标产品落选,沈阳某药业分别以山东省卫计委、山东省财务厅为被告向当地人民法院提起诉讼,法学界、医药界专家将两案并称为"国家基本药物招标中国第一案"。法院最终裁定:国家基本药物招投标采购行为属于政府采购行为;济南市市中区法院判决驳回原告该药业起诉山东省财政厅的请求。

讨论:1.国家基本药物招标采购的原则是什么?

2.医疗卫生机构如何配备使用国家基本药物?

3.4.4　基本医疗保险药品的管理

基本医疗保险是为补偿劳动者因疾病风险造成的经济损失而建立的一项社会保险制度,也是社会保险制度中最重要的险种之一,与基本养老保险、工伤保险、失业保险、生育保险等共同构成现代社会保险制度。

目前,我国建立的基本医疗保险制度主要有三种,分别是:2001 年起实施的城镇职工基本医疗保险制度,覆盖所有党政群机关、企事业单位;2005 年起实施的新型农村合作医疗制度,覆盖农业人口(含外出务工人员);2007 年起实施的城镇居民基本医疗保险制度,覆盖未纳入城镇职工基本医疗保险的非农业户口城镇居民。

2009 年 9 月 30 日,卫生部发布了《关于调整和制订新型农村合作医疗报销药物目录的意见》(以下简称《新农合报销目录》);2009 年 11 月 30 日,人力资源和社会保障部发布了《国家基本医疗保险、工伤保险和生育保险药品目录》(以下简称《药品目录》),载入《药品目录》里面的药品,通常被称作医保药品。

《药品目录》适用于基本医疗保险、工伤保险和生育保险,是基本医疗保险、工伤保险和生育保险基金支付参保人员药品费用和强化医疗保险医疗服务管理的政策依据及标准。《新农合报销目录》是各省市实施新型农村合作医疗使用的药品目录,不同地区可能制定不同的目录,报销比例也可以不同。

实训 3.1　药品与非药品管理药店实地调查

【实训目的】

实地体验药店药品与非药品的管理,处方药与非处方药的分类管理,能快速正确判断识别药品与非药品,具备药品辨识的基本技能。

【实训内容】

以 5 人为一组,进入当地药品零售药房,开展药品与非药品辨识的调研,了解零售药店药品与非药品销售情况、分类管理情况,在此基础上撰写专题调研报告。

【实训步骤】

一、调研准备

1.根据调研要求,各小组提前查阅、熟悉《药品管理法》及其实施条例、《处方药与非处方药分类管理办法》和其他相关的规定。

2.拟出调研提纲。

3.通过教师帮助或自行联系当地药品零售企业。

4.准备好身份证明、介绍信、笔记本、调查问卷等。在单位允许的情况下,必要时可准备录像、录音、照相设备。

二、调研内容

1.调研药店药品外包装,识别药品的批准文号,能正确书写药品批准文号;能借助批准文号正确判断医疗器械、保健食品、化妆品、普通食品、消毒产品等产品的大类类别,正确识别非药品。

2.调研药店药品专有标识、处方药与非处方药的说明书和标签,熟悉甲、乙类非处方药的标识。

3.调研零售药店中,药品与非药品分区经营、分柜摆放,药品不得采用有奖销售、附赠药品或礼品销售;处方药与非处方药分区经营、分柜摆放,处方药凭处方销售,不得进行有奖销售、促销等规定的执行情况。

三、调研报告

针对调研情况及发现的问题进行思考、分析、探讨,形成不少于 800 字的调研报告。

【实训评价】

教师根据学生调研工作态度和调研报告进行评价。

教师评价

实训 3.2　国家及当地基药目录、医保目录查询

【实训目的】

查询国家及当地基药目录、医保目录,了解国家基本药物、基本医疗保险药品,熟悉两个目录药品的范围,加深对基本药物制度、医保政策的作用及意义的理解。

【实训内容】

登录相关网站查询国家及当地基药目录、医保目录,熟悉两个目录药品的范围,分别列举 2~3 个目录类药品,阅读关于国家基本药物政策、基本医疗保险政策的相关文件,撰写实训报告。

【实训步骤】

一、准备工作

1.在计算机机房完成,确保网络畅通。

2.每人独立完成,提前熟悉国家食品药品监督管理总局、人力资源和社会保障部网站的查询。

二、基药目录、医保目录查询

1.登录国家食品药品监督管理总局的网站,查询国家基本药物目录,列举 2~3 个基本药物目录类药品;阅读相关文件,梳理国家基本药物政策。

2.登录人力资源和社会保障部的网站,查询基本医疗保险药物目录,列举 2~3 个基本医疗保险目录类药品;阅读相关文件,梳理医疗保障制度及政策。

三、实训报告

针对基药目录、医保目录查询情况以及相关制度政策完成实训报告。

【实训评价】

教师根据学生提交的实训报告进行评价。

教师评价

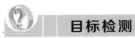 **目标检测**

一、单项选择题

1.根据《药品经营许可证管理办法》的规定,下列属于药品经营许可证许可事项变更的是(　　)。

　　A.药品零售企业变更生产地址　　　　B.药品经营企业变更组织构架

　　C.药品批发企业变更经营方式　　　　D.药品零售连锁企业跨原管辖地迁移

2.根据《药品经营质量管理规范》的规定,下列关于药品批发企业人工作业库房的药品储存与养护的说法,正确的是(　　)。

　　A.企业退回的药品,应按色标管理要求标示为绿色

　　B.储存药品按批号堆码,不同批号的药品不得混垛码放

　　C.超过有效期的药品,按色标管理要求标示为黄色

　　D.中药材与中药饮片分开存放

3.首营品种是指(　　)。

　　A.中国境内首次上市销售　　　　B.本企业首次从药品生产企业采购

　　C.本企业首次从药品经营企业采购　　D.本企业首次采购的药品

4.企业与供货单位签订的质量保证协议需要加盖(　　)。

　　A.质管部门原印章　　　　　　　　B.加盖公司公章或合同章原印章

　　C.法人印章　　　　　　　　　　　D.协议专用章

5.质量保证协议应当至少按(　　)签订,约定有效期。

　　A.年度　　　　　　B.半年　　　　　　C.季度　　　　　　D.月

6.采购记录应按(　　)备份,至少保存五年。

　　A.日　　　　　　　B.周　　　　　　　C.月　　　　　　　D.季度

7.药品经营企业采购部门,只能从(　　)采购。

　　A.取得药品生产许可证和药品 GMP 证书的企业

　　B.取得药品经营许可证和药品 GSP 证书的企业

　　C.企业合格供应商列表上的供应商

　　D.具有药品质量保证能力和供应能力的企业

8.某药品包装项下未对储存条件作出说明,说明该药品应储存于(　　)。

　　A.冷库　　　　　B.常温库　　　　　C.阴凉库　　　　　D.冷冻库

9.有一批销售退回的药品,收货员应把药品放置于(　　),通知验收员验货。

　　A.红色标识的不合格区　　　　　　B.黄色标识的待验区

　　C.绿色标识的发货区　　　　　　　D.黄色标识的退货区

10.某药品的有效期至某年 6 月,则表示该药品可以使用到该年(　　)。

　　A.5 月 31 日　　　B.6 月 1 日　　　C.6 月 30 日　　　D.7 月 1 日

11.药品质量特性不包括(　　)。

　　A.安全性　　　　　　　　　B.有效性　　　　　　　　C.无毒性

　　D.稳定性　　　　　　　　　E.均一性

12.关于非处方药专有标识的说法,错误的是(　　　　)。

A.红色专有标识可作为经营甲类非处方药企业的指南性标识

B.红色专有标识用于甲类非处方药

C.绿色专有标识用于乙类非处方药

D.非处方药专有标识应与药品标签、使用说明书、内包装、外包装一体化印刷

E.红色专有标识的非处方药不能在超市销售

13.国家基本药物遴选原则是(　　　　)。

A.安全、有效、经济

B.保证品种和质量、引入竞争机制、合理控制成本、方便购药和便于管理

C.临床必需、安全有效、价格合理、使用方便、市场能够保证供应

D.防治必需、安全有效、价格合理、使用方便、中西药并重、基本保障、临床首选和基层能够配备

E.防治必需、安全有效、价格合理、使用方便、中西药并重、基本保障、临床首选

14.关于《国家基本医疗保险药品目录》中的药品,下列说法错误的是(　　　　)。

A.《国家基本医疗保险药品目录》中的药品包括西药、中成药和中药饮片三部分

B.《国家基本医疗保险药品目录》中的西药和中成药是在《国家基本药物目录》的基础上遴选的

C.甲类目录由国家统一制定,各地不得调整,乙类目录由国家制定,各省可适当调整

D.甲类目录的药品是临床治疗必需,使用广泛,疗效好,同类药物中价格低的药物

E.乙类目录的药品是可供临床治疗选择,疗效好,同类药物中比甲类目录药价格低的药物

15.药品不良反应主要是指(　　　　)。

A.合格药品使用后出现的与用药目的无关的或意外的有害反应

B.合格药品在正常用法下出现的与用药目的无关的或意外的有害反应

C.合格药品正常用量下出现的与用药目的无关的或意外的有害反应

D.合格药品在正常用法用量下出现的与用药目的无关的或意外的有害反应

E.合格药品在正常用法用量下出现的有害反应

二、多项选择题

1.首营企业的审核,应检查的资料包括(　　　　)。

A.加盖企业公章的二证一照复印件

B.相关印章、随货同行单(票)样式

C.开户户名、开户银行及账号

D.供应商的年销售额

E.发票

2.企业应当核实、留存供货单位销售人员以下资料(　　　　)。

A.加盖供货单位公章原印章的销售人员的身份证复印件

B.加盖供货单位公章原印章和法定代表人印章或者签名的授权书

C.销售业绩证明材料

D.负责供货品种相关资料

E.质量保证协议

3.下面每组药品中,需要分库储存的有(　　　)。

A.中药饮片和中成药　　　　　　　B.口服药和外用药

C.麻醉药品和普通药品　　　　　　D.麻醉药品和一类精神药品

E.非处方药

4.在零售药品,下列哪些药品不能陈列?(　　　)

A.罂粟壳　　　　　　　　　　B.注射剂　　　　　　　C.含麻制剂

D.地西泮　　　　　　　　　　E.感冒药

5.下面哪些药品属于不合格药品?(　　　)

A.假药　　　　　　　　　　　B.劣药

C.超过有效期的　　　　　　　D.距有效期2天的药品

E.变质的

6.处方药销售时,正确的有(　　　)。

A.处方药不得采用并架首选的方式陈列和销售

B.药品生产企业、经营企业不得以搭售、购买药品赠药品、买商品赠药品等方式向公众赠送处方药或甲类非处方药

C.药品生产、经营企业不得采用邮售、互联网交易等方式直接向公众销售处方药

D.处方药必须凭执业医师或助理执业医师处方销售、购买和使用

E.处方药只能在国务院卫生行政部门和国家食品药品监督管理部门共同指定的医学、药学专业刊物上发布广告

项目 4　药品信息、广告、价格管理

【学习目标】

➤ 掌握：药品标签的内容和书写印制规定；药品说明书的内容和格式；药品广告审查发布标准的基本内容。

➤ 熟悉：药品广告批准文号的格式以及注销、作废的情形；对虚假违法药品广告的处理与处罚。

➤ 了解：药品标签、说明书、药品广告的概念；药品广告批准文号的审查和程序。

➤ 运用：能够进行药品包装标签的合规性审查工作和药品说明书合规性辨析工作；能进行药品广告批准文号的申请；能分析违法药品广告存在的不合法行为及承担的法律责任，从而能知法、懂法和守法。

任务 4.1　药品安全信息与品种档案管理

✗ 案例导入

小孙是某医药院校毕业的大学生，在某药店工作。他发现最近进货的一批非处方药的包装标签、生产批号、有效期等字迹模糊，且标识不清……针对这种情况，如何判定该批药品的包装标签是否合规呢？

4.1.1　药品安全信息

药品安全信息公开应当遵循全面、及时、准确、客观、公正的原则。

1）上市药品信息公开查询范围

上市药品公开的范围包括以下七个方面：

①行政审批信息：

a.药品审评审批服务指南、产品（配方）注册证书（批件）、标签和说明书样稿等信息。

b.药品生产经营许可服务指南、生产经营许可证等信息。

c.药品广告审查服务指南、审查结果等信息。

d.其他行政审批事项服务指南、批准文件等相关信息，以及《中国上市药品目录集》。

②药品的备案日期、备案企业（产品）、备案号等备案信息。

③药品日常监督检查和飞行检查等监督检查结果信息。

④药品监督抽检结果中的有关被抽检单位、抽检产品名称、标示的生产单位、标示的产品生产日期或者批号及规格、检验依据、检验结果、检验单位等监督抽检信息（以质量公告的形式发布）。

⑤药品行政处罚决定的信息：

a.行政处罚案件名称、处罚决定书文号。

b.被处罚的自然人姓名、被处罚的企业或其他组织的名称、统一社会信用代码（组织机构代码、事业单位法人证书编号）、法定代表人（负责人）姓名。

c.违反法律、法规和规章的主要事实。

d.行政处罚的种类和依据。

e.行政处罚的履行方式和期限。

f.作出行政处罚决定的行政执法机关名称和日期。

⑥药品监督管理部门责令药品生产经营者召回相关药品的，应当在决定作出后24小时内，在省级以上药品监督管理部门政府网站公开下列产品召回信息：

a.生产经营者的名称、住所、法定代表人（主要负责人）、联系电话、电子邮箱等。

b.产品名称、注册证书（批件）号、规格、生产日期或者批号等。

c.责令召回的原因、起始时间等。

d.法律、法规和规章规定的其他信息。

⑦药品监督管理部门统计调查取得的统计信息，依据法律法规及时公开，供社会公众查询（包括药品不良反应报告和药物警戒的数据）。

涉及公民依法受到保护的隐私信息，不予公开。鼓励药品上市许可持有人、生产企业、经营企业、使用单位、行业协会、第三方服务机构、行政管理部门通过药品追溯协同服务平台，实现药品信息化追溯各方互联互通。

2）药品安全信用档案和安全信息统一公布制度

国家药品监督管理部门对各级药品监督管理部门开展信用分类管理工作进行指导和监督。县级以上药品监督管理部门依据法定职责和工作权限，负责本辖区内的药品安全信用分类管理工作。药品安全信用分类管理工作包括：建立药品、医疗器械生产经营企业和研制单位的信用信息档案，根据信用等级标准划分信用等级，各级药品监督管理部门应根据工作权限采集和记录相关信用信息，并建立药品安全信用信息档案。

药品安全信用等级分为守信、警示、失信、严重失信四级。

（1）守信

正常运营的药品、医疗器械生产、经营企业和研制单位在年内无违法违规行为。

（2）警示

①因违法违规行为受到警告，被责令改正的。

②药品经营企业、医疗机构有充分证据证明其不知道所销售或者使用的药品是假药、劣药，受到没收其销售或者使用的假药、劣药和违法所得处罚的。

（3）失信

①因实施同一违法行为被连续警告、公告两次以上的。

②被处以罚款、没收违法所得、没收非法财物或者被撤销药品、医疗器械广告批准文号的。

（4）严重失信

①连续被撤销两个以上药品、医疗器械广告批准文号的。

②被撤销批准证明文件、责令停产停业、暂扣生产（经营）许可证、暂扣营业执照的。

③药品企事业单位拒绝、阻挠执法人员依法进行监督检查、抽验和索取有关资料或者拒不配合执法人员依法进行案件调查的。

④因违反药品、医疗器械监督管理法律、法规构成犯罪的。

3）药品投诉举报途径及信息保密

一是电话，号码12315；二是上网；三是信件，地址为各级药品监督管理部门投诉举报机构；四是走访。（国家市场监督管理总局主管全国投诉举报处理工作，指导地方市场监督管理部门投诉举报处理工作。县级以上地方市场监督管理部门负责本行政区域内的投诉举报处理工作。市场监督管理部门应当按照市场监督管理行政处罚等有关规定处理举报。举报人实名举报的，有处理权限的市场监督管理部门还应当自作出是否立案决定之日起五个工作日内告知举报人。）

投诉有下列情形之一的，市场监督管理部门不予受理：

①投诉事项不属于市场监督管理部门职责，或者本行政机关不具有处理权限的。

②法院、仲裁机构、市场监督管理部门或者其他行政机关、消费者协会或者依法成立的其他调解组织已经受理或者处理过同一消费者权益争议的。

③不是为生活消费需要购买、使用商品或者接受服务，或者不能证明与被投诉人之间存在消费者权益争议的。

④除法律另有规定外，投诉人知道或者应当知道自己的权益受到被投诉人侵害之日起超过三年的。

⑤未提供投诉人的姓名、电话号码、通信地址；被投诉人的名称（姓名）、地址；以及具体投诉请求以及消费者权益争议事实；或者委托他人代为投诉的，还应当提供授权委托书原件以及受托人身份证明。

⑥法律、法规、规章规定不予受理的其他情形。

4.1.2 药品品种档案管理

2019年6月24日,国家药品监督管理局发布了《关于加快推进药品智慧监管的行动计划》(国药监综〔2019〕26号),要求建立药品品种档案信息管理系统,将分散在不同单位和部门的产品品种信息汇集、关联、展示,实现对产品品种"一品一档"管理,进而实现对产品的全生命周期管理,方便业务协同与数据共享,为监管决策提供数据支持,为社会共治提供数据资源。

同时,基于药品数据全生命周期管理需求,建设一个面向全国、"采管用"一体的安全可靠可信的药品信息采集平台,并确保平台、数据和用户的安全防护符合要求,确保采集的药品信息合规使用。

1)药品品种档案主要内容

药品品种档案是指每一个上市药品所建立的,内容包括药品处方、原辅料包材、质量标准、说明书、上市后安全性信息、生产工艺变化等信息的原始数据库。

药品上市许可持有人和药品生产企业应当建立全面、完整的药品品种档案。

2)药品品种档案管理方式

药品品种档案管理主要包括文件类别的设定、格式和装订要求、申报流程、审批授权流程、文件的保管和变更,以及终止。药品品种档案可以是纸质的,也可以是电子文本。建立药品品种档案涉及多个部门和多个系统,需要建立统一的药品品种档案信息管理系统,实现对药品全生命周期结果数据的汇聚、关联和共享。

任务 4.2 药品包装、标签和说明书管理

◈ 案例导入

非法包装标签案例:某制药有限公司生产的四磨汤口服液包装盒,上面有商标、通用名、规格、厂家等,乍看上去,与普通的药品包装没什么两样,但药品监管部门一查才知道,这个包装上面的标签根本没有经过审批、备案,属于非法标签。

故意回避不良反应案例:某药业有限公司生产的"立竿见影"牌清肝片,无论在包装标签上,还是在说明书上都找不到不良反应、禁忌证这些国家规定必须注明的项目。

讨论:药品标签必须按照哪些规定的要求印制?说明书中不标注不良反应、禁忌证等内容会给公众用药安全带来什么隐患?

4.2.1　药品包装管理规定

药品包装有两层含义：一是在流通过程中保护药品，方便储运和促进销售，按一定的技术标准制作的容器、材料和辅助物等物品，用于盛放药品，起到防护作用；二是指运用适当的材料或容器，利用包装技术对药品的半成品或成品进行分（灌）、封、装、贴签等操作。在药事管理中，通常特指前者。《药品管理法》第四十八条规定，药品包装应当适合药品质量的要求，方便储存、运输和医疗使用。

1）药品包装分类

（1）内包装

内包装指直接与药品接触的包装。

《药品管理法》第四十六条规定，直接接触药品的包装材料和容器，应当符合药用要求，符合保障人体健康、安全的标准。对不合格的直接接触药品的包装材料和容器，由药品监督管理部门责令停止使用。

《药品管理法》第二十五条第二款规定，国务院药品监督管理部门在审批药品时，对化学原料药一并审评审批，对相关辅料、直接接触药品的包装材料和容器一并审评，对药品的质量标准、生产工艺、标签和说明书一并核准。禁止使用未按照规定审评、审批的原料药、包装材料和容器生产药品。

（2）外包装

外包装指内包装以外的包装，按由里向外分为中包装和大包装。外包装应根据药品的特性选用不易破损的包装，以保证药品在运输、贮藏、使用过程中的质量。

（3）最小销售单元包装

最小销售单元包装实际上也属于外包装，药品的每个最小销售单元的包装必须按照规定印有或贴有标签并附有说明书。

2）药品包装要求及作用

（1）要求

《药品管理法》规定，药品包装必须按照规定印有或者贴有标签并附有说明书。同时还规定，发运中药材应当有包装。在每件包装上，应当注明品名、产地、日期、供货单位，并附有质量合格的标志。

（2）作用

需冷冻、冷藏的药品包装上应当附有传感器和记录仪，全过程记录药品储存温度。

4.2.2　药品说明书管理规定

1）药品说明书与药品说明书的内容

药品说明书的具体格式、内容和书写要求由国家药品监督管理部门制定并发布。

《药品管理法》第四十九条规定,标签或者说明书应当注明药品的通用名称、成分、规格、上市许可持有人及其地址、生产企业及其地址、批准文号、产品批号、生产日期、有效期、适应证或者功能主治、用法、用量、禁忌、不良反应和注意事项。标签、说明书中的文字应当清晰,生产日期、有效期等事项应当显著标注,容易辨识。

2）药品说明书的编写

（1）专用词汇

药品说明书对疾病名称、药学专业名词、药品名称、临床检验名称和结果的表述,应当采用国家统一颁布或规范的专用词汇,度量衡单位应当符合国家标准的规定。

（2）列出内容

药品说明书应当列出全部活性成分或者组方中的全部中药药味。注射剂和非处方药还应当列出所用的全部辅料名称。成分排序应与国家批准的该品种药品标准一致,辅料列于成分之后,对于处方已列入国家秘密技术项目的品种,以及获得中药一级保护的品种,可不列此项。

药品说明书应当充分包含药品不良反应信息,详细注明药品不良反应。药品处方中含有可能引起严重不良反应的成分或者辅料的,应当予以说明。

4.2.3　药品说明书要求

1）药品说明书的修改要求

（1）主动修改

药品生产企业应当主动跟踪药品上市后的安全性、有效性情况,需要对药品说明书进行修改的,应当及时提出申请。

（2）责令修改

根据药品不良反应监测、药品再评价结果等信息，国家药品监督管理局也可以要求药品生产企业修改药品说明书。

（3）修改通知

药品说明书获准修改后，药品生产企业应当将修改的内容立即通知相关药品经营企业、使用单位及其他部门，并按要求及时使用修改后的说明书和标签。

（4）承担责任

药品生产企业未根据药品上市后的安全性、有效性情况及时修改说明书或者未将药品不良反应在说明书中充分说明的，由此引起的不良后果由该生产企业承担。

课堂讨论

参照处方药说明书规范细则和非处方药说明书规范细则，同学们认真对比自己课前准备好的化学药品处方药和非处方药的说明书，总结它们格式和所列项目的区别。

2）药品说明书的格式和书写要求

2006 年 5 月 10 日，原国家食品药品监督管理局以国食药监注〔2006〕1202 号文下发了《关于印发化学药品和生物制品说明书规范细则的通知》，对化学药品和生物制品说明书各项内容书写要求作了明确的规定。2000 年 6 月 22 日，原国家食品药品监督管理局以国食药监注〔2006〕1283 号文下发了《关于印发中药、天然药物处方药说明书格式内容书写要求及撰写指导原则的通知》，对中药、天然药物处方药说明书各项内容书写要求做了明确规定。下面以化学药品和生物制品说明书为例予以介绍。

（1）化学药品和治疗用生物制品处方药说明书格式（图 4.1）

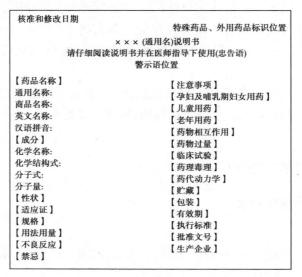

图 4.1 化学药品和生物制品处方药说明书格式

（2）化学药品和治疗用生物制品处方药说明书的书写要求

【核准和修改日期】核准日期为国家药品监督管理部门批准该药品注册的时间（2006年6月1日起）。2006年6月1日前批准注册的药品,核准日期为按照《关于实施〈药品说明书和标签管理规定〉有关事宜的公告》提出补充申请后,药品监督管理部门予以备案的日期。修改日期为此后历次修改的时间。核准和修改日期应当印制在说明书首页左上角。修改日期位于核准日期下方,按时间顺序逐行书写。

【特殊药品、外用药品标识】麻醉药品、精神药品、医疗用毒性药品、放射性药品和外用药品等专用标识在说明书首页右上方标注。

【说明书标题】"×××说明书"中的"×××"是指该药品的通用名称。"请仔细阅读说明书并在医师指导下使用",该忠告语必须以加粗字体印制在说明书标题下方。

【警示语】指对药品严重不良反应及其潜在的安全性问题的警告,还可以包括药品禁忌、注意事项及剂量过量等需提示用药人群特别注意的事项。有该方面内容的,应当在说明书标题下以醒目的黑体字注明。无该方面内容的,不列该项。

【药品名称】按下列顺序列出:

通用名称:《中国药典》收载的品种,其通用名称应当与《中国药典》一致;《中国药典》未收载的品种,其名称应当符合国家药品监督管理局公布的药品通用名称命名原则。

商品名称:必须符合国家药品监督管理局公布的药品商品名称命名原则。未批准使用商品名称的药品不列该项。

英文名称:无英文名称的药品不列该项。

汉语拼音:××。

【成分】

①列出活性成分的化学名称、化学结构式、分子式、分子量。

②复方制剂可不列出①的内容,可表达为"本品为复方制剂,其组分为:××"。组分按一个制剂单位（如每片、粒、支、瓶等）分别列出所含的全部活性成分及其量。

③多组分或者化学结构尚不明确的,列出主要成分名称,简述活性成分来源。

④处方中含有可能引起严重不良反应的辅料的,该项下应当列出该辅料名称。

⑤注射剂应当列出全部辅料名称。

【性状】包括药品的外观、臭、味、溶解度以及物理常数等。

【适应证】应当根据该药品的用途,采用准确的表述方式,明确用于预防、治疗、诊断、缓解或者辅助治疗某种疾病（状态）或者症状。

【规格】指每支、每片或其他每一单位制剂中含有主药（或效价）的重量或含量或装量。

生物制品应标明每支（瓶）有效成分的效价（或含量及效价）及装量（或冻干制剂的复溶后体积）,表示方法一般按照《中国药典》要求规范书写,有两种以上规格的应当分别列出。

【用法用量】包括用法和用量两部分。需按疗程用药或者规定用药期限的,必须注明疗程、期限。应当详细列出该药品的用药方法,准确列出用药的剂量、计量方法、用药次数以及疗程期限,并应当特别注意与规格的关系。用法上有特殊要求的,应当按实际情况详细说明。

【不良反应】应当实事求是地详细列出该药品不良反应,并按不良反应的严重程度、发生的频率或症状的系统性列出。

【禁忌】应当列出禁止应用该药品的人群或者疾病情况。

【注意事项】

①注意事项列出使用时必须注意的问题:

a.需要慎用的情况(如肝、肾功能的问题);

b.影响药物疗效的因素(如食物、烟、酒);

c.用药过程中需观察的情况(如过敏反应,定期检查血象、肝功、肾功);

d.用药对于临床检验的影响等。

②滥用或者药物依赖性内容可以在该项目下列出。

【孕妇及哺乳期妇女用药】(仅处方药有此项)着重说明该药品对妊娠、分娩及哺乳期母婴的影响,并写明可否应用本品及用药注意事项。未进行该项实验且无可靠参考文献的,应当在该项下予以说明。

【儿童用药】(仅处方药有此项)主要包括儿童由于生长发育的关系而对于该药品在药理、毒理或药代动力学方面与成人的差异,并写明可否应用本品及用药注意事项。未进行该项实验且无可靠参考文献的,应当在该项下予以说明。

【老年用药】(仅处方药有此项)主要包括老年人由于机体各种功能衰退的关系而对于该药品在药理、毒理或药代动力学方面与成人的差异,并写明可否应用本品及用药注意事项。未进行该项实验且无可靠参考文献的,应当在该项下予以说明。

【药物相互作用】列出与该药产生相互作用的药品或者药品类别,并说明相互作用的结果及合并用药的注意事项。未进行该项实验且无可靠参考文献的,应当在该项下予以说明。

【药物过量】(仅化学药品和治疗用生物制品处方药有此项)详细列出过量应用该药品可能发生的毒性反应、剂量及处理方法。未进行该项实验且无可靠参考文献的,应当在该项下予以说明。

【临床试验】(仅处方药有此项)为本品临床试验概述,应当准确、客观地进行描述。包括临床试验的给药方法、研究对象、主要观察指标、临床试验的结果(包括不良反应)等。没有进行临床试验的可不列此项。

【药理毒理】(仅处方药有此项)包括药理作用和毒理研究两部分内容:

药理作用为临床药理中药物对人体作用的有关信息。也可列出与临床适应证有关或有助于阐述临床药理作用的体外试验和(或)动物实验的结果。复方制剂的药理作用可以为每一组成分的药理作用。

毒理研究所涉及的内容是指与临床应用相关,有助于判断药物临床安全性的非临床毒理研究结果。应当描述动物种属类型、给药方法(剂量、给药周期、给药途径)和主要毒性表现等重要信息。复方制剂的毒理研究内容应当尽量包括复方给药的毒理研究结果，若无该信息，应当写入单药的相关毒理内容。

未进行该项实验且无可靠参考文献的，应当在该项下予以说明。

【药代动力学】（仅处方药有此项）应当包括药物在体内吸收、分布、代谢和排泄的全过程及其主要的药代动力学参数，以及特殊人群的药代动力学参数或特征。说明药物是否通过乳汁分泌、是否通过胎盘屏障及血脑屏障等。应以人体临床试验结果为主，如缺乏人体临床试验结果，可列出非临床试验的结果，并加以说明。

未进行该项实验且无可靠参考文献的，应当在该项下予以说明。

【贮藏】具体条件的表示方法按《中国药典》要求书写，并注明具体温度，如阴凉处（不超过20 ℃）保存。有特殊要求的应注明相应温度。生物制品应当同时注明制品保存和运输的环境条件，特别应明确具体温度。

【包装】包括直接接触药品的包装材料和容器及包装规格，并按该顺序表述。包装规格一般是指上市销售的最小包装的规格。

【有效期】有效期应以月为单位描述，可以表述为：××个月（×用阿拉伯数字表示）。

【执行标准】应列出目前执行的国家药品标准的名称、版本及编号，或名称及版本，或名称及编号。如《中国药典》2020 年版二部；或者药品标准编号，如 WS-10001（HD0001）-2020。

【批准文号】指该药品的药品批准文号，进口药品注册证号或者医药产品注册证号。麻醉药品、精神药品、蛋白同化制剂和肽类激素还需注明药品准许证号。

【生产企业】国产药品该项内容应当与药品生产许可证载明的内容一致，进口药品应当与提供的政府证明文件一致，并按下列方式列出。

企业名称：

生产地址：

邮政编码：

电话和传真号码：须标明区号。

网址：如无网址可不写，此项不保留。

4.2.4 药品标签管理规定

药品标签指药品包装上印有或贴有的内容，分为内标签和外标签（表 4.1）。

表 4.1 药品各类标签内容的比较

分　类	标示共有内容	标示特有内容
内标签	规格、适应证或者功能主治、用法用量	无

续表

分　类	标示共有内容	标示特有内容
外标签	药品通用名称、药品批号、有效期、生产日期、生产企业	贮藏、批准文号、ADR、注意事项、成分、形状
运输、储藏包装标签	贮藏、批准文号、包装数量、运输注意事项	规格
原料药标签		执行标准

1)药品标签内容

《药品管理法》规定,药品包装应当按照规定印有或者贴有标签并附有说明书,标签或者说明书应当注明药品的通用名称、成分、规格、上市许可持有人及其地址、生产企业及其地址、批准文号、产品批号、生产日期、有效期、适应证或者功能主治、用法、用量、禁忌、不良反应和注意事项。标签、说明书中的文字应当清晰,生产日期、有效期等事项应当显著标注,容易辨识。根据《药品说明书和标签管理规定》,药品包装标签的尺寸大小,对内标签、最小销售单元包装、大包装标签、中药饮片包装标签的内容做出不同规定。

（1）药品内标签

药品内标签是指直接接触药品包装的标签。内包装标签可根据其尺寸的大小,尽可能包含药品通用名称、适应证或者功能主治、规格、用法用量、贮藏、生产日期、生产批号、有效期、生产企业等内容。包装尺寸过小无法全部标明上述内容的,至少应当标注药品通用名称、规格产品批号有效期等内容。

（2）药品外标签

用于运输、储藏包装的标签至少应当注明药品通用名称、规格、贮藏、生产日期、产品批号、有效期、批准文号、生产企业,也可以根据需要注明包装数量、运输注意事项或者其他标记等必要内容。

对贮藏有特殊要求的药品,应当在标签的醒目位置注明。

（3）包装标签

原料药包装的标签应当注明药品名称、贮藏、生产日期、产品批号、有效期、执行标准、批准文号、生产企业,同时还需注明包装数量以及运输注意事项等必要内容。

2)同种药品标签的规定

同一药品生产企业生产的同一药品,药品规格和包装规格均相同的,其标签的内容、格式及颜色必须一致;药品规格或者包装规格不同的,其标签应当明显区别或者规格项明显标注。同一药品生产企业生产的同一药品,分别按处方药与非处方药管理的,两者的包装颜色应当明显区别。

3)药品标签上药品有效期的规定

药品标签中的有效期应当按照年、月、日的顺序标注,年份用四位数字表示,月、日各用两位数表示。其具体标注格式为"有效期至××××年××月"或者"有效期至××××年××月××日";也可以用数字和其他符号表示为"有效期至××××.××."或者"有效期至××××/××/××"等。预防用生物制品有效期的标注按照国家药品监督管理部门批准的注册标准执行,治疗用生物制品有效期的标注应自分装日期计算,其他药品有效期的标注以生产日期计算。有效期若标注到日,应当为起算日期对应年月日的前一天;若标注到月,应当为起算月份对应年月的前一月。

4.2.5 药品名称、商标和专有标识

1)说明书、标签的印制和文字表述

(1)核准内容

药品说明书和标签的内容由国家药品监督管理部门予以核准,药品生产企业印制时,应当按照国家药品监督管理部门规定的格式和要求,根据核准的内容印制说明书和标签,不得擅自增加或删改原批准的内容。药品的标签应当以说明书为依据,其内容不得超出说明书的范围,不得印有暗示疗效、误导使用和不适当宣传产品的文字和标识。药品标签不得印制"××省专销""原装正品""进口原料""驰名商标""专利药品""××监制""××总经销""××总代理"等字样。但是,"企业防伪标识""企业识别码""企业形象标志"等文字图案可以印制。以企业名称等作为标签底纹的,不得以突出显示某一名称来弱化药品通用名称。"印刷企业""印刷批次"等与药品的使用无关的,不得在药品标签中标注。

(2)规范文字

应当以汉字表述为准,不能使用繁体字、异体字,如加汉语拼音或外文,必须以中文为主体;在国内销售的进口药品,必须附加中文使用说明。凡使用商品名的西药制剂,必须在商品名下方的括号内标明法定通用名称等。

(3)科学表述

非处方药说明书还应当使用容易理解的文字表述,以便患者自行判断、选择和使用。

(4)明晰标识

不得有印字脱落或者粘贴不牢等现象,不得以粘贴、剪切、涂改等方式进行修改或者补充。麻醉药品、精神药品、医疗用毒性药品、放射性药品、外用药品和非处方药品等国家规定有专用标识的,其说明书和标签必须印有规定的标识。

(5)加注警示

药品生产企业可以主动提出在药品说明书或者标签上加注警示语,国家药品监督管理部门也可以要求药品生产企业在说明书或者标签上加注警示语。根据《反兴奋剂条例》,药品中含有兴奋剂目录所列禁用物质的,其说明书或者标签应当注明"运动员慎用"字样。

2）说明书和标签中药品名称的使用

药品说明书和标签中标注的药品名称必须符合国家药品监督管理部门公布的药品通用名称和商品名称的命名原则,并与药品批准证明文件的相应内容一致。

（1）药品通用名称

应当显著、突出,其字体、字号和颜色必须符合:

①对于横版标签,必须在上三分之一范围内显著位置标出;对于竖版标签,必须在右三分之一范围内显著位置标出;除因包装尺寸的限制而无法同行书写的,不得分行书写。

②不得选用草书、篆书等不易识别的字体,不得使用斜体、中空、阴影等形式对字体进行修饰。

③字体颜色应当使用黑色或者白色,不得使用其他颜色。浅黑、灰黑、亮白、乳白等黑、白色号均可使用,但要与其背景形成强烈反差。

④药品商品名称不得与通用名称同行书写,其字体和颜色不得比通用名称更突出和显著,其字体以单字面积计不得大于通用名称所用字体的二分之一。

（2）注册商标

药品说明书和标签中禁止使用未经注册的商标以及其他未经国家药品监督管理部门批准的药品名称。药品标签使用注册商标的,应当印刷在药品标签的边角,含文字的注册商标,其字体以单字面积计不得大于通用名称所用字体的四分之一。

3）药品说明书和标签的标识管理

麻醉药品、精神药品、医疗用毒性药品、放射性药品、外用药品和非处方药的标签、说明书,应当印有规定的标志外用药品标识,为红色方框底色内标注白色"外"字(图4.2)。药品标签中的外用药标识应当彩色印制,说明书中的外用药品标识可以单色印制。

图 4.2　外用药标识

任务 4.3　药品广告管理

🔖 案例导入

2013 年 3 月,孙某在报纸上看到一则消息,某市"××药店"关于"××牌生发灵"的广告: "脱发者使用一个月后即能生发,且发给本店信誉卡,三年内有效"等宣传。孙某于是到该药店,花 1260 元购买了一个疗程的药品。30 天后,孙某再次到该药店,药店经理要求其再购买一个疗程的药品。孙某半信半疑地又购买并使用了一个月后,仍没见头发长出。孙某又一次来到该药店,发现销售人员和该药品已撤走不知去向。于是,孙某找到该药店经理要求退款,药店经理认为:销售"××牌生发灵"是外地某经销商来我店租赁柜台经营的,药店只是收取一定的租金。因此,药店与此事无关,拒绝退款。

讨论:1.该药品的广告内容是否真实、合法? 发布药品广告的依据是什么?

2.该药店是否负有一定的责任?

药品属于事关人体健康和生命安全的特殊商品。为规范药品广告活动,加强药品广告管理,保证药品广告的真实性和合法性,2007年3月13日,原国家食品药品监督管理局发布《药品广告审查办法》。2018年12月21日,国家市场监督管理总局公布《市场监管总局关于修改〈药品广告审查办法〉等三部规章的决定》(国家市场监督管理总局令第4号),对《药品广告审查办法》作出修改。

拓展知识

我国药品广告管理发展历史

1959年,卫生部、化工部和商业部联合发布了《关于未大批生产的药品不登宣传广告的通知》,首次对药品的广告宣传进行规定。

1982年,国务院发布了《广告管理暂行条例》,其对药品广告作了专门规定。

1985年,国家工商局和卫生部联合发布了《药品广告管理办法》。

1995年,国家工商局、卫生部再次发布了《药品广告审查标准》和《药品广告审查办法》,进一步明确了药品广告的申请、审查程序和管理内容。

2000年1月1日起,我国实施处方药和非处方药分类管理制度,为加强对处方药的广告媒体和内容的管理,保证人民用药安全,2001年,国家药品监督管理局先后发布了《关于国家药品监督管理局停止受理药品广告申请的通知》《关于停止在大众媒介发布小容量注射剂药品广告的通知》和《关于加强药品广告审查监督管理工作的通知》等。

2007年,原国家食品药品监督管理局和国家工商行政管理总局再次联合发布了《药品广告审查办法》和《药品广告审查发布标准》。

4.3.1 药品广告的界定和管理规定

1)药品广告的定义

药品广告,属于广告的一种,是以销售药品为目的的产品广告,它是通过实物、文字、绘画、音响、视频等多种媒体向社会宣传药品的信息,以加强药品的生产者和经营者与消费者之间的联系,包括含有药品名称、药品适应证(功能主治)或与药品有关的其他内容。

2)药品广告的作用

(1)提供药品信息

药品广告应将有关药品信息,如适应证、作用机制、毒副反应、用法用量、注意事项等传递给医生和病患者,帮助专业医疗人员和消费者合理地选择用药。

（2）促进药品销售

随着医药经济的迅速发展,药品品种已越来越多,药品市场的竞争也越来越激烈。药品销售问题,已成为制约药品生产、经营企业进一步发展的瓶颈之一。广告作为一种营销手段,可以扩大药品在社会公众中的认知率,从而保持或扩大企业药品的市场占有率,促进药品销售,使企业在市场竞争中占据有利地位。

（3）树立企业品牌形象

目前我国医药企业众多,药品仿制盛行,重复生产问题严重,因此市场上的同品种药品特别多,一药多名现象非常普遍,仅已知的阿奇霉素就有近60个商品名。因此采用品牌战略,在广告宣传中重视其药品的注册商标或企业名称的宣传,使自己的产品在众多的同品种药品中独树一帜。

3）药品广告的管理规定

广告主应当对药品、医疗器械、保健食品和特殊医学用途配方食品广告内容的真实性和合法性负责。

管理范围包括药品、医疗器械、保健食品和特殊医学用途配方食品广告的审查。未经审查不得发布药品、医疗器械、保健食品和特殊医学用途配方食品广告。

药品、医疗器械、保健食品和特殊医学用途配方食品广告中只宣传产品名称（含药品通用名称和药品商品名称）,不再对其内容进行审查。

4.3.2　药品广告的审查和发布

1）药品广告的审查部门

国家市场监督管理总局负责组织指导药品、医疗器械、保健食品和特殊医学用途配方食品广告审查工作。各省级市场监督管理部门、药品监督管理部门（以下称"广告审查机关"）负责药品、医疗器械、保健食品和特殊医学用途配方食品广告审查。

2）药品广告的内容准则和发布要求

（1）广告发布的内容准则

药品广告的内容应当以国务院药品监督管理部门核准的说明书为准。药品广告涉及药品名称、药品适应证或者功能主治、药理作用等内容的,不得超出说明书范围。药品广告应当显著标明禁忌不良反应,处方药广告还应当显著标明"本广告仅供医学药学专业人士阅读",非处方药广告还应当显著标明非处方药标识（OTC）和"请按药品说明书或者在药师指导下购买和使用"。

医疗器械广告的内容应当以药品监督管理部门批准的注册证书或者备案凭证、注册或者备案的产品说明书内容为准。医疗器械广告涉及医疗器械名称、适用范围、作用机理或者结构及组成等内容的,不得超出注册证书或者备案凭证、注册或者备案的产品说明书范围。推荐给个人自用的医疗器械的广告,应当显著标明"请仔细阅读产品说明书或者在医务人员的指导下购买和使用"。医疗器械产品注册证书中有禁忌内容、注意事项的,应当标明"禁忌内容或者注意事项详见说明书"。

保健食品广告的内容应当以市场监督管理部门批准的注册证书或者备案凭证、注册或者备案的产品说明书内容为准,不得涉及疾病预防、治疗功能。保健食品广告涉及保健功能、产品功效成分或者标志性成分及含量、适宜人群或者食用量等内容的,不得超出注册证书或者备案凭证、注册或者备案的产品说明书范围。保健食品广告应当显著标明"保健食品不是药物,不能代替药物治疗疾病",声明本品不能代替药物,并显著标明保健食品标志、适宜人群和不适宜人群。

特殊医学用途配方食品广告的内容应当以国家市场监督管理总局批准的注册证书和产品标签、说明书为准。特殊医学用途配方食品广告涉及产品名称、配方、营养学特征、适用人群等内容的,不得超出注册证书、产品标签、说明书范围。特殊医学用途配方食品广告应当显著标明适用人群、"不适用于非目标人群使用"、"请在医生或者临床营养师指导下使用"。

药品、医疗器械保健食品和特殊医学用途配方食品广告应当显著标明广告批准文号。

药品、医疗器械、保健食品和特殊医学用途配方食品广告中应当显著标明的内容,其字体和颜色必须清晰可见、易于辨认,在视频广告中应当持续显示。

（2）广告不得出现的情形

药品、医疗器械、保健食品和特殊医学用途配方食品广告不得包含的内容包括:

①使用或者变相使用国家机关、国家机关工作人员、军队单位或者军队人员的名义或者形象,或者利用军队装备、设施等从事广告宣传。

②使用科研单位、学术机构、行业协会或者专家、学者、医师、药师、临床营养师、患者等名义或者形象作推荐、证明。

③违反科学规律,明示或者暗示可以治疗所有疾病、适应所有症状、适应所有人群,或者正常生活和治疗病症所必需等内容。

④引起公众对所处健康状况和所患疾病产生不必要的担忧和恐惧,或者使公众误解不使用该产品会患某种疾病或者加重病情的内容。

⑤含有"安全""安全无毒副反应""毒副反应小";明示或者暗示成分为"天然",因而安全性有保证等内容。

⑥含有"热销、抢购、试用""家庭必备、免费治疗、赠送"等诱导性内容,"评比、排序、推荐、指定、选用、获奖"等综合性评价内容,"无效退款、保险公司保险"等保证性内容,怂恿消费者任意、过量使用药品的内容。

⑦含有医疗机构的名称、地址、联系方式诊疗项目、诊疗方法以及有关义诊、医疗咨询电话、开设特约门诊等医疗服务的内容。

⑧法律、行政法规规定不得含有的其他内容。

3）不得发布广告的产品和限制要求

按照规定,不得做广告的产品包括:

①麻醉药品、精神药品、医疗用毒性药品、放射性药品、药品类易制毒化学品,以及戒

毒治疗的药品、医疗器械。

②军队特需药品、军队医疗机构配制的制剂。

③医疗机构配制的制剂。

④依法停止或者禁止生产、销售或者使用的药品、医疗器械、保健食品和特殊医学用途配方食品。

⑤法律、行政法规禁止发布广告的情形。

4）广告发布媒体的限制

处方药和特殊医学用途配方食品中的特定全营养配方食品广告只能在国务院卫生行政部门和国务院药品监督管理部门共同指定的医学、药学专业刊物上发布。不得利用处方药或者特定全营养配方食品的名称为各种活动冠名进行广告宣传。不得使用与处方药名称或者特定全营养配方食品名称相同的商标、企业字号在医学、药学专业刊物以外的媒介变相发布广告，也不得利用该商标、企业字号为各种活动冠名进行广告宣传。

特殊医学用途婴儿配方食品广告不得在大众传播媒介或者公共场所发布。

5）药品广告的申请和审批

（1）药品广告的申请

药品、医疗器械、保健食品和特殊医学用途配方食品注册证明文件或者备案凭证持有人及其授权同意的生产、经营企业为广告申请人，可以委托代理人办理药品、医疗器械、保健食品和特殊医学用途配方食品广告审查申请。

药品、特殊医学用途配方食品广告审查申请应当依法向生产企业或者进口代理人等广告主所在地广告审查机关提出。医疗器械、保健食品广告审查申请应当依法向生产企业或者进口代理人所在地广告审查机关提出。

申请药品、医疗器械、保健食品、特殊医学用途配方食品广告审查，应当依法提交广告审查表、与发布内容一致的广告样件，以及合法有效的材料，包括：

①申请人的主体资格相关材料，或者合法有效的登记文件。

②产品注册证明文件或者备案凭证、注册或者备案的产品标签和说明书，以及生产许可文件。

③广告中涉及的知识产权相关有效证明材料。经授权同意作为申请人的生产、经营企业，还应当提交合法的授权文件；委托代理人进行申请的，还应当提交委托书和代理人的主体资格相关材料。

申请人可以到广告审查机关受理窗口提出申请，也可以通过信函、传真、电子邮件或者电子政务平台提交药品、医疗器械、保健食品和特殊医学用途配方食品广告申请。广告审查机关收到申请人提交的申请后，应当在五个工作日内作出受理或者不予受理决定。申请材料齐全、符合法定形式的，应当予以受理，出具"广告审查受理通知书"。申请材料不齐全、不符合法定形式的，应当一次性告知申请人需要补正的全部内容。

（2）药品广告的审批

广告审查机关应当对申请人提交的材料进行审查，自受理之日起十个工作日内完成审查。

工作经审查批准的药品、医疗器械、保健食品和特殊医学用途配方食品广告,广告审查机关应当通过本部门网站以及其他方便公众查询的方式,在十个工作日内向社会公开。公开的信息应当包括广告批准文号、申请人名称、广告发布内容、广告批准文号有效期、广告类别、产品名称、产品注册证明文件或者备案凭证编号等内容。

产品注册证明文件、备案凭证或者生产许可文件未规定有效期的,广告批准文号有效期为两年。自 2020 年 3 月 1 日起,广告批准文号的文书格式:药/械/食健/食特广审(视/声/文)第 000000-00000 号。空格内为省份简称,数字前 6 位是有效期截止日(年份的后两位+月份+日期),后 5 位是省级广告审查机关当年的广告文号流水号。

广告主、广告经营者、广告发布者应当严格按照审查通过的内容发布药品、医疗器械、保健食品和特殊医学用途配方食品广告,不得进行剪辑、拼接、修改。已经审查通过的广告内容需要改动的,应当重新申请广告审查。

经广告审查机关审查通过并向社会公开的药品广告,可以依法在全国范围内发布。

(3) 药品广告的注销

广告审查机关发现申请人有下述情形的,应当依法注销其药品、医疗器械、保健食品和特殊医学用途配方食品广告批准文号:

①主体资格证照被吊销、撤销、注销的。

②产品注册证明文件、备案凭证或者生产许可文件被撤销、注销的。

③法律、行政法规规定应当注销的其他情形的,不得继续发布审查批准的广告,并应当主动申请注销药品、医疗器械、保健食品和特殊医学用途配方食品广告批准文号。

4.3.3　药品广告的检查

省、自治区、直辖市人民政府药品监督管理部门应当对其批准的药品广告进行检查,负责本行政区药品广告的审查批准并发给药品广告批准文号;未取得药品广告批准文号的,不得发布。

药品生产许可证、药品经营许可证被吊销的,药品批准证明文件被撤销、注销的,国家食品药品监督管理总局或者省、自治区、直辖市药品监督管理部门责令停止生产、销售和使用的药品,药品广告审查机关应当注销药品广告批准文号。篡改经批准的药品广告内容进行虚假宣传的,由药品监督管理部门责令立即停止该药品广告的发布,撤销该品种药品广告批准文号,一年内不受理该品种的广告审批申请。

对提供虚假材料申请药品广告审批,被药品广告审查机关在受理审查中发现的,一年内不受理该企业该品种的广告审批申请。对提供虚假材料申请药品广告审批,取得药品广告批准文号的,药品广告审查机关在发现后应当撤销该药品广告批准文号,并三年内不受理该企业该品种的广告审批申请。依法被收回、注销或者撤销药品广告批准文号的药品广告,必须立即停止发布;异地药品广告审查机关停止受理该企业该药品广告批准文号的广告备案。异地发布药品广告未向发布地药品广告审查机关备案的,发布地药品广告审查机关发现后,应当责令限期办理备案手续,逾期不改正的,停止该药品品种在发布地的广告发布活动。

任务 4.4　药品价格管理

🗡 案例导入

消费者赵女士向××市物价局价格举报中心投诉称,她在市区 S 药店购买了"百梅止咳颗粒"和"琥乙红霉素颗粒"各一盒,共花去了 75 元,后来她在 T 药店发现同样的这两种药各一盒总共只要 45 元。赵女士认为 S 药店存在乱收费行为。

讨论:1.我国药品价格的形成机制是什么?

　　　2.药品市场调节价的定价原则是什么?

价格指商品价值的货币表现。它是国民经济的综合反映,是各方面经济活动主体利益关系调节机制的核心因素;而药品的价格则关系到国家制药工业、医药商品和医疗机构的健康发展。为了控制卫生保健费用的支出,许多国家对药品价格的管理越来越严格,世界大多数国家对医药价格设立了专门机构进行管理,如法国的药物经济委员会、西班牙的卫生部和消费事务部、意大利的国家经济委员会、德国的保险商协会、瑞士的社会保险局、英国的卫生部和制药协会、澳大利亚的药物定价局、瑞典的价格竞争委员会等,同时也制定了相应的药品价格管理法规。

推进药品价格改革、建立科学合理的药品价格形成机制是推进价格改革的重要内容,也是深化医药卫生体制改革的重要任务,对于加快完善现代市场体系和转变政府职能,促进医疗卫生事业和医药产业健康发展,满足人民群众不断增长的医疗卫生需求,减轻患者不合理的医药费用负担,具有重要意义。为加快推进药品价格改革,逐步建立以市场为主导的药品价格形成机制,最大限度减少政府对药品价格的直接干预,2015 年 5 月 4 日,国家发展和改革委员会、国家卫生计生委、人力资源和社会保障部、工业和信息化部、财政部、商务部、食品药监管总局联合印发了《推进药品价格改革的意见》(发改价格〔2015〕904 号)。

4.4.1　药品价格管理原则

1)药品价格管理模式

我国的药品价格管理经历了从国家计划统一定价,到市场调节经营者自主定价,再到政府定价和市场调节价相结合,以及当前执行的取消绝大部分药品政府定价四个阶段。

2）实行药品市场调节价应当遵循的原则

麻醉药品和第一类精神药品实行政府指导价，其他药品实行市场调节价。药品经营者(含上市许可持有人、生产企业、经营企业等)制定价格应遵循公平、合法和诚实信用、质价相符的原则，使药品价格反映成本变化和市场供求，维护价格合理稳定。

4.4.2　改革药品价格形成机制

除麻醉药品和第一类精神药品外，取消药品政府定价，完善药品采购机制，发挥医保控费作用，药品实际交易价格主要由市场竞争形成。

1）医保基金支付的药品

由医保部门会同有关部门拟定医保药品支付标准制定的程序、依据、方法等规则，探索建立引导药品价格合理形成的机制。

2）专利药品、独家生产药品

建立公开透明、多方参与的谈判机制形成价格。

3）医保目录外的血液制品、国家统一采购的预防免疫药品、国家免费艾滋病抗病毒治疗药品和避孕药具

通过招标采购或谈判形成价格。

4）麻醉药品和第一类精神药品

仍暂时实行最高出厂价格和最高零售价格管理。

5）其他药品

由生产经营者依据生产经营成本和市场供求情况，自主制定价格。

4.4.3　强化医药费用和价格行为综合监管

1）完善药品采购机制

卫生计生部门要按照规范公立医院和基层医疗卫生机构药品采购的相关要求和措施，坚持药品集中采购方向，根据药品特性和市场竞争情况，实行分类采购，促进市场竞争，合理确定药品采购价格。要调动医疗机构、药品生产经营企业、医保经办机构等多方参与积极性，引导各类市场主体有序竞争。

2）强化医保控费作用

医保部门要会同有关部门，在调查药品实际市场交易价格基础上，综合考虑医保基金和患者承受能力等因素制定医保药品支付标准。在新的医保药品支付标准制定公布前，医保基金暂按现行政策支付。做好医保、招标采购政策的衔接配合，促进医疗机构和零售药店主动降低采购价格。定点医疗机构和药店应向医保、价格等部门提交药品实际采购价格、零售价格以及采购数量等信息。同步推进医保支付方式改革，建立医疗机构合理用

药、合理诊疗的内在激励机制,减轻患者费用负担。

3) 强化医疗行为监管

卫生计生部门要建立科学合理的考核奖惩制度,加强医疗机构诊疗行为管理,控制不合理使用药品医疗器械以及过度检查和诊疗,强化医药费用控制。要逐步公开医疗机构诊疗门(急)诊次均费用、住院床日费用、检查检验收入占比等指标,并纳入医疗机构目标管理责任制和绩效考核目标。加快药品供应保障信息平台建设,促进价格信息公开。

4) 强化价格行为监管

价格主管部门要通过制定药品价格行为规则,指导生产经营者遵循公平、合法和诚实信用的原则合理制定价格,规范药品市场价格行为,保护患者合法权益。要健全药品价格监测体系,探索建立跨部门统一的信息平台,掌握真实交易价格数据,重点做好竞争不充分药品出厂(口岸)价格、实际购销价格的监测和信息发布工作,对价格变动频繁、变动幅度较大,或者与国际价格、同类品种价格以及不同地区间价格存在较大差异的,要及时研究分析,必要时开展成本价格专项调查。要充分发挥12358全国价格举报管理信息系统的作用,建立全方位、多层次的价格监督机制,正面引导市场价格秩序。对价格欺诈、价格串通和垄断行为,依法严肃查处。

4.4.4 药品经营者遵循药品价格管理的规定

1) 合理定价,明码标价

药品上市许可持有人、药品生产企业、药品经营企业和医疗机构应当按照公平、合理和诚实信用、质价相符的原则制定价格,为用药者提供价格合理的药品。

2) 报告销售情况和价格情况

药品上市许可持有人、药品生产企业、药品经营企业和医疗机构应当依法向药品价格主管部门提供其药品的实际购销价格和购销数量等资料。医疗机构应当向患者提供所用药品的价格清单,按照规定如实公布其常用药品的价格,加强合理用药管理。及时发布药物相关信息,将不同类型的药品价格进行归类公示,让公众进行筛选。

3) 销售中禁止不正当获益

禁止药品上市许可持有人、药品生产企业、药品经营企业和医疗机构在药品购销中给予、收受回扣或者其他不正当利益。禁止药品上市许可持有人、药品生产企业、药品经营企业或者代理人以任何名义给予使用其药品的医疗机构的负责人、药品采购人员、医师、药师等有关人员财物或者其他不正当利益。禁止医疗机构的负责人、药品采购人员、医师、药师等有关人员以任何名义收受药品上市许可持有人、药品生产企业、药品经营企业或者代理人给予的财物或者其他不正当利益。

拓展知识

我国药品价格管理

药品价格有三种管理形式：政府定价、政府指导价和市场调节价。

我国药品价格管理经历了三个阶段：①国家计划，统一定价；②市场调节价，由经营者自主定价；③政府定价和市场调节价相结合。为了适应社会主义市场经济体制的要求，促进药品市场竞争，降低医药费用，让患者享受到质量优良、价格合理的药品，原国家计委、国家发展和改革委员会多次发文，加强和规范药品价格的管理。

任务 4.5　反不正当竞争与消费者权益保护

4.5.1　反不正当竞争立法

不正当竞争行为是指经营者在生产经营活动中，违反《反不正当竞争法》规定，扰乱市场竞争秩序，损害其他经营者或者消费者的合法权益的行为。

4.5.2　反不正当竞争行为

1）混淆行为

混淆行为是指经营者在生产经营活动中采取不实手段对自己的商品、服务做虚假表示、说明或者承诺，或者不当利用不同类别的商业标识制造市场混淆，使误认为是他人商品或者与他人存在特定联系。《反不正当竞争法》第六条规定，经营者不得实施下列混淆行为，引人误认为是他人商品或者与他人存在特定联系：

①擅自使用与他人有一定影响的商品名称、包装、装潢等相同或者近似的标识；

②擅自使用他人有一定影响的企业名称（包括简称、字号等）、社会组织名称（包括简称等）、姓名（包括笔名、艺名、译名等）；

③擅自使用他人有一定影响的域名主体部分、网站名称、网页等；

④其他足以引人误认为是他人商品或者与他人存在特定联系的混淆行为。

2）商业贿赂

《反不正当竞争法》第七条规定，经营者不得采用财物或者其他手段贿赂下列单位或者个人，以谋取交易机会或者竞争优势：

①交易相对方的工作人员；

②受交易相对方委托办理相关事务的单位或者个人；

③利用职权或者影响力影响交易的单位或者个人。

经营者在交易活动中，可以以明示方式向交易相对方支付折扣，或者向中间人支付佣金。经营者向交易相对方支付折扣、向中间人支付佣金的，应当如实入账。接受折扣、佣金的经营者也应当如实入账。

经营者的工作人员进行贿赂的，应当认定为经营者的行为；但是，经营者有证据证明该工作人员的行为与为经营者谋取交易机会或者竞争优势无关的除外。

3) 虚假宣传和虚假交易行为

经营者不得对其商品的性能、功能、质量、销售状况、用户评价、曾获荣誉等作虚假或者引人误解的商业宣传，欺骗、误导消费者。经营者不得通过组织虚假交易等方式，帮助其他经营者进行虚假或者引人误解的商业宣传。通过虚假交易生成不真实的销量数据、用户好评的"刷单炒信"，会对消费者的购物决策产生严重误导，新修订的《反不正当竞争法》将其定性为虚假商业宣传。

（1）侵犯商业秘密

商业秘密是指不为公众所知悉、具有商业价值并经权利人采取相应保密措施的技术信息和经营信息。经营者不得实施下列侵犯商业秘密的行为：

①以盗窃、贿赂、欺诈、胁迫或者其他不正当手段获取权利人的商业秘密。

②披露、使用或者允许他人使用以前项手段获取的权利人的商业秘密。

③违反保密义务或者违反权利人有关保守商业秘密的要求，披露、使用或者允许他人使用其所掌握的商业秘密。

④教唆、引诱、帮助他人违反保密义务或者违反权利人有关保守商业秘密的要求，获取、披露、使用或者允许他人使用权利人的商业秘密。

第三人明知或者应知商业秘密权利人的员工、前员工或者其他单位、个人以不正当手段获取权利人的商业秘密，仍获取、披露、使用或者允许他人使用该商业秘密的，视为侵犯商业秘密。

（2）不正当有奖销售

经营者进行存在下列情形的有奖销售：

①所设奖的种类、兑奖条件、奖金金额或者奖品等有奖销售信息不明确，影响兑奖。

②采用谎称有奖或者故意让内定人员中奖的欺骗方式进行有奖销售。

③抽奖式的有奖销售，最高奖的金额超过五万元。

（3）诋毁商誉行为

经营者不得编造、传播虚假信息或者误导性信息，损害竞争对手的商业信誉、商品声誉。

（4）互联网不正当竞争行为

经营者利用网络从事生产经营活动，应当遵守《反不正当竞争法》的各项规定。同时，经营者不得利用技术手段，通过影响用户选择或者其他方式，实施下列妨碍、破坏其他经营者合法提供的网络产品或者服务正常运行的行为：

①未经其他经营者同意,在其合法提供的网络产品或者服务中,插入链接、强制进行目标跳转。

②误导、欺骗、强迫用户修改、关闭、卸载其他经营者合法提供的网络产品或者服务。

③恶意对其他经营者合法提供的网络产品或者服务实施不兼容。

④其他妨碍、破坏其他经营者合法提供的网络产品或者服务正常运行的行为。

4.5.3　消费者权益保护立法

消费者权益保护法具有特定的适用对象：

①消费者为生活消费需要购买、使用商品或者接受服务的,其权益保护适用消费者权益保护法。

②农民购买、使用直接用于农业生产的生产资料的,参照消费者权益保护法执行。

③经营者为消费者提供其生产、销售的商品或者提供服务,适用消费者权益保护法。

4.5.4　消费者的权利

1)安全保障权

消费者在购买、使用商品和接受服务时享有人身、财产安全不受损害的权利。消费者有权要求经营者提供的商品和服务,符合保障人身、财产安全的要求。

2)真情知悉权

消费者享有知悉其购买、使用的商品或者接受的服务的真实情况的权利。要求经营者提供商品的价格、产地、生产者、用途、性能、规格、等级、主要成分、生产日期、有效期限、检验合格证明、使用方法说明书、售后服务,或者服务的内容、规格、费用等有关情况。

3)自主选择权

消费者有权自主选择提供商品或者服务的经营者,自主选择商品品种或者服务方式,自主决定购买或者不购买任何一种商品、接受或者不接受任何一项服务。消费者在自主选择商品或者服务时,有权进行比较、鉴别和挑选。

4)公平交易权

经营者与消费者进行交易,应当遵循自愿、平等、公平、诚实信用的原则。消费者在购买商品或者接受服务时,有权获得质量保障、价格合理、计量正确等公平交易条件,有权拒绝经营者的强制交易行为。

5)获取赔偿权

消费者因购买、使用商品或者接受服务受到人身、财产损害的,享有依法获得赔偿的权利。消费者的求偿权,既包括人身损害的赔偿请求权,也保护财产损害的赔偿请求权。

6) 结社权

消费者享有依法成立维护自身合法权益的社会组织的权利。消费者协会和其他消费者组织是依法成立的对商品和服务进行社会监督的保护消费者合法权益的社会组织。

7) 知识获取权

消费者享有获得有关消费和消费者权益保护方面的知识的权利。消费者应当努力掌握所需商品或者服务的知识和使用技能,正确使用商品,提高自我保护意识。

8) 受尊重权

消费者在购买、使用商品和接受服务时,享有人格尊严、民族风俗习惯得到尊重的权利,享有个人信息依法得到保护的权利。

9) 监督批评权

消费者享有对商品和服务以及保护消费者权益工作进行监督的权利。消费者有权检举、控告侵害消费者权益的行为和国家机关及其工作人员在保护消费者权益工作中的违法失职行为,有权对保护消费者权益工作提出批评、建议。

4.5.5 经营者的义务

经营者的义务见表4.2。

表 4.2　经营者的义务

项　目	内　容
履行义务的义务	经营者向消费者提供商品或者服务,应当依照消费者权益保护法和其他有关法律、法规的规定履行义务
接受监督的义务	经营者应当听取消费者对其提供的商品或者服务的意见,接受消费者的监督
保证安全的义务	经营者应当保证其提供的商品或者服务符合保障人身、财产安全的要求
提供信息的义务	经营者向消费者提供有关商品或者服务的质量、性能、用途、有效期限等信息,应当真实、全面,不得作虚假或者引人误解的宣传
真实标记的义务	经营者应当标明其真实名称和标记。租赁他人柜台或者场地的经营者,应当标明其真实名称和标记
出具凭证的义务	经营者提供商品或者服务,应当按照国家有关规定或者商业惯例向消费者出具发票等购货凭证或者服务单据;消费者索要发票等购货凭证或者服务单据的,经营者必须出具
保证质量的义务	经营者应当保证在正常使用商品或者接受服务的情况下其提供的商品或者服务应当具有的质量、性能、用途和有效期限;但消费者在购买该商品或者接受该服务前已经知道其存在瑕疵,且存在该瑕疵不违反法律强制性规定的除外

续表

项　目	内　容
履行"三包"或 其他责任义务	经营者采用网络、电视、邮购等方式销售商品,消费者有权自收到商品之日起 七日内退货,除法律规定的情况外,无须说明理由
不得单方作出 对消费者不利 规定的义务	经营者不得以格式条款、通知、声明、店堂告示等方式,作出排除或者限制消费 者权利、减轻或者免除经营者责任、加重消费者责任等对消费者不公平、不合理 的规定,不得利用格式条款并借助技术手段强制交易
不得侵犯消费者人身 自由的权利的义务	经营者不得搜查消费者的身体及其携带的物品
为消费者提供 相关服务信息 的义务	采用网络、电视、电话、邮购等方式提供商品或者服务的经营者,以及提供证 券、保险、银行等金融服务的经营者,应当向消费者提供经营地址、联系方式、商 品或者服务的数量和质量、价款或者费用、履行期限和方式、安全注意事项和风 险警示、售后服务、民事责任等信息
依法收集、使用 消费者个人信息 的义务	应当遵循合法、正当、必要的原则,明示收集、使用信息的目的、方式和范围,并 经消费者同意。经营者未经消费者同意或者请求,或者消费者明确表示拒绝的, 不得向其发送商业性信息

4.5.6　消费者权益的保护措施

消费者权益的保护措施有:

①听取消费者对规则制定的意见。

②政府及其部门落实消费者权益保护的责任。

③抽查检验与控制缺陷产品。

④惩处违法犯罪行为。

⑤及时审理相关诉讼。

实训 4.1 药品标签、说明书分析讨论

【实训目的】

通过对药品标签、说明书和包装的实例分析讨论,熟悉药品标签、说明书和包装按照规定必须印制有的内容、格式和要求,加深学生对药品标签和说明书管理的法律法规的理解,并能应用相关法律法规判断其是否符合规定要求。

【实训内容】

以每 5 人为一个小组,分别各收集 10 种中成药、化学药品和抗生素等常用药品的标签、说明书和包装。对照《药品管理法》《药品说明书和标签管理规定》以及相关法律法规的要求,了解药品标签、说明书和包装在实际运作中存在的问题,在此基础上撰写出分析报告。

【实训步骤】

一、准备工作

1.提前收集《药品管理法》《药品说明书和标签管理规定》以及其他相关法规对药品标签、说明书的要求,并上网查阅相关文章。

2.各收集 10 种中成药、化学药品和抗生素等常用药品的标签、说明书和包装。

二、药品标签、说明书观察分析与研讨

1.学生对所收集到的药品标签、说明书和包装进行观察,分析其中的项目和内容是否齐全和完整。

2.研讨分析药品生产企业在药品标签、说明书和包装的书写格式、内容与印制要求等方面实际存在的问题。

三、调研报告

每个学生依据实训要求,撰写一份调研分析报告。

【实训评价】

教师根据学生研讨学习态度和分析报告撰写的质量进行评价。

教师评价

实训 4.2　违法药品广告分析讨论

【实训目的】

通过对违法药品广告案例的分析讨论,让学生熟悉药品广告审查标准的内容,加深学生对药品广告管理的法律法规的理解,提升对药品广告管理的认识。

【实训内容】

以每 5 人为一个小组,分别各收集 10 种处方药与非处方药的药品广告。对照《药品管理法》《中华人民共和国广告法》《药品广告审查办法》和《药品广告审查发布标准》以及相关法律法规的要求,了解药品广告在实际运作发布中存在的问题,在此基础上撰写实训实践调研报告。

【实训步骤】

一、准备工作

1.提前收集《药品管理法》《中华人民共和国广告法》《药品广告审查办法》以及其他相关法规对药品广告管理的要求,并上网查阅相关文章。

2.各收集 10 种处方药与非处方药的药品广告。

二、药品广告管理活动的分析与研讨

1.依据相关法律法规的规定以及药品广告审查标准的内容,学生对所收集到的处方药与非处方药的药品广告进行对比、查找、分析,看是否存在虚假广告,未经审批擅自发布药品广告,在大众媒体上变相或违法发布处方药广告,擅自篡改审查内容发布药品广告等情形。

2.研讨如何依照药品广告批准文号审查流程申请并获得药品广告批准文号。

三、调研报告

每个学生依据实训要求,撰写一份调研分析报告。

【实训评价】

教师根据学生研讨学习态度和分析报告撰写的质量进行评价。

教师评价

目标检测

一、单项选择题

1.根据《药品说明书和标签管理规定》，药品标签分为内标签和外标签。关于药品标签管理的说法，错误的是（　　　）。

　　A.药品内标签是直接接触药品包装的标签

　　B.药品外标签是指内标签以外的其他包装标签

　　C.中药饮片的包装标签必须注明品名、规格、产地、生产企业、产品批号、生产日期

　　D.用于运输、储存包装的标签可只注明药品通用名称、批准文号、生产企业

2.根据《药品说明书和标签管理规定》，在药品说明书中应列出全部辅料名称的是（　　　）。

　　A.处方药　　　　　　　　　　　　　　B.注射剂

　　C.获得中药一级保护的中药品种　　　　D.麻醉药品和第一类精神药品

3.下列药品说明书和标签中，药品名称和标识符合规定的是（　　　）。

　　A.某药品的商品名字体以单字面积计等于通用名所用字体的二分之一

　　B.某外用乳膏标签上采用蓝底白色字体的"外"字标识

　　C.某药品的通用名字体采用深绿色，与背景形成强烈反差

　　D.某药品的注册商标字体以单字面积计等于通用名所用字体的三分之一

4.药品A的说明书标注"有效期30个月"，在标签上标注"生产日期为2017年1月5日，有效期至2019年6月"。依据药品A标签的有效期标注信息，该药品的失效日期是（　　　）。

　　A.2019年6月30日　　　　　　　　　B.2019年7月4日

　　C.2019年7月1日　　　　　　　　　　D.2019年7月5日

5.有效期为2018年10月31日的药品有效期可标注为（　　　）。

　　A.有效期至2018年10月30日　　　　B.有效期至2018年11月

　　C.有效期至2018年10月31日　　　　D.有效期至2018年11月1日

6.（　　　）的标签的内容格式及颜色必须一致。

　　A.同一企业、同一药品的相同规格品种（指药品规格和包装规格）

　　B.同一企业相同品种的不同规格

　　C.同一企业生产的同一药品，分别按处方药和非处方药管理

　　D.同一企业、不同药品的规格品种

7.根据《药品广告审查发布标准》，可以发布广告的药品包括（　　　）。

　　A.麻醉药品　　　　B.军队特需药品　　　　C.第二类精神药品　　　　D.处方药

8.关于药品广告审查的说法，错误的是（　　　）。

　　A.在广播电台上发布含有药品名称、药品适应证的广告，应按药品广告进行审查

　　B.非处方药仅宣传药品名称（含药品通用名称和商品名）的，无须审查

C.申请进口药品广告批准文号应由进口药品代理机构所在地的药品广告审查机关进行审查

D.处方药在指定的医学药学刊物上仅宣传药品名称（含药品通用名称和商品名）的，需经发布地药品广告审查机关进行审查

9.下列违法行为中，其法律责任属于三年内不受理该企业该品种广告审批申请的是（　　）。

A.甲企业发布已被注销药品广告批准文号的药品广告

B.乙企业篡改经批准的药品广告内容，进行虚假宣传的

C.丙企业提供虚假材料申请药品广告审批，取得广告批准文号后被药品广告审查机关发现的

D.丁企业提供虚假材料申请药品广告审批，在受理审查中被药品广告审查机关发现的

二、多项选择题

1.若某药品有效期是2018年2月1日，则该药品有效期的正确表述方法是（　　）。

A.有效期至2018.02.01　　　　　　　B.有效期至2018/2/1

C.有效期至2018/02/01　　　　　　　D.有效期至2018年2月1日

E.有效期至2018年02月01日

2.药品说明书和标签不得印制的内容有（　　）。

A."专利药品"字样　　　　　　　　　B."原装进口"字样

C."企业形象标识"图案　　　　　　　D."××省专销"字样

E."企业防伪标识"图案

3.尺寸过小的药品内包装，其标签至少应当注明（　　）。

A.通用名　　　　　　　　B.规格　　　　　　　　C.有效期

D.批准文号　　　　　　　E.产品批号

4.下列药品中，在药品标签和说明书中需要印有特殊标识的是（　　）。

A.麻醉药品和精神药品　　　　　　　B.外用药品和非处方药

C.含特殊药品复方制剂和兴奋剂　　　D.医疗用毒性药品

E.放射性药品

5.根据《药品说明书和标签管理规定》，下列叙述正确的是（　　）。

A.药品包装必须按照规定印有或者贴有标签

B.药品生产企业生产供上市销售的最小包装必须附有说明书

C.药品包装不得夹带其他任何介绍或者宣传产品、企业的文字、音像及其他资料

D.非处方药说明书应当使用容易理解的文字表述，以便患者自行判断、选择和使用

E.药品说明书和标签由省级人民政府药品监督管理部门核准

6.甲、乙、丙、丁、戊发布药品广告的行为，错误的有（　　）。

A.甲为其配备的医疗机构制剂，通过某医学杂志发布广告

B.乙通过某网站发布其所生产的枸橼酸西地那非片的广告

C.丙发布广告,宣传其生产的复方苯巴比妥溴化钠片,称"6个月临床观察,96.7%患者的语言、运动能力明显提高"

D.丁通过电视台发布其所生产的六味地黄丸的广告

E.戊以某传承人、某专家、某后人等身份推荐药品

7.关于在电视台、广播电台发布药品广告的说法,正确的有(　　)。

A.已经审查批准的药品广告在广播电台发布时,可不播出药品广告批准文号

B.电视台、广播电台不得发布涉及改善和增强性功能内容的药品广告

C.只能发布非处方药药品广告,不得发布处方药药品广告

D.针对未成年人的广播电视频道、节目、栏目不得发布药品广告

E.电视台发布的药品广告必须标明药品生产企业或经营企业名称,可以单独出现"咨询热线""咨询电话"等内容

项目 5 药品研制与生产管理

📖【学习目标】

➤ 熟悉：新药及药品注册的概念；药品注册申请的类型；药品注册的分类；药品上市许可的概念和申请条件。

➤ 了解：新药研发过程及基本要求；药物临床试验申请与审批。

➤ 运用：能够运用药品注册管理的法规知识，正确辨别药品注册申请的类型及药品注册分类；能够借助法规文件进行药品注册申请申报资料的整理；对药品侵权案例具有初步的判断能力。

国家支持以临床价值为导向、对人的疾病具有明确或者特殊疗效的药物创新，鼓励具有新的治疗机理、治疗严重危及生命的疾病或者罕见病、对人体具有多靶向系统性调节干预功能等的新药研制，推动药品技术进步。国家鼓励运用现代科学技术和传统中药研究方法开展中药科学技术研究和药物开发，建立和完善符合中药特点的技术评价体系，促进中药传承创新。药品的研制与生产管理，是药品供应保障制度的核心工作，保障群众用药安全、有效、可及的前提与基础工作。

任务 5.1 药品研制与注册管理

🔖 案例导入

国内某知名制药公司自 2002 年起开始研发抗癌药，历经反复研究和试验获得国家药品监督管理局批准已经进入临床试验阶段。前期的临床试验数据非常有利，公司称有望在 2015 年完成Ⅲ期临床试验获得上市许可。然而，2015 年 10 月，该药Ⅲ期临床试验结束后，对试验数据进行分析，发现该药与对照组相比对肺癌的治疗作用并无显著性差异，建议停止临床试验。公司损失惨重，股价也因此受到严重影响。

讨论：1.新药研发的过程及特点是什么？

2.临床试验的基本要求是什么？

5.1.1　药品研制过程与质量管理规范

由于不同类型的新药所具有的创新程度各不相同,其研究内容和阶段划分也无法整齐划一。以创新程度最高的新化学实体(先导化合物)为例,可将新药研制分为三个阶段:第一个阶段是临床前研究阶段,主要包括新活性成分的发现与筛选,并开展药理药效研究和毒理试验(安全性评价试验)。第二个阶段是新药的临床试验。第三个阶段是生产和上市后研究。

1)药物非临床安全性评价质量管理规定

(1)药物临床前研究的内容

药物临床前研究包括药物的合成工艺、提取方法、理化性质及纯度、剂型选择、处方筛选、制备工艺、检验方法、质量标准、稳定性、药理、毒理、动物药代动力学研究等。中药新药还包括原药材的来源、加工及炮制等的研究;生物制品还包括菌毒种、细胞株、生物组织等起始原材料的来源、质量标准、保存条件、生物学特征、遗传稳定性及免疫学研究等,也包括立项过程的文献研究。

(2)药物非临床研究质量管理规范

非临床安全性评价研究,指为评价药物安全性,在实验条件下用实验系统进行的试验,初步目的是通过毒理学试验对受试物的毒性反应进行暴露,在非临床试验中提示受试物的安全性。非临床安全性评价研究的内容包括安全药理学试验、单次给药毒性试验、重复给药毒性试验、生殖毒性试验、遗传毒性试验、致癌性试验、局部毒性试验、免疫原性试验、依赖性试验、毒代动力学试验以及与评价药物安全性有关的其他试验。

2)药物临床试验的规定和质量管理要求

(1)药物临床试验的内容和基本要求

开展药物临床试验,应当按照国务院药品监督管理部门的规定如实报送研制方法、质量指标、药理及毒理试验结果等有关数据、资料和样品,经国家药品监督管理局药品审评中心的批准。其中,开展生物等效性试验的,应当报药品审评中心备案。药物临床试验应当在具备相应条件并按规定备案的药物临床试验机构开展。其中,疫苗临床试验应当由符合国家药品监督管理局和国务院卫生健康主管部门规定条件的三级医疗机构或者省级以上疾病预防控制机构实施或者组织实施。

药物临床试验,分为Ⅰ期临床试验、Ⅱ期临床试验、Ⅲ期临床试验、Ⅳ期临床试验以及生物等效性试验。根据药物特点和研究目的,研究内容包括临床药理学研究、探索性临床试验、确证性临床试验和上市后研究。新药在批准上市前,申请新药注册应当完成Ⅰ、Ⅱ、Ⅲ期临床试验。在某些特殊情况下,经批准也可仅进行Ⅱ期、Ⅲ期临床试验或仅进行Ⅲ期临床试验,各期临床试验的目的和主要内容如下:

①Ⅰ期临床试验是初出的临床药理学及人体安全性评价试验。观察人体对新药的耐

受程度和药代动力学,为制定给药方案提供依据。

②Ⅱ期临床试验是治疗作用初步评价阶段。其目的是初步评价药物对目标适应证患者的治疗作用和安全性,也包括为Ⅲ期临床试验研究设计和给药剂量方案的确定提供依据。此阶段的研究设计可以根据具体的研究目的,采用多种形式,包括随机盲法对照临床试验。

③Ⅲ期临床试验是治疗作用确证阶段。其目的是进一步验证药物对目标适应证患者的治疗作用和安全性,以及评价利益与风险关系,最终为药物注册申请的审查提供充分依据。试验一般应为具有足够样本量的随机盲法对照试验。

④Ⅳ期临床试验是新药上市后的应用研究阶段。其目的是考察在广泛使用条件下的药物的疗效和不良反应,评价在普通或者特殊人群中使用的利益与风险关系以及改进给药剂量等。

⑤生物等效性试验,是指用生物利用度研究的方法,以药代动力学参数为指标,比较同一种药物的相同或者不同剂型的制剂,在相同的试验条件下,其活性成分吸收程度和速度有无统计学差异的人体试验。一般仿制药的研制需要进行生物等效性试验。

(2)药物临床试验质量管理规范

我国《药物临床试验质量管理规范》主要有以下七个方面内容:临床试验前的准备→受试者的权益保障→试验方案及参与者职责→试验记录与报告→数据管理与分析→试验用药品的管理与试验质量保证→多中心试验。

5.1.2　药品注册申请

案例导入

1961年,某德国医生在妇产学科会议上报告了一些海豹肢畸形儿的病例,引起了大家的重视。通过调查,这种畸形与患者的母亲在怀孕期间服用"反应停"有关,这就是震惊全世界的药物灾难——"反应停"事件。这次灾难的受害者超过15000人,涉及17个国家。而美国是少数几个幸免于难的发达国家之一。其实美国在1960年就有一家制药公司申请"反应停"上市销售,当时美国食品药品监督管理局某官员在审查时发现,该药缺乏美国药品监督管理法规所要求的足够的临床试验资料,于是顶住压力坚持向该公司要求更多的研究数据,否则拒绝其上市申请。由于美国该官员的坚持,这场灾难没有波及美国,但在美国社会却引起了公众对药品监督和注册审批的普遍重视,更加严格了药品注册审批。

讨论:为什么要进行药品注册审批?

1）药品注册

（1）概念

药品注册包括药物临床试验申请、药品上市许可申请、补充申请、再注册申请等许可事项，以及其他备案或者报告事项。

药品注册管理，遵循公开、公平、公正原则，以临床价值为导向，优化审评审批流程，提高审评审批效率，鼓励研究和创制新药，积极发展仿制药。

（2）注册类别

药品注册，按照中药、化学药和生物制品等进行分类注册管理。中药注册按照中药创新药、中药改良型新药、古代经典名方中药复方制剂同名同方药等进行分类。

化学药注册按照化学药创新药、化学药改良型新药、仿制药等进行分类。

生物制品注册按照生物制品创新药、生物制品改良型新药、已上市生物制品（含生物类似药）等进行分类。

中药、化学药和生物制品等药品的细化分类和相应的申报资料要求，由国家药品监督管理局根据注册药品的产品特性、创新程度和审评管理需要组织制定，并向社会公布。境外生产药品的注册申请，按照药品的细化分类和相应的申报资料要求执行。

（3）注册管理机构与事权划分

药品注册管理机构分为国家局事权和省级局事权。

国家局事权划分：国家药品监督管理局主管全国药品注册管理工作，负责建立药品注册管理工作体系和制度，制定药品注册管理规范，依法组织药品注册审评审批以及相关的监督管理工作。

省级局事权：省、自治区、直辖市药品监督管理部门负责本行政区域内以下药品注册相关管理工作。具体如下：

①境内生产药品再注册申请的受理、审查和审批。

②药品上市后变更的备案、报告事项管理。

③组织对药物非临床安全性评价研究机构、药物临床试验机构的日常监管及违法行为查处。

④参与国家药品监督管理局组织的药品注册核查、检验等工作。

⑤国家药品监督管理局委托实施的药品注册相关事项。

省、自治区、直辖市药品监督管理部门设置或者指定的药品专业技术机构，承担依法实施药品监督管理所需的审评、检验、核查、监测与评价等工作。

2）药品注册管理的基本制度和要求

（1）药品上市注册制度

申请人在申请药品上市注册前，应当完成药学、药理毒理学和药物临床试验等相关研究工作。申请药品注册，应当提供真实、充分、可靠的数据、资料和样品，证明药品的安全性、有效性和质量可控性。使用境外研究资料和数据支持药品注册的，其来源、研究机构或者实验室条件、质量体系要求及其他管理条件等应当符合国际人用药品注册技术要求协调会(ICH)通行原则,并符合我国药品注册管理的相关要求。申请人取得药品注册证书后,为药品上市许可持有人。

(2)药品变更制度

变更原药品注册批准证明文件及其附件所载明的事项或者内容的,申请人应当按照规定,参照相关技术指导原则,对药品变更进行充分研究和验证,充分评估变更可能对药品安全性、有效性和质量可控性的影响,按照变更程序提出补充申请、备案或者报告。

(3)药品再注册制度

药品注册证书有效期为五年,药品注册证书有效期内持有人应当持续保证上市药品的安全性、有效性和质量可控性,并在有效期届满前六个月申请药品再注册。

(4)加快上市注册制度

国家药品监督管理局建立药品加快上市注册制度,支持以临床价值为导向的药物创新。对符合条件的药品注册申请,申请人可以申请适用突破性治疗药物、附条件批准、优先审评审批及特别审批程序。在药品研制和注册过程中,药品监督管理部门及其专业技术机构给予必要技术指导、沟通交流,优先配置资源,缩短审评时限等政策和技术支持。

(5)关联审批制度

国家药品监督管理局建立化学原料药、辅料及直接接触药品的包装材料和容器(以下简称"原辅包")关联审评审批制度,在审批药品制剂时,对化学原料药一并审评审批,对相关辅料、直接接触药品的包装材料和容器一并审评。药品审评中心建立原辅包信息登记平台,对相关登记信息进行公示,供相关申请人或持有人选择,并在相关药品制剂注册申请审评时关联审评。

(6)非处方药注册和转换制度

处方药和非处方药实行分类注册和转换管理。药品审评中心根据非处方药的特点,制定非处方药上市注册相关技术指导原则和程序,并向社会公布。药品评价中心制定处方药和非处方药上市后转换相关技术要求和程序,并向社会公布。

(7)沟通交流制度

申请人在药物临床试验申请前、药物临床试验过程中以及药品上市许可申请前等关键阶段,可以就重大问题与药品审评中心等专业技术机构进行沟通交流。药品注册过程中,药品审评中心等专业技术机构可以根据工作需要组织与申请人进行沟通交流。沟通交流的程序、要求和时限,由药品审评中心等专业技术机构依照职能分别制定,并向社会公布。

(8)专家咨询制度

药品审评中心等专业技术机构根据工作需要建立专家咨询制度,成立专家咨询委员会,在审评、核查、检验、通用名称核准等过程中就重大问题听取专家意见,充分发挥专家的技术支撑作用。

(9)化学药品目录集

国家药品监督管理局建立收载新批准上市以及通过仿制药质量和疗效一致性评价的

化学药品目录集,载明药品名称、活性成分、剂型、规格、是否为参比制剂、持有人等相关信息,及时更新并向社会公开。化学药品目录集收载程序和要求,由药品审评中心制定,并向社会公布。

3)药品上市申报要求和注册申请人能力要求

从事药物研制和药品注册活动,应当遵守有关法律、法规、规章、标准和规范;参照相关技术指导原则,采用其他评价方法和技术的,应当证明其科学性、适用性;应当保证全过程信息真实、准确、完整和可追溯申请人应当为能够承担相应法律责任的企业或者药品研制机构等。境外申请人应当指定中国境内的企业法人办理相关药品注册事项。

5.1.3　药品审评审批

1)药品审评审批基本程序和要求

药品注册申请与审批程序分为申请临床试验和申请生产上市两个阶段。第一阶段是新药在完成实验室研究阶段,当通过动物实验获得了该药安全、有效等的数据之后,需要开始在人体上进一步研究前,必须提出临床试验申请,获得默示许可后方可开展;第二阶段是在完成临床试验之后,已经确认其对人体安全、有效,需要生产上市销售前,必须提出上市许可,相关申请获得批准并核发药品注册证书以及药品批准文号后,该药品可合法上市销售。

符合以下情形之一的,可以直接提出非处方药上市许可申请:

①境内已有相同活性成分、适应证(或者功能主治)、剂型、规格的非处方药上市的药品。

②经国家药品监督管理局确定的非处方药改变剂型或者规格,但不改变适应证(或者能主治)、给药剂量以及给药途径的药品。

③使用国家药品监督管理局确定的非处方药的活性成分组成的新的复方制剂。

④其他直接申报非处方药上市许可的情形。

2)突破性治疗药物、附条件批准、优先审评审批、特别审批四条快速通道的适用范围(表5.1)

表5.1　四条快速通道的适用范围表

项　目	内　容
突破性治疗药物程序	对纳入突破性治疗药物程序的药物临床试验,给予以下政策支持: ①申请人可以在药物临床试验的关键阶段向药品审评中心提出沟通交流申请,药品审评中心安排审评人员进行沟通交流 ②申请人可以将阶段性研究资料提交给药品审评中心,药品审评中心基于已有研究资料,对下一步研究方案提出意见或者建议,并反馈给申请人

续表

项　目	内　容
附条件批准程序	药物临床试验期间,符合以下情形的药品,可以申请附条件批准: ①治疗严重危及生命且尚无有效治疗手段的疾病的药品,药物临床试验已有数据证实疗效并能预测其临床价值的 ②公共卫生方面急需的药品,药物临床试验已有数据显示疗效并能预测其临床价值的 ③应对重大突发公共卫生事件急需的疫苗或者国家卫生健康委员会认定急需的其他疫苗,经评估获益大于风险的 申请附条件批准的,申请人应当就附条件批准上市的条件和上市后继续完成的研究工作等与药品审评中心沟通交流,经沟通交流确认后提出药品上市许可申请。经审评,符合附条件批准要求的,在药品注册证书中载明附条件批准药品注册证书的有效期、上市后需要继续完成的研究工作及完成时限等相关事项。对附条件批准的药品,持有人应当在药品上市后采取相应的风险管理措施,并在规定期限内按照要求完成药物临床试验等相关研究,以补充申请方式申报。对批准疫苗注册申请时提出进一步研究要求的,疫苗持有人应当在规定期限内完成研究。持有人逾期未按照要求完成研究或者不能证明其获益大于风险的,国家药品监督管理局应当依法处理,直至注销药品注册证书
优先审评审批程序	(1)药品上市许可申请时,以下具有明显临床价值的药品,可以申请进入优先审评审批程序: ①临床急需的短缺药品、防治重大传染病和罕见病等疾病的创新药和改良型新药 ②符合儿童生理特征的儿童用药品新品种、剂型和规格 ③疾病预防、控制急需的疫苗和创新疫苗 ④纳入突破性治疗药物程序的药品 ⑤符合附条件批准的药品 ⑥国家药品监督管理局规定其他优先审评审批的情形 申请人在提出药品上市许可申请前,应当与药品审评中心沟通交流,经沟通交流确认后,在提出药品上市许可申请的同时,向药品审评中心提出优先审评审批申请。符合条件的,药品审评中心按照程序公示后纳入优先审评审批程序 (2)对纳入优先审评审批程序的药品上市许可申请,给予以下政策支持: ①药品上市注册审评时限为130个工作日 ②临床急需的境外已上市境内未上市的罕见病药品,审评时限为70个工作日 ③需要核查、检验和核准药品通用名称的,予以优先安排 ④经沟通交流确认后,可以补充提交技术资料

续表

项　目	内　容
特别审批程序	在发生突发公共卫生事件的威胁时以及突发公共卫生事件发生后,国家药品监督管理局可以依法决定对突发公共卫生事件应急所需防治药品实行特别审批。对实施特别审批的药品注册申请,国家药品监督管理局按照统一指挥、早期介入、快速高效、科学审批的原则,组织加快并同步开展药品注册受理、审评、核查、检验工作。特别审批的情形、程序、时限、要求等按照药品特别审批程序规定执行。对纳入特别审批程序的药品,可以根据疾病防控的特定需要,限定其在一定期限和范围内使用

5.1.4　仿制药注册和一致性评价要求

1) 仿制药注册要求

仿制药是指仿制已上市原研药品的药品,分为两类:一是仿制境外已上市境内未上市原研药品,二是仿制境内已上市原研药品。仿制药要求与原研药品质量和疗效一致。如果已上市药品的原研药品无法追溯或者原研药品已经撤市的,建议不再申请仿制;如坚持提出仿制药申请,原则上不能以仿制药的技术要求予以批准,应按照新药的要求开展相关研究。

仿制药要求与原研药品具有相同的活性成分、剂型、规格、适应证、给药途径和用法用量,不强调处方工艺与原研药品一致,但强调仿制药品必须与原研药品质量疗效一致。申请注册的仿制药没有达到与原研药质量和疗效一致的,不予批准。《关于药品注册审评审批若干政策的公告》(2015 年第 230 号)规定,仿制药按照与原研药质量和疗效一致的原则受理和审评审批。其中,对已在中国境外上市但尚未在境内上市药品的仿制药注册申请,应与原研药进行生物等效性研究并按国际通行技术要求开展临床试验,所使用的原研药由企业自行采购,向国家药品监督管理局申请一次性进口;未能与原研药进行对比研究的,应按照创新药的技术要求开展研究。

2) 仿制药一致性评价

对已经批准上市的仿制药(包括国产仿制药、进口仿制药和原研药品地产化品种),按与原研药品质量和疗效一致的原则,分期分批进行质量一致性评价。药品生产企业应将其产品按照规定的方法与参比制剂进行质量一致性评价,并向国家药品监管部门报送评价结果。参比制剂由国家药品监管部门征询专家意见后确定,可以选择原研药品,也可以选择国际公认的同种药品。无参比制剂的,由药品生产企业进行临床有效性试验。在规定期限内未通过质量一致性评价的仿制药,不予再注册;通过质量一致性评价的,允许其在说明书和标签上予以标注,并在临床应用、招标采购、医保报销等方面给予支持。在质量一致性评价工作中,需改变已批准工艺的,应按《药品注册管理办法》的相关规定提出补充申请,国家药品监管部门设立绿色通道,加快审评审批。

通过一致性评价的品种,药品监管部门允许其在说明书和标签上予以标注,并将其纳入化学药品目录集;对同品种药品通过一致性评价的药品生产企业达到三家以上的,在药品集中采购等方面,原则上不再选用未通过一致性评价的品种。国家卫生健康委对《国家基本药物目录(2018年版)》中价格低廉、临床必需的药品在配套政策中给予支持,保障临床用药需求。通过一致性评价的品种优先纳入基本药物目录,未通过一致性评价的品种将逐渐被调出基本药物目录。对纳入国家基本药物目录的品种,不再统一设置评价时限要求。化学药品新注册分类实施前批准上市的含基本药物品种在内的仿制药,自首家品种通过一致性评价后,其他药品生产企业的相同品种原则上应在三年内完成一致性评价。逾期未完成的,企业经评估认为属于临床必需、市场短缺品种的,可向所在地省级药品监管部门提出延期评价申请,经省级药品监管部门会同卫生行政部门组织研究认定后,可予适当延期。逾期再未完成的,不予再注册。

5.1.5 药品批准文件

药品注册证书载明药品批准文号、持有人、生产企业等信息;属于非处方药的,注明非处方药类别。经核准的药品生产工艺、质量标准、说明书和标签作为附件一并发给申请人,必要时还应附药品上市后研究要求。上述信息纳入药品品种档案,并根据上市后变更情况及时更新。

药品注册证书载明的药品批准文号的格式:

①境内生产药品:国药准字 H(Z、S)+四位年号+四位顺序号;

②中国香港、澳门和台湾地区生产药品:国药准字 H(Z、S)C+四位年号+四位顺序号;

③境外生产药品:国药准字 H(Z、S)J+四位年号+四位顺序号。其中,H 代表化学药,Z 代表中药,S 代表生物制品。药品批准文号,不因上市后的注册事项的变更而改变。

药品监督管理部门制作的药品注册批准证明电子文件及原料药批准文件电子文件与纸质文件具有同等法律效力。

任务 5.2 药品上市许可持有人

5.2.1 药品上市许可持有人与药品上市许可持有人制度

药品上市许可持有人制度,是国际社会药品安全领域的通行管理制度。为了借鉴国际经验,推进我国药品审评审批制度改革。2019 年《药品管理法》修订,将试点和实践经验成果的药品上市许可持有人制度确定为药品管理的基本制度、核心制度。

《药品管理法》第六条规定,国家对药品管理实行药品上市许可持有人制度。药品上市许可持有人依法对药品研制、生产、经营、使用全过程中药品的安全性、有效性和质量可控性负责。《药品管理法》第三十条规定,药品上市许可持有人是指取得药品注册证书的企业或者药品研制机构等。申请人为境外企业等的,应当指定中国境内的企业法人办理相关药品注册事项。

5.2.2 药品上市许可持有人的资质和能力要求

药品上市许可持有人是药品安全的第一责任人。《药品管理法》第四十条进一步规定了药品上市许可持有人的能力要求,即应当具备保障药品安全性、有效性和质量可控性的质量管理、风险防控和责任赔偿等能力,履行药品上市许可持有人义务。

《药品管理法》第二十五条规定,对申请注册的药品,国务院药品监督管理部门应当组织药学、医学和其他技术人员进行审评,对药品的安全性、有效性和质量可控性以及申请人的质量管理、风险防控和责任赔偿等能力进行审查;符合条件的,颁发药品注册证书。

5.2.3 药品上市许可持有人的权利和义务

①药品安全的第一责任人。药品上市许可持有人的法定代表人、主要负责人对药品质量全面负责。药品上市许可持有人为境外企业的,应当由其指定的在中国境内的企业法人履行药品上市许可持有人义务,与药品上市许可持有人承担连带责任。

②建立药品质量保证体系并定期审核。药品上市许可持有人应当建立药品质量保证体系,配备专门人员独立负责药品质量管理。

③依法自行生产或委托生产药品。药品上市许可持有人自行生产药品的,应当依照《药品管理法》规定取得药品生产许可证;委托生产的,应当委托符合条件的药品生产企业。药品上市许可持有人和受托生产企业应当签订委托协议和质量协议,并严格履行协议约定的义务。血液制品、麻醉药品、精神药品、医疗用毒性药品、药品类易制毒化学品不得委托生产;国务院药品监督管理部门另有规定的除外。

④建立药品上市放行规程并严格执行。药品上市许可持有人应当建立药品上市放行规程,对药品生产企业出厂放行的药品进行审核,经质量受权人签字后方可放行。

⑤依法自行销售或委托销售药品。药品上市许可持有人可以自行销售其取得药品注册证书的药品,也可以委托药品经营企业销售。药品上市许可持有人从事药品零售活动的,应当取得药品经营许可证。

⑥依法委托储存、运输药品。

⑦建立并实施药品追溯制度。

⑧建立年度报告制度。

⑨中药饮片生产企业履行药品上市许可持有人的相关义务。

⑩依法转让药品上市许可。经国务院药品监督管理部门批准,药品上市许可持有人可以转让药品上市许可。

任务 5.3　药品生产管理

案例导入

2015 年 5 月 21 日至 22 日，国家食品药品监管总局组织陕西省食品药品监管局对某药业公司进行了飞行检查，发现该企业存在以下问题：

该企业原冻干粉针剂生产车间未通过 2010 年版《药品生产质量管理规范》(GMP)认证，但该车间仍存在生产药品迹象；车间内无送风，但有刺激性气味；车间内有八台冻干机、超滤、配制、隧道烘箱、灌装等工序设备连接完好，设备表面光洁、无积尘，罐体及连接管内有无色透明液体，配制间地面有水迹；车间原有人流通道已封闭，但可通过安全楼梯或货运电梯进入。经进一步追查，该企业相关负责人承认，由于产能不足，该企业 2014 年以来在上述未通过 2010 年版药品 GMP 认证的车间内生产了注射用胸腺肽。

该企业上述行为已严重违反《药品管理法》及药品 GMP 相关规定，国家食品药品监管总局要求陕西省食品药品监管局收回该企业药品 GMP 证书，责令企业停止生产，召回相关产品，并对发现的违法行为依法立案查处。

讨论：药品是特殊的商品，生产过程非常严格，那么 GMP 对药品生产质量管理作了哪些规定呢？

5.3.1　药品生产许可

从事药品生产活动，应当经所在地省、自治区、直辖市药品监督管理部门批准，依法取得药品生产许可证，严格遵守药品生产质量管理规范，确保生产过程持续符合法定要求。

1) 从事药品生产应具备的条件

①有依法经过资格认定的药学技术人员、企业负责人、生产管理负责人(以下简称"生产负责人")、质量管理负责人(以下简称"质量负责人")、质量受权人及其他相关人员符合《药品管理法》《中华人民共和国疫苗管理法》规定的条件。

②有与药品生产相适应的厂房、设施、设备和卫生环境。

③有能对所生产药品进行质量管理和质量检验的机构、人员。

④有能对所生产药品进行质量管理和质量检验的必要的仪器设备。

⑤有保证药品质量的规章制度，并符合药品生产质量管理规范要求。

从事疫苗生产活动的，还应当具备下列条件：

①具备适度规模和足够的产能储备。

②具有保证生物安全的制度和设施、设备。

③符合疾病预防、控制需要。

2）药品生产许可的申请和审批

从事药品生产活动，应当经所在地省、自治区、直辖市药品监督管理部门批准，依照规定取得药品生产许可证。无药品生产许可证的，不得生产药品。从事制剂、原料药、中药饮片生产活动，申请人应向所在地省、自治区、直辖市药品监督管理部门提出申请。申请人应当对其申请材料全部内容的真实性负责。

从事药品生产活动，应当遵守药品生产质量管理规范，建立健全药品生产质量管理体系，保证药品生产全过程持续符合法定要求。按照新《药品管理法》发布实施之前的规定，新开办药品生产企业或药品生产企业新增生产范围、新建车间的，应当按照《药品管理法实施条例》的规定，自取得生产证明文件或经批准正式生产之日起30日，按照规定要求申请药品GMP认证。各省级药品监督管理部门对药品生产企业是否符合《药品生产质量管理规范》的要求进行认证。对于通过认证的企业，由各省级药品监督管理部门核发"药品GMP证书"。已取得"药品GMP证书"的药品生产企业应在证书有效期届满前六个月，重新申请药品GMP认证。药品生产企业改建、扩建车间或生产线的，应重新申请药品GMP认证。

取消GMP认证证书后，不是取消《药品生产质量管理规范》，药品生产质量管理规范现场检查相关内容合并到生产许可证核发环节。

3）药品生产许可证管理（表5.2）

表5.2　药品生产许可证管理

项　目	内　容
载明事项	药品生产许可证，有效期为五年，分为正本和副本。药品生产许可证样式由国家药品监督管理局统一制定。药品生产许可证电子证书与纸质证书具有同等法律效力。药品生产许可证应当载明许可证编号、分类码、企业名称、统一社会信用代码、住所（经营场所）、法定代表人、企业负责人、生产负责人、质量负责人、质量受权人、生产地址和生产范围、发证机关、发证日期、有效期限等项目
换发	药品生产许可证有效期届满，需要继续生产药品的，应当在有效期届满前六个月，向原发证机关申请重新发放药品生产许可证。符合规定准予重新发证的，收回原证，重新发证
注销	有下列情形之一的，药品生产许可证由原发证机关注销，并予以公告： ①主动申请注销药品生产许可证的 ②药品生产许可证有效期届满未重新发证的 ③营业执照依法被吊销或者注销的 ④药品生产许可证依法被吊销或者撤销的 ⑤法律、法规规定应当注销行政许可的其他情形
补发	药品生产许可证遗失的，药品上市许可持有人药品生产企业应当向原发证机关申请补发，原发证机关按照原核准事项十日内补发药品生产许可证。许可证编号、有效期等与原许可证一致

4）药品委托生产管理

委托他人生产制剂的药品上市许可持有人，应当具备三方面条件：一是药品生产应具备人员规定的条件；二是有能对所生产药品进行质量管理和质量检验的机构、人员；三是有保证药品质量的规章制度，并符合药品生产质量管理规范要求。

委托生产时应与符合条件的药品生产企业签订委托协议和质量协议，将相关协议和实际生产地申请资料合并提交至药品上市许可持有人所在地省、自治区、直辖市药品监督管理部门，申请办理药品生产许可证。受托方不得将接受委托生产的药品再次委托给第三方生产。经批准或者通过关联审评审批的原料药应当自行生产，不得再行委托他人生产。

5.3.2　药品生产质量管理与风险管理

1）药品放行和药品追溯要求

（1）药品放行

药品上市许可持有人应当建立药品质量保证体系，履行药品上市放行责任，对其取得药品注册证书的药品质量负责。中药饮片生产企业应当履行药品上市许可持有人的相关义务，确保中药饮片生产过程持续符合法定要求。原料药生产企业应当按照核准的生产工艺组织生产，严格遵守药品生产质量管理规范，确保生产过程持续符合法定要求。经关联审评的辅料、直接接触药品的包装材料和容器的生产企业以及其他从事与药品相关生产活动的单位和个人依法承担相应责任。

药品生产企业应当建立药品出厂放行规程，明确出厂放行的标准、条件，并对药品质量检验结果、关键生产记录和偏差控制情况进行审核，对药品进行质量检验，符合标准、条件的，经质量受权人签字后方可出厂放行。

药品上市许可持有人应当建立药品上市放行规程，对药品生产企业出厂放行的药品检验结果和放行文件进行审核，经质量受权人签字后方可上市放行。

（2）药品追溯

药品上市许可持有人、药品生产企业应当建立并实施药品追溯制度，按照规定赋予药品各级销售包装单元追溯标识，通过信息化手段实施药品追溯，及时准确记录、保存药品追溯数据，并向药品追溯协同服务平台提供追溯信息。

2）供应商审核

从事药品生产活动，应当对使用的原料药、辅料、直接接触药品的包装材料和容器等相关物料供应商或者生产企业进行审核，保证购进、使用符合法规要求。

生产药品所需的原料、辅料，应当符合药用要求以及相应的生产质量管理规范的有关要求。直接接触药品的包装材料和容器，应当符合药用要求，符合保障人体健康、安全的标准。

经批准或者通过关联审评审批的原料药、辅料、直接接触药品的包装材料和容器的生产企业,应当遵守国家药品监督管理局制定的质量管理规范以及关联审评审批有关要求,确保质量保证体系持续合规,接受药品上市许可持有人的质量审核,接受药品监督管理部门的监督检查或者延伸检查。

3) 药品安全风险管理

药品上市许可持有人应当持续开展药品风险获益评估和控制,对已识别的严重风险信号制定上市后药品风险管理计划,以及开展必要的上市后研究。药品上市许可持有人应当建立年度报告制度,按照国家药品监督管理局的规定每年向省、自治区、直辖市药品监督管理部门报告药品生产销售、上市后研究、风险管理等情况。疫苗上市许可持有人应当按照规定向国家药品监督管理局进行年度报告。

药品上市许可持有人应当建立药物警戒体系,按照国家药品监督管理局制定的药物警戒质量管理规范开展药物警戒工作。药品上市许可持有人、药品生产企业应当经常考察本单位的药品质量、疗效和不良反应。发现疑似不良反应的,应当及时按照要求报告。

4) 短缺药品报告制度

列入国家实施停产报告的短缺药品清单的药品,药品上市许可持有人停止生产的,应当在计划停产实施六个月前向所在地省、自治区、直辖市药品监督管理部门报告;发生非预期停产的,在三日内报告所在地省、自治区、直辖市药品监督管理部门;必要时,向国家药品监督管理局报告。药品监督管理部门接到报告后,应当及时通报同级短缺药品供应保障工作会商联动机制牵头单位。

任务 5.4 药品不良反应(ADR)报告与监测管理

案例导入

国家食品药品监督管理总局发布第 58 期《药品不良反应信息通报》,提示关注氟喹诺酮类药品的严重不良反应。国内外监测数据及相关文献资料表明,氟喹诺酮类药品具有神经肌肉阻断活性,可能加剧重症肌无力患者的肌无力症状;可引起周围神经病变,其周围神经病变风险可在用药后几天之内快速发生,且可能不可逆转;个别氟喹诺酮类药品可能影响糖尿病患者的血糖控制水平。

国家食品药品监督管理总局建议:药品生产企业应当加强药品不良反应监测,及时修订氟喹诺酮类药品的产品说明书,更新相关用药风险信息如不良反应、注意事项等,以有效的方式将氟喹诺酮类药品风险告知医务人员和患者,加大合理用药的宣传,最大限度地保障患者的用药安全。

讨论:1.如何界定药品不良反应?

2.药品不良反应如何报告和处置?

3.如何对药品不良反应进行评价和控制?

药品不良反应报告和监测,是指药品不良反应的发现、报告、评价和控制的过程。《药品管理法》明确规定"国家实行药品不良反应报告制度",卫生部《药品不良反应报告和监测管理办法》于2011年5月4日发布,自2011年7月1日起施行。建立药品不良反应报告制度的主要目的是进一步了解药品的不良反应情况,及时发现新的、严重的药品不良反应,以便国家药品监督管理部门及时对有关药品加强管理,避免同类药品引起相同不良反应的重复发生,保护人们用药安全和身体健康。

5.4.1　药品不良反应的界定和分类

1)药品不良反应的界定

药品不良反应(ADR)是指合格药品在正常用法用量下出现的与用药目的无关的有害反应。

严重药品不良反应是指因使用药品引起以下损害情形之一的反应:

①导致死亡。

②危及生命。

③致癌、致畸、致出生缺陷。

④导致显著的或者永久的人体伤残或者器官功能的损伤。

⑤导致住院或者住院时间延长。

⑥导致其他重要医学事件,如不进行治疗可能出现上述所列情况的。

新的药品不良反应是指药品说明书中未载明的不良反应。说明书中已有描述,但不良反应发生的性质、程度、后果或者频率与说明书描述不一致或者更严重的,按照新的药品不良反应处理。

药品群体不良事件是指同一药品在使用过程中,在相对集中的时间、区域内,对一定数量人群的身体健康或者生命安全造成损害或者威胁,需要予以紧急处置的事件。

同一药品是指同一生产企业生产的同一药品名称、同一剂型、同一规格的药品。

2)药品不良反应的分类

目前,药品不良反应分类有很多种。其中根据药品不良反应与药理作用的关系可将药品不良反应分为三类:A型反应、B型反应、C型反应。

①A型反应是由药物的药理作用增强所致。其特点是可以预测,常与剂量有关,停药或减量后症状很快减轻或消失,发生率高,但死亡率低,包括副作用、毒性作用、后遗效应、继发反应等。

②B型反应是与正常药理作用完全无关的一种异常反应,一般很难预测,常规毒理学筛选不能发现,发生率低,但死亡率高,包括特异性遗传反应、药物过敏反应等。

③C 型反应是指 A 型反应和 B 型反应之外的异常反应。

药品不良反应发生的药理学机制尚不清楚,一般在长期用药后出现,潜伏期较长,没有明确的时间关系,难以预测。

5.4.2　药品不良反应报告主体、报告范围、监督主体

1) 报告主体与报告范围

药品上市许可持有人是药品安全责任的主体,应当指定药品不良反应监测负责人,设立专门机构,配备专职人员,建立健全相关管理制度,直接报告药品不良反应,持续开展药品风险获益评估,采取有效的风险控制措施。药品上市许可持有人委托其他公司或者机构开展药品不良反应监测工作,双方应当签订委托协议。进口药品持有人应当指定在我国境内设立的代表机构或者指定我国境内企业法人作为代理人,具体承担进口药品不良反应监测、评价、风险控制等工作。

药品上市许可持有人、药品生产企业、药品经营企业和医疗机构应当经常考察本单位所生产、经营、使用的药品质量、疗效和不良反应。发现疑似不良反应的,应当及时向药品监督管理部门和卫生健康主管部门报告。

2) 监督主体

国家药品监督管理部门主管全国药品不良反应报告和监测工作,地方各级药品监督管理部门主管本行政区域内的药品不良反应报告和监测工作。

各级药品不良反应监测技术机构要按照相关规定,做好本行政区域内药品不良反应报告的收集、核实、评价、调查、反馈和上报。省级及以上药品不良反应监测技术机构应当对监测数据进行定期分析评估,组织对定期安全性更新报告和年度总结报告进行技术审核,开展不良事件聚集性信号的监测评价,开展不良反应报告的质量评估。

对已确认发生严重不良反应的药品,由国务院药品监督管理部门或者省、自治区、直辖市药品监督管理部门根据实际情况采取停止生产、销售、使用等紧急控制措施,并应当在 5 日内组织鉴定,自鉴定结论作出之日起 15 日内依法作出行政处理决定。

5.4.3　个例药品不良反应的报告和处置

1) 个例药品不良反应的收集

境内发生的严重不良反应应当自严重不良反应发现或获知之日起 15 日内报告,死亡病例及药品群例不良事件应当立即报告,其他不良反应应当在 30 日内报告。药品上市许可持有人应当对严重不良反应报告中缺失的信息进行随访,对死亡病例开展调查并按要求提交调查报告。

医疗机构通过药品不良反应监测系统报告发现或获知的药品不良反应,也可向药品上市许可持有人直接报告。药品经营企业直接向药品上市许可持有人报告。药品上市许

可持有人不得以任何理由或手段干涉报告者的自发报告行为。

药品上市许可持有人应建立面向医生、药师、患者等的有效信息途径，主动收集临床使用、临床研究、市场项目、学术文献以及药品上市许可持有人相关网站或论坛涉及的不良反应信息。其中学术文献是高质量的药品不良反应信息来源之一，对于首次上市或首次进口五年内的新药，文献检索至少每两周进行一次，其他药品原则上每月进行一次。

2) 个例药品不良反应的记录、传递与核实

略。

3) 个例药品不良反应报告的确认

通过各种途径收集的个例药品不良反应，应进行确认。需要确认的内容主要包括：是否为有效报告、是否在报告范围之内、是否为重复报告等。

患者使用药品发生与用药目的无关的有害反应，当无法排除反应与药品存在的相关性，均按照"可疑即报"的原则报告。

4) 个例药品不良反应的评价

略。

5) 个例药品不良反应报告的提交

报告时限开始日期为药品上市许可持有人或其委托方首次获知该个例不良反应，且达到最低报告要求的日期，记为第0天。境内严重不良反应在15个日历日内报告，其中死亡病例应立即报告；其他不良反应在30个日历日内报告。

设区的市级县级药品不良反应监测机构应当对收到的药品不良反应报告的真实性、完整性和准确性进行审核。严重药品不良反应报告的审核和评价应当自收到报告之日内完成，其他报告的审核和评价应当在15个工作日内完成。应当对死亡病例进行调查，自收到报告之日起15个工作日内完成调查报告，报同级药品监督管理部门和卫生行政部门，以及上一级药品不良反应监测机构。

省级药品不良反应监测机构应当在收到下一级药品不良反应监测机构提交的严重药品不良反应评价意见之日起7个工作日内完成评价工作。

国家药品不良反应监测中心应当及时对死亡病例进行分析、评价，并将评价结果报国家药品监督管理部门和卫生行政部门。

5.4.4　药品不良反应评价与控制

1) 药品上市许可持有人对药品不良反应的评价与控制

药品上市许可持有人应当及时对发现或者获知的个例药品不良反应进行评价，并于每年向省级药品不良反应监测机构提交上一年度总结报告。药品上市许可持有人应当根据分析评价结果，判断风险程度，制定积极有效的风险控制措施：

①发现说明书未载明的不良反应，应当及时进行分析评价。

②对需要提示患者和医务人员的安全性信息及时修改说明书和标签，开展必要的风

险沟通。

③对存在严重安全风险的品种,应当制定并实施风险控制计划,采取限制药品使用,主动开展上市后研究,暂停药品生产、销售、使用或者召回等风险控制措施。

④对评估认为风险大于获益的品种,应当主动申请注销药品批准证明文件。

⑤对提示药品可能存在质量安全问题的,药品上市许可持有人必须立即采取暂停生产、销售、使用或者召回等措施,并积极开展风险排查。

⑥对其中造成严重人身伤害或者死亡的严重不良反应,药品上市许可持有人必须立即采取措施妥善处理。

⑦药品上市许可持有人采取的风险控制措施应当向省级药品监督管理部门报告,并向省级药品不良反应监测技术机构报告不良反应详细情况以及风险评估情况。

⑧对于药品上市许可持有人采取的修改说明书,以及暂停药品生产、销售、使用或者召回等风险控制措施,药品上市许可持有人应当主动向社会公布。

2）药品不良反应检测机构对药品不良反应的评价与控制

省级药品不良反应监测机构应当每季度对收到的药品不良反应报告进行综合分析,提取需要关注的安全性信息,并进行评价,提出风险管理建议,及时报省级药品监督管理部门、卫生行政部门和国家药品不良反应监测中心。省级以上药品不良反应监测机构根据分析评价工作需要,可以要求药品上市许可持有人、药品生产、经营企业和医疗机构提供相关资料,相关单位应当积极配合。省级药品监督管理部门根据分析评价结果,可以采取暂停生产、销售、使用和召回药品等措施,并监督检查,同时将采取的措施通报同级卫生行政部门。

国家药品不良反应监测中心应当每季度对收到的严重药品不良反应报告进行综合分析,提取需要关注的安全性信息,并进行评价,提出风险管理建议,及时报国家药品监督管理部门和卫生行政部门。国家药品监督管理部门根据药品分析评价结果,可以要求企业开展药品安全性、有效性相关研究。必要时,应当采取责令修改药品说明书,暂停生产、销售、使用和召回药品等措施,对不良反应大的药品,应当撤销药品批准证明文件,并将有关措施及时通报卫健委。

3）药品不良反应检测工作的监督管理

省级药品监督管理部门承担属地监管责任,制定年度监督检查计划,将监督检查纳入日常监管工作。

①药品上市许可持有人未按照规定开展药品不良反应监测或者报告疑似药品不良反应的,责令限期改正,给予警告;逾期不改正的,责令停产停业整顿,并处十万元以上一百万元以下的罚款。

②药品经营企业未按照规定报告疑似药品不良反应的,责令限期改正,给予警告;逾期不改正的,责令停产停业整顿,并处五万元以上五十万元以下的罚款。

③医疗机构未按照规定报告疑似药品不良反应的,责令限期改正,给予警告;逾期不改正的,处五万元以上五十万元以下的罚款。

任务 5.5 药品召回管理

🔖 案例导入

某生产企业通过调查评估发现本企业生产的某药品存在安全隐患,为了减少安全隐患药品对公众用药安全造成危害,该企业立刻制订召回计划并组织实施,通知有关药品经营企业、使用单位停止销售和使用,同时向所在地省、自治区、直辖市药品监督管理部门报告。

讨论:1.什么是药品召回? 上述案例属于哪一类药品召回?

2.药品生产企业召回药品的做法是否恰当?

3.药品生产企业、经营企业在药品召回中有什么样的义务?

药品召回制度是减少存在安全隐患药品对公众用药安全造成危害的一种行之有效的手段,药品召回制度是世界通行的药品市场管理制度,美国、日本、加拿大等许多国家和地区均已建立并成功实施。我国"齐二药""龙胆泻肝丸""欣弗"等药品安全事件促使人们更加关注药品安全问题,国家食品药品监督管理局于 2007 年 12 月 10 日发布了《药品召回管理办法》,这标志着我国药品召回制度的正式建立。

5.5.1 药品安全隐患和药品召回

药品安全隐患是指由于研发、生产等原因可能使药品具有的危及人体健康和生命安全的不合理危险。药品召回是指药品生产企业(包括进口药品的境外制药厂商,下同)按照规定的程序收回已上市销售的存在安全隐患的药品。

5.5.2 药品召回的分类分级

根据药品召回的主体不同,药品召回分为主动召回和责令召回两类。

主动召回是指药品生产企业对收集的信息进行分析,对可能存在安全隐患的药品进行调查评估,发现药品存在安全隐患所实施的召回。

责令召回是指药品监督管理部门经过调查评估,认为存在安全隐患,药品生产企业应当召回药品而未主动召回的,责令药品生产企业召回药品。

根据药品安全隐患的严重程度,药品召回分为:

①一级召回:使用该药品可能引起严重健康危害的。

②二级召回:使用该药品可能引起暂时的或者可逆的健康危害的。

③三级召回:使用该药品一般不会引起健康危害,但由于其他原因需要收回的。

对已经确认为假药劣药的,不适用召回程序。

5.5.3 药品生产、经营企业和使用单位有关药品召回的义务

1)药品生产企业的义务

药品生产企业应当建立和完善药品召回制度,收集药品安全的相关信息,对可能具有安全隐患的药品进行调查、评估,召回存在安全隐患的药品。

药品生产企业应当对药品可能存在的安全隐患进行调查。药品监督管理部门对药品可能存在的安全隐患开展调查时,药品生产企业应当予以协助。

2)药品经营企业、使用单位的义务

药品经营企业、使用单位应当协助药品生产企业履行召回义务,按照召回计划的要求及时传达、反馈药品召回信息,控制和收回存在安全隐患的药品。

药品经营企业、使用单位发现其经营、使用的药品存在安全隐患的,应当立即停止销售或者使用该药品,通知药品生产企业或者供货商,并向药品监督管理部门报告。

药品经营企业、使用单位应当配合药品生产企业或者药品监督管理部门开展有关药品安全隐患的调查,提供有关资料。

5.5.4 主动召回与责令召回的相关规定

1)主动召回

药品安全隐患调查与评估药品安全隐患调查的内容应当根据实际情况确定,可以包括:

①已发生药品不良事件的种类、范围及原因。

②药品使用是否符合药品说明书、标签规定的适应证、用法用量的要求。

③药品质量是否符合国家标准,药品生产过程是否符合 GMP 等规定,药品生产与批准的工艺是否一致。

④药品储存、运输是否符合要求。

⑤药品主要使用人群的构成及比例。

⑥可能存在安全隐患的药品批次、数量及流通区域和范围。

⑦其他可能影响药品安全的因素。

药品安全隐患评价的主要内容包括:

①该药品引发危害的可能性,以及是否已经对人体健康造成了危害。

②对主要使用人群的危害影响。

③对特殊人群,尤其是高危人群的危害影响,如老年、儿童、孕妇、肝肾功能不全者、外科病人等。

④危害的严重与紧急程度。

⑤危害导致的后果。

药品主动召回程序见图5.1。

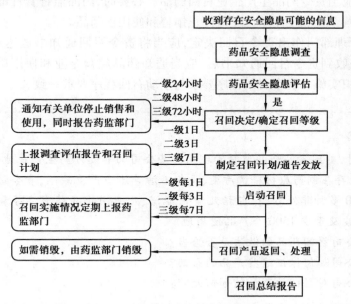

图 5.1　药品主动召回程序

拓展知识

SFDA 关于美国默克公司召回疫苗情况的通报

国家食品药品监督管理局 2007 年 12 月 13 日接到默沙东（中国）有限公司关于美国默克公司主动召回 b 型流感嗜血杆菌偶联疫苗（商品名：普泽欣）的情况报告，根据《药品召回管理办法》启动了相应监督工作，密切关注召回工作实施情况。

根据默沙东（中国）有限公司的报告，默克公司在对该疫苗生产工艺的常规测试过程中，发现灭菌工艺存在问题，可能导致若干批次产品存在潜在质量问题，故对这些批次的产品全部召回。默沙东（中国）有限公司及该疫苗进口单位负责对其实施二级召回。尚未收到能确认该批产品存在质量问题直接证据的报告。国家药品不良反应监测中心目前尚未收到涉及该批产品的不良反应病例报告。

国家食品药品监督管理局要求美国默克公司严格按照我国《药品召回管理办法》规定，提交对该疫苗安全隐患的调查评估报告和详细召回计划，切实落实相关规定要求。所有使用单位立即停止使用该批号疫苗，加强对注射后出现不良反应的监测，并协助进口单位做好疫苗收回工作。相关药品经营企业及时传达、反馈召回信息，按照召回计划积极协助控制和收回该批疫苗。（资料来源：国家食品药品监督管理总局官网）

2）责令召回

药品监督管理部门经过调查评估，认为存在安全隐患，药品生产企业应当召回药品而未主动召回的，应当责令药品生产企业召回药品。必要时，药品监督管理部门可以要求药品生产企业、经营企业和使用单位立即停止销售和使用该药品。

药品监督管理部门作出责令召回决定，应当将责令召回通知书送达药品生产企业。药品生产企业在收到责令召回通知书后，应当通知药品经营企业和使用单位，制定、提交召回计划，并组织实施。责令召回程序要求与主动召回程序要求一致。

案例讨论

2010 年 4 月，美国食品药品监督管理局对某公司的非处方药生产基地进行例行检查，发现该生产基地存在制药原材料遭污染、设备不洁等诸多严重缺陷，责令该公司立即召回该基地生产的 40 多种非处方药，包括儿童用泰诺、儿童用止痛药布洛芬和儿童用抗过敏药物仙特明，共波及至少 1500 个产品使用地。

讨论：1.该公司召回药品的做法是否恰当？

2.该公司如何保证这些产品的召回？

3.该公司对召回的药品该如何处理？

实训 5.1　新药申请的调查

【实训目的】

通过对近三年我国新药申报的情况进行调查,使学生加深理解《药品研制与注册管理》的内容,能够掌握新药的申请流程,熟悉对新药的调查过程。

【实训内容】

通过查阅各种网站、报纸、杂志,调查近三年我国新药申报的情况,要求学生了解新申报的药品的基本情况,并重点调查 1 种药品,加以分析。

【实训步骤】

1.自由组合分组,每组 5 人,并进行分工。

2.分组查阅各种网站、报纸、杂志,调查近三年我国新药申报的情况,并重点调查 1 个新申报药品。

3.分析调查资料。

4.每组选派 1 名学生做本次实训的总结发言,并介绍 1 种新申报药品。

【实训评价】

根据提交的实训报告质量以及各小组的发言,对学生的实训效果作出评价。

教师评价

实训 5.2 药品注册信息查询

【实训目的】

通过对药品进行注册信息查询,让学生利用所学知识,查询相关网站,了解药品注册信息,验证药品信息真假。了解药品注册所需药品信息及材料,熟悉药品注册相关信息的查询过程。

【实训内容】

通过查询相关网站,了解药品注册信息,验证药品信息真假,并加以分析。

【实训步骤】

1.自由组合分组,每组 5 人,并进行分工。
2.每组自选 10 种药品,查询相关网站,了解药品注册信息,验证药品信息真假。
3.分析查询的资料。
4.每组选派 1 名学生做本次实训的总结发言。

【实训评价】

根据提交的实训报告质量以及各小组的发言,对学生的实训效果作出评价。

教师评价

实训 5.3　模拟药品注册申请

【实训目的】

1.学会查阅药品注册相关的法律法规的发布和更新。

2.正确判断药品注册申请类型。

3.学会提交药品注册申请及申报资料的整理。

【实训内容】

1.实验分组,教师给出具体药品注册申请项目内容,根据所学内容首先讨论确定药品注册分类。

2.学习使用与注册相关的网站,各小组模拟药品注册流程,对所用网站的名称、网址可查阅的资料信息及查阅路径进行整理。

3.通过上网收集信息,列出本组申报资料的详细目录,写出每项资料的目的意义、写作思路和框架、获得来源、法规要求。

4.下载安装药品注册申请表报盘程序,按照要求,填写药品注册申请表。

5.以小组为单位,汇报成果。

【实训步骤】

1.学习使用与注册相关的网站。

(1)国家食品药品监督管理总局

(2)总局药品审评中心

(3)美国食品药品监督管理局

(4)欧盟药监局

(5)丁香园论坛

(6)药智网

2.申报资料整理:申请药品注册必须按照《药品注册管理办法》规定的申报资料项目报送申请资料。申报资料侧重于综述资料、药学研究资料、药理毒理研究资料、临床试验资料四个方面。按照药物的类别、申请阶段、注册分类的类别等分别作了不同的要求。

【实训评价】

各组之间相互对网络查阅资料的路径、申报资料目录及药品注册申请表进行互评。教师根据互评结果及小组汇报进行总评。

小组互评	教师评价

实训 5.4　辨别药品名称和商标

【实训目的】

理解药品通用名、商品名和商标的含义及三者之间的区别,在实际生活中能够准确判断识别。

【实训内容】

以 5 人为一组,进入校内模拟药房,在不同的货架上随机抽取药品进行辨别药品的通用名、商品名和商标,力求准确无误。明确自身存在的问题,在此基础上撰写实训报告。

【实训步骤】

1.清洁校内模拟药房货架、柜台。
2.领取实训材料。
3.各小组成员在不同的货架上随机抽取药品进行辨别。
4.实训情况拍照与清场,归还实训材料。

【实训评价】

各组学生对各自药品辨别情况进行互评,交流心得与体会。在此基础上,教师进行总评。各自形成实训报告。

小组互评	教师评价

实训 5.5　药品生产企业 GMP 实施具体操作情况调查

【实训目的】

通过到 GMP 认证的药品生产企业实地参观实习,使学生加深对《药品生产质量管理规范》的理解。

【实训内容】

参观、调查一个药品原料药生产企业或制剂生产企业,要求学生了解《药品生产质量管理规范》的具体实施情况,掌握其关键控制点,并加以分析。

【实训步骤】

1.全班学生分为两大组,推选组长,并进行分工。

2.分别走访药品原料药生产企业、药品制剂生产企业。

3.要求每组学生写一份关于《药品生产质量管理规范》具体实施情况的实训报告,要求 1000~2000 字。

4.召开调查分享、分析交流会。

【实训评价】

根据提交的实训报告质量以及各小组的发言,对学生的实训效果作出评价。

教师评价

实训 5.6　药品生产企业参观及 GMP 操作体验

【实训目的】

1.让学生在药品生产企业中体验 GMP 的各种原则和具体的要求,加深对 GMP 的认识和理解。

2.掌握 GMP 的卫生要求,能够编写相关卫生标准操作规程。

3.观看和体验旋转式压片机清洁标准操作规程。

【实训内容】

1.在实训老师的指导下分成 3~5 个小组,分组实训,共同完成实训任务。

2.体验 GMP 操作规程与严格的生产纪律。

3.完成小组实训任务,提交实训报告。

【实训步骤】

一、调研准备

1.根据体验要求,各小组提前查阅熟悉 GMP 的相关规定。

2.拟出体验计划。

3.协助老师联系当地药品生产企业。

4.准备好体验需要的相关材料和用品。

二、体验内容

1.编写实训各场地卫生标准及清洁标准操作规程。

2.编写旋转式压片机清洁标准操作规程。

3.检测洁净室微生物。

三、体验心得

通过对药品生产企业的参观,结合所学知识,写出对 GMP 的认识和理解的心得体会。

【实训评价】

教师根据学生工作态度和实训报告撰写质量进行评价。

教师评价

实训 5.7 药品不良反应调查及报表填写

【实训目的】

通过药品不良反应调查及报表填写,了解药品不良反应的概念,熟悉药品不良反应的类型,能正确填写药品不良反应报告表。

【实训内容】

通过搜索引擎查询近几年国内外发生的重大药害事件,了解药品不良反应;并结合给出的参考案例,正确填写个人药品不良反应/事件报告表。

【实训步骤】

一、准备工作

1.提前了解近几年国内外发生的重大药害事件。

2.提前熟悉药品不良反应调查及报表填写。

3.领取药品不良反应报告表。

二、查询重大药害事件,根据案例填写药品不良反应报告表

1.查询近几年国内外发生的重大药害事件。

2.参考案例:某患者,女,1974 年生,体重 50 kg,患尿道炎。于 2010 年某日因尿路感染,服用盐酸环丙沙星片 1 次 1 片,1 日 2 次,当天服药后出现上腹疼痛、恶心、呕吐,肌内注射硫酸庆大霉素注射液 8 万单位,山莨菪碱注射液 5 mg,第二天恢复正常。

请结合给出的参考案例,正确分析药品不良反应技术资料,真实、规范、完整地填写药品不良反应报告表。

【实训评价】

教师根据学生提交的实训报告进行评价。

教师评价

目标检测

一、单项选择题

1.关于《"十三五"国家药品安全规划》确定的保障药品安全发展目标和主要任务的说法,错误的是(　　)。

A.到2020年,完成批准上市的仿制药与原研药质量和疗效的一致性评价

B.到2020年,药品监测评价能力达到国际先进水平,药品定期安全性更新报告评价率达100%

C.到2020年,药品、医疗器械审评审批体系逐步完善,实现按规定时限审评审批

D.到2020年,每万人口执业药师数超过4人所有零售药店主要管理者具备执业药师资格,营业时有执业药师指导合理用药

2.关于新药注册申报与审批,以下哪项说法是错误的?(　　)

A.申请人完成临床前研究后,应当填写药品注册申请表,向药品监督管理部门如实报送有关资料

B.生物制品申请新药注册的,抽取3个生产批号的检验用样品,并向药品检验所发出注册检验通知

C.药品检验所应当按申请人申报的药品标准对样品进行检验,并且对申报的药品标准进行复核

D.新药临床研究申报可以和新药生产上市申报同时进行

3.关于多家单位联合申报新药注册,以下说法错误的是(　　)。

A.多个单位联合研制的新药,其中的一个单位申请注册,则其他单位不得重复申请

B.需要联合申请的,应当共同署名作为该新药的申请人

C.新药申请获得批准后,每一个品种,可以由这多个单位共同生产

D.新药申请获得批准后,每一个品种,包括同一品种的不同规格,只能由一个单位生产

4.对他人已获得中国专利权的药品,药品注册申请人可以在该药品专利期届满前(　　)内提出注册申请。

A.1年　　　　　　B.2年　　　　　　C.3年　　　　　　D.0.5年

5.新药监测期自新药批准生产之日起计算,最长不得超过(　　)。

A.2年　　　　　　B.3年　　　　　　C.4年　　　　　　D.5年

6.未曾在中国境内上市销售药品的注册申请属于(　　)。

A.补充申请　　　B.防治药品申请　　　C.进口药品申请　　　D.新药申请

7.依据《药品注册管理办法》,接受新药技术转让的生产企业必须取得(　　)。

A.药品生产许可证和药品GMP证书　　　B.药品生产许可证和营业执照

C.药品生产许可证和营业执照　　　　　D.药品生产合格证和药品GMP证书

8.治疗作用,初步评价阶段属于哪期临床试验?(　　)

A.Ⅰ期临床试验　　B.Ⅱ期临床试验　　　C.Ⅲ期临床试验　　　D.Ⅳ期临床试验

9.下列哪种药品注册情形不需要做临床试验新药注册?(　　)。

　　A.新药注册

　　B.申请已有国家标准的药品的注册,需要用工艺和标准控制质量的

　　C.已经上市药品工艺有重大改进的补充申请

　　D.申请已有国家标准的非处方药品的注册

10.药品生产企业变更药品生产许可证许可事项的,应当在原许可事项发生变更
(　　)前,向原发证机关提出药品生产许可证变更申请。

　　A.30 日　　　　　　　B.60 日　　　　　　　C.90 日　　　　　　　D.120 日

11.药品生产许可证的有效期为(　　)。

　　A.5 年　　　　　　　B.10 年　　　　　　　C.3 年　　　　　　　D.1 年

12.药品生产企业的下列行为不符合规定的是(　　)。

　　A.生产药品所需的原料、辅料必须符合生产要求

　　B.不符合国家药品标准的药品不得出厂

　　C.必须从具有药品生产、经营资格的企业购进药品

　　D.不得直接向医疗机构销售药品

13.《药品生产质量管理规范》(GMP)认证制度是国家对药品生产企业进行监督检查
的一种手段,下列不属于 GMP 认证程序的是(　　)。

　　A.申请、受理　　　B.现场检查　　　C.飞行检查　　　D.审批与发证

14.《药品委托生产批件》的有效期不得超过(　　)。

　　A.1 年　　　　　　　B.2 年　　　　　　　C.3 年　　　　　　　D.5 年

15.对可能引起暂时的或者可逆的健康危害的药品实施的召回是(　　)。

　　A.一级召回　　　B.二级召回　　　C.三级召回　　　D.责令召回

16.对一般不会引起健康危害,但由于其他原因需要收回的药品实施(　　)。

　　A.一级召回　　　B.二级召回　　　C.三级召回　　　D.责令召回

17.药品生产企业作出药品召回决定后,应在 24 小时内通知有关药品经营企业、使用
单位停止销售和使用的是(　　)。

　　A.一级召回　　　B.二级召回　　　C.三级召回　　　D.四级召回

18.药品生产企业在实施召回过程中,应每 3 日向所在地省级药品监督管理部门报告
药品召回进展情况的是(　　)。

　　A.一级召回　　　B.二级召回　　　C.三级召回　　　D.四级召回

19.下列关于委托生产条件和要求的叙述,错误的是(　　)。

　　A.在委托生产的药品包装、标签和说明书上,应当标明委托方企业名称和注册地
　　　址、受托方企业名称和生产地址

　　B.委托方负责委托生产药品的质量

　　C.申请药品委托生产,由受托方向所在地省级药品监督管理部门提出申请

　　D.《药品委托生产批件》有效期不得超过 3 年

二、多项选择题

1.药品注册申请包括( )。

    A.新药申请   B.进口药品申请

    C.补充申请   D.仿制药申请

    E.再注册申请

2.药物临床前研究包括( )。

    A.药物的合成工艺   B.处方筛选

    C.人体安全性评价试验   D.剂型选择

    E.药理毒理研究

3.进行新药技术转让时( )。

    A.转让方持有新药证书

    B.已取得药品批准文号的转让方,申请新药技术转让时,应提出注销转让品种药品
       批准文号的申请

    C.受让企业必须取得药品生产许可证、药品 GMP 认证证书

    D.转让方将新药生产技术无保留地转给受让方

    E.保证受让方有经济效益

项目 6　医疗机构药事管理

【学习目标】

➤ 掌握：处方管理和调剂业务管理；医疗机构制剂与许可证管理；药品进货检查验收制度；药品购进（验收）记录；合理用药的概念；药学服务的对象及药学服务能力要求。

➤ 熟悉：医疗机构药事管理的概念和主要内容；处方点评制度、处方点评结果的判定；药品的采购、储存和经济管理；医疗机构制剂注册和品种范围；医疗机构制剂注册批件及批准文号格式；药品经济管理；合理用药的管理；药学服务内容。

➤ 了解：医疗机构的概念及分类管理制度；医疗机构制剂的调剂使用；临床药学和药学服务的含义；医疗机构临床合理用药概况；实施药品采购管理的原因；药品采购部门和品种限制。

➤ 运用：合理用药。

任务 6.1　医疗机构药事管理和药学工作

案例导入

李某打算应聘某市医院药学部门的工作，他认为医疗机构药事管理工作主要就是对药品的管理，即采购合格的药品、合理储存药品、将合格的药品发放到患者手中。

讨论：1.李某的观点是否正确？

2.医疗机构药事管理指什么？

3.医疗机构药事管理包含哪些主要内容？

6.1.1　医疗机构药事管理与药事管理的主要内容

1）医疗机构药事管理的定义

医疗机构药事管理是保证医疗机构药品质量、保障公众用药安全、维护公众身体健康相关的活动。

2）医疗机构药事管理的主要内容和模式转变

传统的医疗机构药事管理主要是对药品采购、储存、配制、检验、分发的管理以及药品的经济管理，即以药品为中心的管理。其主要包括四大方面：组织机构管理；药物临床应用管理；药剂管理；药学专业技术人员配置与管理。

2017年7月，国家卫生计生委办公厅国家中医药管理局办公室发布《关于加强药事管理转变药学服务模式的通知》（国卫办医发〔2017〕26号），要求各地进一步加强药事管理，促进药学服务模式转变，推进药学服务从"以药品为中心"转变为"以患者为中心"，从"以保障药品供应为中心"转变为"在保障药品供应的基础上，以重点加强药学专业技术服务、参与临床用药为中心"。

6.1.2　药事管理与药物治疗学委员会的设置与管理职责

1）机构设置与组织架构

《医疗机构药事管理规定》将原先的药事管理委员会更名调整为药事管理与药物治疗学委员会，明确二级以上医院应当设立药事管理与药物治疗学委员会，其他医疗机构应当成立药事管理与药物治疗学组。药事管理与药物治疗学委员会（组）应当建立健全相应工作制度，日常工作由药学部门负责。

药事管理与药物治疗学委员会（组）设主任委员1名，由医疗机构负责人担任，要求医疗机构负责人担任其医疗机构用药管理的责任；设副主任委员若干，由药学和医务部门负责人担任。医疗机构医务部门应当指定专人，负责与医疗机构药物治疗相关的行政事务管理工作。

地市级以上卫生健康行政部门组建药师专家库。医疗机构药事管理与药物治疗学委员会在确定采购目录和采购工作中，应当在卫生健康行政部门指导下，从药师专家库中随机抽取一定数量的药学专家参加，并加大药学专家意见的权重。卫生健康行政部门成立国家级、省级、地市级药事管理与药物治疗学委员会，分别为全国和本地区药事管理和药学服务提供技术支持。鼓励有条件的地区试点建立总药师制度，并将总药师纳入药师专家库管理。

2）管理职责

药事管理与药物治疗学委员会（组）的职责包括：

①贯彻执行医疗卫生及药事管理等有关法律、法规、规章。审核制定本医疗机构药事管理和药学工作规章制度，并监督实施。

②制定本医疗机构药品处方集和基本用药供应目录。

③推动药物治疗相关临床诊疗指南和药物临床应用指导原则的制定与实施,监测、评估本医疗机构药物使用情况,提出干预和改进措施,指导临床合理用药。

④分析、评估用药风险和药品不良反应、药品损害事件,并提供咨询与指导。

⑤建立药品遴选制度,审核本临床科室申请的新购入药品、调整药品品种或者供应企业和申报医院制剂等事宜。

⑥监督、指导麻醉药品、精神药品、医疗用毒性药品及放射性药品的临床使用与规范化管理。

⑦对医务人员进行有关药事管理法律法规、规章制度和合理用药知识教育培训。

⑧向公众宣传安全用药知识等。

6.1.3　医疗机构药学部门的设置条件与职责

1)药学部门的设置标准

医疗机构应当根据本医疗机构功能、任务、规模设置相应的药学部门,配备和提供与药学部门工作任务相适应的专业技术人员、设备和设施。三级医院设置药学部,并可根据实际情况设置二级科室;二级医院设置药剂科,其他医疗机构设置药房。

2)药学部门的人员要求

①医疗机构药学专业技术人员不得少于本医疗机构卫生专业技术人员的8%。

②二级综合医院药剂科的药学人员中,具有高等医药院校临床药学专业或者药学专业全日制本科毕业以上学历的,应当不低于药学专业技术人员总数的20%,药学专业技术人员中具有副高级以上药学专业技术职务任职资格的应当不低于6%。

③三级综合医院药学部药学人员中具有高等医药院校临床药学专业或者药学专业全日制本科毕业以上学历的,应当不低于药学专业技术人员的30%,药学专业技术人员中具有副高级以上药学专业技术职务任职资格的,应当不低于13%,教学医院应当不低于15%。

二级以上医院药学部门负责人应当具有高等学校药学专业或者临床药学专业本科以上学历,及本专业高级技术职务任职资格;除诊所、卫生所、医务室、卫生保健所、卫生站以外的其他医疗机构药学部门负责人应当具有高等学校药学专业专科以上或者中等学校药学专业毕业学历,及药师以上专业技术职务任职资格。

任务 6.2　医疗机构药品配备、购进与储存管理

6.2.1　医疗机构药品配备和采购管理

医疗机构临床使用的药品采购工作由药学部门承担。医疗机构药事管理与药物治疗

学委员会要按照集体决策、程序公开、阳光采购的要求,根据省级药品集中采购结果,确定药品生产企业或药品上市许可持有人,由生产企业或药品上市许可持有人确定配送企业。医疗机构药学部门负责本机构药品统一采购,严格执行药品购入检查、验收等制度。医疗机构应当坚持以临床需求为导向,坚持合理用药,严格执行通用名处方规定。公立医疗机构应当认真落实国家和省级药品集中采购要求,切实做好药品集中采购和使用相关工作,依托省级药品集中采购平台,积极参与建设全国统一开放的药品公共采购市场。

1)规范医疗机构用药目录

医疗机构要依据安全、有效、经济的用药原则和本机构疾病治疗特点,及时优化本机构用药目录。国家以临床用药需求为导向,动态调整国家基本药物目录。各地要加大力度促进基本药物优先配备使用,推动各级医疗机构形成以基本药物为主导的"1+X"用药模式。"1"为国家基本药物目录中的药物;"X"为非基本药物,应当经过医疗机构药事管理与药物治疗学委员会充分评估论证,并优先选择国家组织集中采购和使用药品及国家医保目录药品。鼓励城市医疗集团、县域医疗共同体等建立药品联动管理机制,规范各级医疗机构用药目录。

2)药品购进渠道与质量管理

(1)药品购进渠道

医疗机构应当从药品上市许可持有人或者具有药品生产、经营资格的企业购进药品;但是,购进未实施审批管理的中药材和中药饮片除外。

医疗机构在签订药品采购合同之前,要逐一查验供货商的许可文件和供应品种的许可文件,并核实销售人员持有的授权书原件和身份证原件,授权书原件应当载明授权销售的品种、地域、期限,注明销售人员的身份证号码,并加盖本企业原印章和企业法定代表人印章(或者签名),确保进货渠道的合法性。

(2)采购药品质量管理和进货检查验收制度

①建立并执行进货检查验收制度。验明药品合格证明和其他标识。药品必须要有批准文号和生产批号,应有产品合格证。中药材和中药饮片应有包装并附有质量合格的标志,特殊管理药品和外用药品包装的标签或说明书上应有规定的标识和警示说明,处方药和非处方药的标签、说明书上应有相应的警示语或忠告语,非处方药的包装要有国家规定的专有标识,进口药品要有中文包装和说明书等。不符合规定要求的,不得购进和使用。

购进药品应当逐批验收,并建立真实、完整的药品验收记录;药品验收记录应当包括药品通用名称、生产厂商、规格、剂型、批号、生产日期、有效期、批准文号、供货单位、数量、价格、购进日期、验收日期、验收结论等内容;验收记录必须按规定保存至超过药品有效期1年,但不得少于3年。妥善保有首次购进药品加盖供货单位原印章的前述证明文件的复印件,保存期不得少于5年。

《关于在公立医疗机构药品采购中推行"两票制"的实施意见(试行)》(国医改办发〔2016〕4号)规定,公立医疗机构在药品验收入库时,必须验明票、货、账三者一致方可入库、使用,不仅要向配送药品的流通企业索要、验证发票,还应当要求流通企业出具加盖印章的由生产企业提供的进货发票复印件,两张发票的药品流通企业名称、药品批号等相关内容互相印证,且作为公立医疗机构支付药品货款凭证,纳入财务档案管理。每个药品品种的进货发票复印件至少提供一次。鼓励有条件的地区使用电子发票,通过信息化手段验证"两票制"。

②真实、完整的药品购进记录。药品购进记录必须注明药品的通用名称、剂型、规格、批号、有效期、生产厂商、供货单位、购货数量、购进价格、购货日期以及国务院药品监督管理部门规定的其他内容。从药品生产企业、药品批发企业采购药品时,供货企业开具的票据应标明供货单位名称、药品名称、生产厂商、批号、数量、价格等内容的销售凭证。对留存的资料、销售凭证和购进(验收)记录等,应当按规定保存至超过药品有效期1年,但不得少于3年。

③个人设置的门诊部、诊所等医疗机构不得配备常用药品和急救药品以外的其他药品。

④医疗机构应当制定本医疗机构药品采购工作流程;建立健全药品成本核算和账务管理制度。

6.2.2 医疗机构药品库存管理

《药品管理法》明确规定,医疗机构应当有与所使用药品相适应的场所、设备、仓储设施和卫生环境,制定和执行药品保管制度,采取必要的冷藏、防冻、防潮、防虫、防鼠等措施,保证药品质量。另外,《药品管理法实施条例》《医疗机构药事管理规定》《医疗机构药品监督管理办法(试行)》对医疗机构库存管理进一步细化规定。

1)药品保管养护制度

定期对库存药品进行养护与质量检查,并采取必要的冷藏、防冻、控温、防潮、避光、通风、防火、防虫、防鼠、防污染等措施,保证药品质量。医疗机构应当建立药品效期管理制度。药品发放应当遵循"近效期先出"的原则。

2)药品分类储存

医疗机构应当有专用的场所和设施、设备储存药品。药品的存放应当符合药品说明书标明的条件。在急诊室、病区护士站等场所需要临时存放药品的,应当配备符合药品存放条件的专柜。有特殊存放要求的,应当配备相应设备。

医疗机构储存药品,应当按照药品属性和类别分库、分区、分仓存放,并实行色标管理。

药品与非药品分开存放;化学药品、生物制品、中药材、中药饮片、中成药应当分别储存,分类定位存放;过期、变质、被污染等药品应当放置在不合格库(区);易燃、易爆、强腐蚀性等危险性药品应当另设仓库单独储存,并设置必要的安全设施。

3)特殊药品专库或专柜储存

麻醉药品、精神药品、医疗用毒性药品、放射性药品等特殊管理的药品,应当专库或专柜存放,并具有相应的安全保障措施。

4)配备药品养护人员、建立养护档案

医疗机构应当配备药品养护人员,定期对储存药品进行检查和养护,监测和记录储存区域的温湿度,维护储存设施设备,并建立相应的养护档案。

任务 6.3　处方与调配管理

案例导入

患者张某到某医院就诊,医生诊断后为张某开具了处方,该处方中的几种药品均是用代码来表示的。张某拿着该处方到医院外的药店购买处方上的药品,药店的工作人员表示看不懂这些代码究竟代表何种药品。张某只得返回医院,拿着这张神秘的代码处方到该医院内的药房去交费取药。医院药房的工作人员按照处方上的代码,顺利地为张某把药取了出来。

据调查,这家医院使用代码为患者开具处方已经有一段时间了,其目的主要是防止患者拿着医院开具的处方到医院外的药店自行购药。

讨论:1.医疗机构是否可以限制门诊就诊人员持处方到药品零售企业购药?

2.医疗机构开具代码处方的行为应如何处理? 依据是什么?

6.3.1　处方管理

为规范处方管理,提高处方质量,促进合理用药,保障医疗安全,根据《中华人民共和国执业医师法》《药品管理法》《医疗机构管理条例》《麻醉药品和精神药品管理条例》等有关法律、法规,卫生部发布了《处方管理办法》,自 2007 年 5 月 1 日起施行。

1)处方的概念

处方是指由注册的执业医师和执业助理医师(以下简称"医师")在诊疗活动中为患者开具的、由取得药学专业技术职务任职资格的药学专业技术人员(以下简称"药师")审核、调配、核对,并作为患者用药凭证的医疗文书。处方包括医疗机构病区用药医嘱单。

医师开具处方和药师调配处方应当遵循安全、有效、经济的原则。处方是药学技术人员为患者调配、发药的凭据,是处方开具者与处方调配者之间的书面依据,具有法律上、技术上和经济上的意义。处方必须认真调配,仔细核对,防止差错,并加以妥善保存。

2)处方标准

处方标准由国家卫生计生委统一规定,处方格式由省、自治区、直辖市卫生行政部门

统一制定,处方由医疗机构按照规定的标准和格式印刷。

(1)处方内容

处方内容包括前记、正文、后记。

①前记:包括医疗机构名称、费别、患者姓名、性别、年龄、门诊或住院病历号,科别或病区和床位号、临床诊断、开具日期等。可添加特殊要求的项目。麻醉药品和第一类精神药品处方还应当包括患者身份证明编号,代办人姓名、身份证明编号。

②正文:以 Rp 或 R(拉丁文 Recipe,"请取"的缩写)标示,分列药品名称、剂型、规格、数量、用法用量。

③后记:医师签名或者加盖专用签章,药品金额以及审核、调配,核对、发药药师签名或者加盖专用签章。

(2)处方识别

处方颜色包括白色、淡黄色、淡绿色和淡红色。

①普通处方的印刷用纸为白色。

②急诊处方印刷用纸为淡黄色,右上角标注"急诊"。

③儿科处方印刷用纸为淡绿色,右上角标注"儿科"。

④麻醉药品和第一类精神药品处方印刷用纸为淡红色,右上角标注"麻、精一"。

⑤第二类精神药品处方印刷用纸为白色,右上角标注"精二"。

📋 拓展知识

《处方管理办法》第七条规定

药品剂量与数量用阿拉伯数字书写。剂量应当使用法定剂量单位:重量以克(g)、毫克(mg)～微克(μg)、纳克(ng)为单位;容量以升(L)、毫升(mL)为单位;国际单位(lU)、单位(U);中药饮片以克(g)为单位。

片剂、丸剂、胶囊剂、颗粒剂分别以片、丸、粒、袋为单位;溶液剂以支、瓶为单位;软膏及乳膏剂以支、盒为单位;注射剂以支、瓶为单位,应当注明含量;中药饮片以剂为单位。

-----

3)处方权限的规定

①经注册的执业医师在执业地点取得相应的处方权。经注册的执业助理医师在医疗机构开具的处方,应当经所在执业地点执业医师签名或加盖专用签章后方有效。

②经注册的执业助理医师在乡、民族乡、镇、村的医疗机构独立从事一般的执业活动,可以在注册的执业地点取得相应的处方权。

③医师应当在注册的医疗机构签名留样或者专用签章备案后,方可开具处方。

④医疗机构应当按照有关规定,对本机构执业医师和药师进行麻醉药品和精神药品使用知识和规范化管理的培训。执业医师经考核合格后取得麻醉药品和第一类精神药品

的处方权,药师经考核合格后取得麻醉药品和第一类精神药品调剂资格。医师取得麻醉药品和第一类精神药品处方权后,方可在本机构开具麻醉药品和第一类精神药品处方,但不得为自己开具该类药品处方。药师取得麻醉药品和第一类精神药品调剂资格后,方可在本机构调剂麻醉药品和第一类精神药品。

⑤试用期人员开具处方,应当经所在医疗机构有处方权的执业医师审核并签名或加盖专用签章后方有效。

⑥进修医师由接收进修的医疗机构对其胜任本专业工作的实际情况进行认定后授予相应的处方权。

4）处方书写的规则

处方书写应当符合下列规则：

①患者一般情况、临床诊断填写清晰、完整,并与病历记载相一致。

②每张处方限于一名患者的用药。

③字迹清楚,不得涂改;如需修改,应当在修改处签名并注明修改日期。

④药品名称应当使用规范的中文名称书写,没有中文名称的可以使用规范的英文名称书写;医疗机构或者医师、药师不得自行编制药品缩写名称或者使用代号;书写药品名称、剂量、规格、用法、用量要准确规范,药品用法可用规范的中文、英文、拉丁文或者缩写体书写,但不得使用"遵医嘱""自用"等含糊不清字句。

⑤患者年龄应当填写实足年龄,新生儿、婴幼儿写日、月龄,必要时要注明体重。

⑥西药和中成药可以分别开具处方,也可以开具一张处方,中药饮片应当单独开具处方。

⑦开具西药、中成药处方,每一种药品应当另起一行,每张处方不得超过5种药品。

⑧中药饮片处方的书写,一般应当按照"君、臣、佐、使"的顺序排列;调剂、煎煮的特殊要求注明在药品右上方,并加括号,如布包、先煎、后下等;对饮片的产地、炮制有特殊要求的,应当在药品名称之前写明。

⑨药品用法用量应当按照药品说明书规定的常规用法用量使用,特殊情况需要超剂量使用时,应当注明原因并再次签名。

⑩除特殊情况外,应当注明临床诊断。

⑪开具处方后的空白处画一斜线以示处方完毕。

⑫处方医师的签名式样和专用签章应当与院内药学部门留样备查的式样相一致,不得任意改动,否则应当重新登记留样备案。

5）处方的有效期和限量规定

（1）规定一：处方开具当日有效

特殊情况下需延长有效期的,由开具处方的医师注明有效期限,但有效期最长不得超过3天。

（2）规定二：处方一般不得超过7日用量

急诊处方一般不得超过3日用量;对于某些慢性病、老年病或特殊情况,处方用量可适当延长,但医师应当注明理由。

(3)规定三:麻醉药品、精神药品处方的用法和用量要求

①为门(急)诊患者开具的麻醉药品注射剂,每张处方为一次常用量;控缓释制剂,每张处方不得超过 7 日常用量;其他剂型,每张处方不得超过 3 日常用量。

②第一类精神药品注射剂,每张处方为一次常用量;控缓释制剂,每张处方不得超过 7 日常用量;其他剂型,每张处方不得超过 3 日常用量。哌甲酯用于治疗儿童多动症时,每张处方不得超过 15 日常用量。

③第二类精神药品一般每张处方不得超过 7 日常用量;对于慢性病或某些特殊情况的患者,处方用量可以适当延长,医师应当注明理由。

④为门(急)诊癌症疼痛患者和中、重度慢性疼痛患者开具的麻醉药品、第一类精神药品注射剂,每张处方不得超过 3 日常用量;控缓释制剂,每张处方不得超过 15 日常用量;其他剂型,每张处方不得超过 7 日常用量。

⑤为住院患者开具的麻醉药品和第一类精神药品处方应当逐日开具,每张处方为 1 日常用量。

⑥对于需要特别加强管制的麻醉药品,盐酸二氢埃托啡处方为一次常用量,仅限于二级以上医院内使用;盐酸哌替啶处方为一次常用量,仅限于医疗机构内使用。

⑦医疗机构应当要求长期使用麻醉药品和第一类精神药品的门(急)诊癌症患者和中、重度慢性疼痛患者,每 3 个月复诊或者随诊一次。

6)处方的保存

医师利用计算机开具、传递普通处方时,应当同时打印出纸质处方,其格式与手写处方一致;打印的纸质处方经签名或者加盖签章后有效。药师核发药品时,应当核对打印的纸质处方,无误后发给药品,并将打印的纸质处方与计算机传递处方同时收存备查。

处方由调剂处方药品的医疗机构妥善保存。普通处方、急诊处方、儿科处方保存期限为 1 年,医疗用毒性药品、第二类精神药品处方保存期限为 2 年,麻醉药品和第一类精神药品处方保存期限为 3 年。

处方保存期满后,经医疗机构主要负责人批准、登记备案,方可销毁。

医疗机构应当根据麻醉药品和精神药品处方开具情况,按照麻醉药品和精神药品品种、规格对其消耗量进行专册登记,登记内容包括发药日期、患者姓名、用药数量。专册保存期限为 3 年。

6.3.2　处方点评

为规范医院处方点评工作,提高处方质量,促进合理用药,保障医疗安全,根据《药品管理法》《中华人民共和国执业医师法》《医疗机构管理条例》《处方管理办法》等有关法律、法规、规章,2010 年 2 月 10 日,卫生部组织制定并印发《医院处方点评管理规范(试

行)》，要求各级医院按照规范，建立健全系统化、标准化和持续改进的处方点评制度，开展处方点评工作。

1) 处方点评

处方点评是根据相关法规、技术规范，对处方书写的规范性及药物临床使用的适宜性（用药适应证、药物选择、给药途径、用法用量、药物相互作用、配伍禁忌等）进行评价，发现存在或潜在的问题，制定并实施干预和改进措施，促进临床药物合理应用的过程。处方点评是医院持续医疗质量改进和药品临床应用管理的重要组成部分，是提高临床药物治疗学水平的重要手段。

2) 处方点评的实施

①医院药学部门应当会同医疗管理部门，根据医院诊疗科目、科室设置、技术水平、诊疗量等实际情况，确定具体抽样方法和抽样率，其中门急诊处方的抽样率不应少于总处方量的千分之一，且每月点评处方绝对数不应少于 100 张；病房（区）医嘱单的抽样率（按出院病历数计）不应少于 1%，且每月点评出院病历绝对数不应少于 30 份。

②医院处方点评小组应当按照确定的处方抽样方法随机抽取处方，并按照"处方点评工作表"对门急诊处方进行点评；病房（区）用药医嘱的点评应当以患者住院病历为依据，实施综合点评，点评表格由医院根据本院实际情况自行制订。

③三级以上医院应当逐步建立健全专项处方点评制度。专项处方点评是医院根据药事管理和药物临床应用管理的现状以及存在的问题，确定点评的范围和内容，对特定的药物或特定疾病的药物（如国家基本药物、血液制品、中药注射剂、肠外营养制剂、抗菌药物、辅助治疗药物、激素等临床使用及超说明书用药、肿瘤患者和围手术期用药等）使用情况进行的处方点评。

④处方点评工作应坚持科学、公正、务实的原则，有完整、准确的书面记录，并通报临床科室和当事人。

⑤处方点评小组在处方点评工作过程中发现不合理处方，应当及时通知医疗管理部门和药学部门。

⑥有条件的医院应当利用信息技术建立处方点评系统，逐步实现与医院信息系统的联网与信息共享。

3) 处方点评的结果

处方点评结果分为合理处方和不合理处方。不合理处方包括不规范处方、用药不适宜处方及超常处方，见表6.1。

表6.1　处方的识别

项　目	内　容
不规范处方	有下列情况之一的,应当判定为不规范处方: ①处方的前记、正文、后记内容缺项,书写不规范或者字迹难以辨认的 ②医师签名、签章不规范或者与签名、签章的留样不一致的 ③药师未对处方进行适宜性审核的(处方后记的审核、调配、核对、发药栏目无审核调配药师及核对发药药师签名,或者单人值班调剂未执行双签名规定) ④新生儿、婴幼儿处方未写明日、月龄的 ⑤西药、中成药与中药饮片未分别开具处方的 ⑥未使用药品规范名称开具处方的 ⑦药品的剂量、规格、数量、单位等书写不规范或不清楚的 ⑧用法、用量使用"遵医嘱""自用"等含糊不清字句的 ⑨处方修改未签名并注明修改日期,或药品超剂量使用未注明原因和再次签名的 ⑩开具处方未写临床诊断或临床诊断书写不全的 ⑪单张门(急)诊处方超过五种药品的 ⑫无特殊情况下,门诊处方超过7日用量,急诊处方超过3日用量,慢性病、老年病或特殊情况下需要适当延长处方用量未注明理由的 ⑬开具麻醉药品、精神药品、医疗用毒性药品、放射性药品等特殊管理药品处方未执行国家有关规定的 ⑭医师未按照抗菌药物临床应用管理规定开具抗菌药物处方的;中药饮片处方药物未按照"君、臣、佐、使"的顺序排列,或未按要求标注药物调剂、煎煮等特殊要求的
用药不适宜处方	有下列情况之一的,应当判定为用药不适宜处方: ①适应证不适宜的 ②遴选的药品不适宜的 ③药品剂型或给药途径不适宜的 ④无正当理由不首选国家基本药物的 ⑤用法、用量不适宜的 ⑥联合用药不适宜的 ⑦重复给药的 ⑧有配伍禁忌或者不良相互作用的 ⑨其他用药不适宜情况的
超常处方	有下列情况之一的,应当判定为超常处方: ①无适应证用药 ②无正当理由开具高价药的 ③无正当理由超说明书用药的 ④无正当理由为同一患者同时开具两种以上药理作用相同药物的

6.3.3　调剂管理

1)调剂的概念

调剂指配药、配方、发药,又称为调配处方。调剂业务是药学技术服务的重要组成部分,是集专业性、技术性、管理性、法律性、事务性和经济性为一体的活动过程,也是药剂人员、医护人员、患者协同活动的过程。调剂工作中要充分发挥药学技术的保障作用、配发的药品准确无误、质量优良、使用合理、优化流程、规范操作,加强对患者合理用药的指导,旨在为患者提供优质的药学服务。

2)调剂业务分类

调剂业务可以分为门(急)诊调剂业务管理、住院部调剂业务管理、中药调剂业务管理和静脉用药集中调配管理等。

3)调剂工作的流程

调剂工作是一个过程,其具体流程见图6.1。

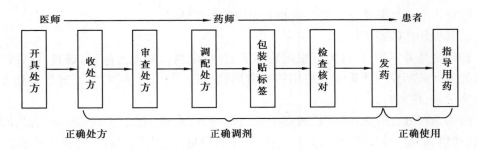

图6.1　调剂的流程示意图

4)调剂工作的步骤

以门诊调剂为例,调剂工作可分为以下几个步骤:

①准备工作:包括准备包装器材,清理台面,清查药品存量和按照一日调剂用量增补药品等。

②收处方与审查处方:调剂人员从患者处接受处方或从医护人员处接受请领单处方;同时,着重审查处方书写是否正确与合理。

③调配处方:按照医师处方进行配药。

④包装与贴标签:在所调配的药品包装上写明患者的姓名和药品的用法、用量等。

⑤检查与核对处方:仔细核对所取的药品与处方药品是否一致,防止差错。

⑥发药并指导用药:将调配好并已核对过的药品发给患者的过程。发药时应核对患者姓名,确认无误后将处方中药品逐个发给患者并说明用法、用量和注意事项等。

5)调剂人员的资格要求

《处方管理办法》规定,取得药学专业技术职务任职资格的人员方可从事处方调剂工作。药师在执业的医疗机构取得处方调剂资格。药师签名或者专用签章式样应当在本机构留样备查。具有药师以上专业技术职务任职资格的人员负责处方审核、评估、核对、发药以及安全用药指导;药师从事处方调配工作。

6)调剂工作的要求

药师应当凭医师处方调剂处方药品,非经医师处方不得调剂。药师应当按照操作规程调剂处方药品:认真审核处方,准确调配药品,正确书写药袋或粘贴标签,注明患者姓名和药品名称、用法、用量、包装;向患者交付药品时,按照药品说明书或者处方用法,进行用药交待与指导,包括每种药品的用法、用量、注意事项等。药师应当认真逐项检查处方前记、正文和后记书写是否清晰、完整,并确认处方的合法性。

药师应当对处方用药适宜性进行审核,审核内容包括:

①规定必须做皮试的药品,处方医师是否注明过敏试验及结果的判定。

②处方用药与临床诊断的相符性。

③剂量、用法的正确性。

④选用剂型与给药途径的合理性。

⑤是否有重复给药现象。

⑥是否有潜在临床意义的药物相互作用和配伍禁忌。

⑦其他用药不适宜情况。

药师经处方审核后,认为存在用药不适宜时,应当告知处方医师,请其确认或者重新开具处方。药师发现严重不合理用药或者用药错误,应当拒绝调剂,及时告知处方医师,并应当记录,按照有关规定报告。

药师调剂处方时必须做到"四查十对":查处方,对科别、姓名、年龄,查药品,对药名、剂型、规格、数量,查配伍禁忌,对药品性状、用法用量,查用药合理性,对临床诊断。

药师在完成处方调剂后,还须在处方上签名或者加盖专用签章。药师应当对麻醉药品和第一类精神药品处方,按年月日逐日编制顺序号。药师对于不规范处方或者不能判定其合法性的处方,不得调剂。

7)调剂业务管理

(1)门诊调剂业务管理

①独立配方法。从收方到发药均由1名调剂人员独立完成。此方法节省人力,但是对调剂人员的要求比较高,容易出现差错。适合小药房和急诊药房的调剂工作。

②流水作业配方法。又称协作配方法。整个调剂过程由多名调剂人员具体分工,协作完成。通常由1人收方及审查处方,1~2人调配处方,1人核对及发药。此方法分工具体、工作有序、责任明确、效率较高。药品经第二人核对后发出,可减少差错,但需要较多的人力。此法适合大型医院门诊以及候药患者较多的情况。

③结合法。即将独立配方法与流水作业配方法相结合。1人负责收方、审查处方以及核对发药,另外1人负责调配处方。此方法结合了上述两种方法的优点,既不容易发生差错,又节省人力,且效率较高。此法普遍适用于各类医院的门诊调剂工作,是目前使用较

为广泛的一种方法。

目前,国内有些医院采用计算机发药,医师用计算机开具处方,处方信息被输入到计算机内,经审查核对后,与计算机相连接的发药机将药品通过传送带输送到发药窗口,由调剂人员核对无误后发出药品。此法节约人力,差错率低,效率较高。

（2）住院部调剂业务管理

①凭处方发药制。医师给住院患者开出处方或用药医嘱单,护士凭处方直接到住院调剂室取药,调剂人员按处方发药。这种发药方式可以使药师了解患者的用药情况,有利于发挥药师的监督作用,及时纠正临床不合理用药的情况,促进安全、合理用药。但工作量较大,仅适用于特殊情况下的取药。

②病区小药柜制。按照各个病区的专业特点和床位数,在病区内设小药柜,储存一定数量的常用药品及少量的急救药品,由护士按照用药医嘱给患者使用,通常是在夜间。次日,护士根据用药医嘱单,到住院调剂室领取补充消耗的药品。这种方式便于患者及时用药,减轻了护士和调剂人员的工作量。但药师不能及时审核,不易了解药品的使用情况和患者的用药情况,不能及时纠正用药过程中出现的问题。此外,病区储存的药品,容易造成积压、浪费等现象。

③中心摆药制。在病区的适当位置设立中心摆药室,由药学专业技术人员负责调配以往由药剂人员和护士分工合作的摆药方式,已经逐步被由药学专业技术人员负责的摆药方式所取代。摆药人员根据用药医嘱把药品摆入患者药杯（盒）中,由病区治疗护士核对后发给患者服用。这种方式由药师集中保管药品,可有效地避免药品变质、过期失效和浪费。摆药经过多重核对,可减少差错,但摆好的药品置于药杯（盒）中,运送不便,且在运送过程中容易受到污染。

（3）静脉用药集中调配管理

为加强医疗机构药事管理,规范临床静脉用药集中调配,提高静脉用药质量,促进静脉用药合理使用,保障静脉用药安全,根据《药品管理法》和《处方管理办法》,2010年4月20日,卫生部颁布了《静脉用药集中调配质量管理规范》及《静脉用药集中调配操作规程》。该规范是静脉用药集中调配工作质量管理的基本要求,适用于肠外营养液、危害药品和其他静脉用药调剂的全过程。《医疗机构药事管理规定》规定肠外营养液、危害药品静脉用药应当实行集中调配供应。医疗机构根据临床需要建立静脉用药调配中心（室）,实行集中调配供应。静脉用药调配中心（室）应当符合《静脉用药集中调配质量管理规范》,由所在地设区的市级以上卫生行政部门组织技术审核、验收,合格后方可集中调配静脉用药。在静脉用药调配中心（室）以外调配静脉用药,参照《静脉用药集中调配质量管理规范》执行。医疗机构建立的静脉用药调配中心（室）应当报省级卫生行政部门备案。

静脉用药集中调配是指医疗机构药学部门根据医师处方或用药医嘱,经药师进行适宜性审核,由药学专业技术人员按照无菌操作要求,在洁净环境下对静脉用药物进行加药混合调配,使其成为可供临床直接静脉输注使用的成品输液操作过程。静脉用药集中调配是药品调剂的一部分。

临床医师开具静脉输液治疗处方或用药医嘱→用药医嘱信息传递→药师审核→打印

标签→贴签摆药→核对→混合调配→输液成品核对→输液成品包装→分病区放置于密闭容器中、加锁或封条→由工人送至病区→病区药疗护士开锁（或开封）核对签收→给患者用药前护士应当再次与病历用药医嘱核对→给患者静脉输注用药。

任务 6.4　医疗机构制剂管理

案例导入

　　某市食品药品监督管理局在检查时发现，该市 A 医院取得了"医疗机构制剂许可证"，且该院自制的某外用制剂也取得了医疗机构制剂批准文号。A 医院不仅在本院内使用此种制剂，并将其销售给该市的 B 医院，B 医院将其给本院的患者使用。

　　讨论：1.什么是医疗机构制剂？

　　　　　2.医疗机构制剂的特点是什么？

　　　　　3.A、B 两所医院的行为是否违法？为什么？

　　《药品管理法实施条例》规定，医疗机构制剂是指医疗机构根据本单位临床需要经批准而配制、自用的固定处方制剂。医疗机构配制的制剂，应当是本单位临床需要而市场上没有供应的品种，并须经所在地省、自治区、直辖市药品监督管理部门批准后方可配制。配制的制剂必须按照规定进行质量检验；合格的，凭医师处方在本医疗机构使用。为了加强医疗机构制剂的监督管理，2001 年 3 月 13 日，《医疗机构制剂配制质量管理规范》（试行）发布实施；2005 年 6 月 1 日，《医疗机构制剂配制监督管理办法》（试行）开始施行；2005 年 8 月 1 日，《医疗机构制剂注册管理办法》开始施行。相关法律、法规和规章对医疗机构制剂的管理进行了明确的规定，促进医疗机构制剂配制向规范化方向发展，医疗机构制剂管理进入法制化轨道。

6.4.1　医疗机构制剂概述

　　医疗机构制剂作为医院药学的重要组成部分，有其特殊性，如使用量不定、规模小、储存时间短、针对性强等。它不仅可以补充工业制药的空白，而且有一定的及时性和灵活性，为临床医疗和科研提供服务。但它又不同于临时配方，属于药品生产范畴。因为医院制剂批量小、品种多、配制环境及设施设备差、质量检验机构不健全、质量检验不严格等，由此引发许多质量问题。国内外药政部门加强了对医院制剂质量监督管理，并限制配制大输液等生产条件要求很高的产品。

　　医疗机构配制制剂的质量直接关系到医疗质量和患者的身体健康，我国政府历来对此十分重视,并相继出台法律法规对其进行规范管理,确保医疗机构制剂的安全性、有效性、经济性及合理性,具有十分重要的意义。

医疗机构制剂又称医院制剂。《药品管理法实施条例》规定,医疗机构制剂是指医疗机构根据本单位临床需要经批准而配制、自用的固定处方制剂。所谓"固定处方制剂"是指制剂处方固定不变,配制工艺成熟,并且可在临床上长期使用于某一病症的制剂。

🖎 **拓展知识**

医疗机构制剂的特点

①实行制剂许可证管理:医疗机构开办制剂室必须向省级药品监督管理部门提交医疗机构制剂许可证申请表等有关材料,取得医疗机构制剂许可证后方可配制。医院制剂必须由制剂室药剂人员配制,其他科室(放射性核素室配制的放射性核素制剂除外)不得配制。

②实行制剂批准文号管理:医疗机构配制制剂,必须按照国务院药品监督管理部门的规定报送有关资料和样品,经所在地省级药品监督管理部门批准,并发给制剂批准文号后,方可进行配制。

③品种补缺、剂型多样:医疗机构配制的制剂只限于临床需要而市场上没有供应的品种,以方便临床使用,弥补市场供应的不足。制剂品种可以是中药制剂和化学药品制剂,涉及多种剂型,不仅包括治疗用药,也包括一些辅助治疗用药、诊断试剂、消毒剂等。

④质量检验合格:医院制剂必须按规定进行质量检验,检验合格的,凭医生处方使用。

⑤自用为主原则:医疗机构配制的制剂必须坚持自用为主原则,只能在本医疗机构内凭医师处方使用。特殊情况下,经省级以上药品监督管理部门批准在规定的期限内,可以在指定的医疗机构之间调剂使用,不得在市场销售或者变相销售。

⑥不得发布广告:医疗机构配制制剂不得发布广告。

6.4.2　医疗机构制剂管理

1)医疗机构配制制剂的许可制度

医疗机构制剂许可证是医疗机构配制制剂的法定凭证。《药品管理法》规定,医疗机构配制制剂,须经所在省、自治区、直辖市人民政府卫生行政部门审核同意,由省、自治区、直辖市人民政府药品监督管理部门批准,发给医疗机构制剂许可证。无医疗机构制剂许可证的,不得配制制剂。

(1)医疗机构制剂许可证的申请

医疗机构设立制剂室,应当向所在地省级药品监督管理部门提出申请并提交规定材料。

（2）医疗机构制剂许可证验收标准

根据《药品管理法》及其实施条例、医疗机构制剂许可证验收标准及《医疗机构制剂配制监督管理办法》（试行）等相关法律、法规的规定，医疗机构开办制剂室必须具有能够保证制剂质量的机构与人员、设施与设备、检验仪器、卫生条件和管理制度，符合《医疗机构制剂配制质量管理规范》（试行）的规定。

（3）医疗机构制剂许可证的管理

医疗机构制剂许可证分正本和副本。正、副本具有同等法律效力，有效期为 5 年。许可证的格式由国家食品药品监督管理局统一规定。医疗机构制剂许可证有效期届满需要继续配制制剂的，应当在有效期届满前 6 个月，向原发证机关申请换发医疗机构制剂许可证。

医疗机构制剂许可证应当载明证号、医疗机构名称、医疗机构类别、法定代表人、制剂室负责人、配制范围、注册地址、配制地址、发证机关、发证日期、有效期限等项目。其中由食品药品监督管理部门核准的许可事项为：制剂室负责人、配制地址、配制范围、有效期限。证号和配制范围按国家食品药品监督管理局规定的编号方法和制剂类别填写。

2）医疗机构制剂注册管理

为加强医疗机构制剂的管理，规范医疗机构制剂的申报与审批，根据《药品管理法》及其实施条例，国家食品药品监督管理局制定了《医疗机构制剂注册管理办法》（试行）。该办法对医疗机构申请制剂的配制、调剂使用、审批、检验和监督管理作出了规定。

（1）医疗机构制剂的申请人

应当是持有医疗机构执业许可证并取得医疗机构制剂许可证的医疗机构。

（2）申报资料项目

制剂名称及命名依据；立题目的以及该品种的市场供应情况；证明性文件；标签及说明书设计样稿；处方组成、来源、理论依据以及使用背景情况；配制工艺的研究资料及文献资料；质量研究的试验资料及文献资料；制剂的质量标准草案及起草说明；制剂的稳定性试验资料；样品的自检报告书；辅料的来源及质量标准；直接接触制剂的包装材料和容器的选择依据及质量标准；主要药效学试验资料及文献资料；急性毒性试验资料及文献资料；长期毒性试验资料及文献资料；临床研究方案及临床研究总结。

（3）禁止性规定

有下列情形之一的，不得作为医疗机构制剂申报：

①市场上已有供应的品种。

②含有未经国家食品药品监督管理局批准的活性成分的品种。

③除变态反应原外的生物制品。

④中药注射剂。

⑤中药、化学药组成的复方制剂。

⑥麻醉药品、精神药品、医疗用毒性药品、放射性药品。

⑦其他不符合国家有关规定的制剂。

（4）临床前研究

申请医疗机构制剂，应当进行相应的临床前研究，包括处方筛选、配制工艺、质量指标、药理、毒理学研究等。所报送的资料应当真实、完整、规范。制剂的名称，应当按照国家食品药品监督管理局颁布的药品命名原则命名，不得使用商品名称。配制制剂使用的辅料和直接接触制剂的包装材料、容器等，应当符合国家食品药品监督管理局有关辅料、直接接触药品的包装材料和容器的管理规定。制剂的说明书和包装标签由省级食品药品监督管理部门根据申请人申报的资料，在批准制剂申请时一并予以核准。

（5）临床研究

医疗机构制剂的临床研究，应当在获得"医疗机构制剂临床研究批件"后，取得受试者知情同意书以及伦理委员会的同意，按照《药物临床试验质量管理规范》（GCP）的要求实施，在本医疗机构按照临床研究方案进行，受试例数不得少于 60 例。申请配制的化学制剂已有同品种获得制剂批准文号的，可以免于进行临床研究。

（6）核发制剂

注册批件及制剂批准文号完成临床研究后，申请人向所在地省级药品监督管理部门报送临床研究总结资料。省级药品监督管理部门组织技术审评，认为符合规定的，核发"医疗机构制剂注册批件"及制剂批准文号。医疗机构制剂批准文号的格式为：

$$X \text{ 药制字 } H(Z) + 4 \text{ 位年号} + 4 \text{ 位流水号}$$

X 为省、自治区、直辖市简称，H 为化学制剂，Z 为中药制剂。

医疗机构制剂批准文号的有效期为 3 年。有效期届满需要继续配制的，申请人应当在有效期届满前 3 个月按照原申请配制程序提出再注册申请，报送有关资料。

（7）补充申请与再注册

医疗机构配制制剂，应当严格执行经批准的质量标准，不得擅自变更工艺、处方、配制地点和委托配制单位。需要变更的，申请人应当提出补充申请，报送相关资料，经批准后方可执行。

✎ **课堂讨论**

新药注册管理与医疗机构制剂注册管理都要求进行临床前研究和临床研究，两者有何异同？

6.4.3　医疗机构制剂配制质量管理

医疗机构配制制剂实际上是一种药品生产过程，应当按药品生产企业的要求进行质量管理。国家药品监督管理部门为了加强对医疗机构制剂的质量管理，根据《药品管理法》及其实施条例的规定，参照《药品生产质量管理规范》的基本准则，制定《医疗机构制剂配制质量管理规范》（试行）（以下简称《制剂规范》）。《制剂规范》是医疗机构制剂配制和质量管理的基本准则，适用于制剂配制的全过程。

任务 6.5　药物临床应用管理

药物临床应用管理是对医疗机构临床诊断、预防和治疗疾病用药全过程实施监督管理。医疗机构应当遵循安全、有效、经济的合理用药原则,尊重患者对药品使用的知情权和隐私权。随着临床药学的发展,药师逐渐涉足临床用药领域。药师参加查房,对患者的药物治疗方案提出合理建议、对个别药物进行治疗药物监测、提供药物情报咨询服务、监测和报告药品不良反应等,这些任务始终贯穿着临床用药管理这个主题。

6.5.1　合理用药概述

世界卫生组织(WHO)认为全球有三分之一的患者死于用药不当,全球有七分之一的患者不是死于自然固有的疾病,而是不合理用药。1985 年,WHO 在肯尼亚首都内罗毕召开的合理用药专家会议上把合理用药定义为:合理用药要求患者接受的药物适合他们的临床需要,药物剂量符合他们的个体需要,疗程足够、药价对患者及其社区最为低廉。随着药学学科的发展,国际药学界的专家赋予合理用药更科学、完整的定义:以当代药物和疾病的系统知识和理论为基础,安全、有效、经济、适当地使用药品。安全、有效强调以最小的治疗风险获得尽可能大的治疗效益,经济强调以尽可能低的治疗成本取得尽可能好的治疗效果,合理使用有限的卫生资源,减轻患者及社会的经济负担,适当是将适当的药物,以适当的剂量,在适当的时间,经适当的给药途径,给适当的患者,使用适当的疗程,达到适当的治疗目标。

合理用药涉及面广,工作比较复杂。随着医药科技的发展,药物品种不断增加,药物作为医疗中的重要手段,临床药物治疗水平并未随药品的增加而提高,如药品浪费、不合理用药引起的药源性疾病等,危害了人类健康和生命安全,浪费了有限的社会资源,增加了人类生存空间日益匮乏的资源负担。目前,不合理使用抗菌药物导致的细菌耐药已经成为全球严重的公共卫生问题,2011 年世界卫生日的主题是"抵御耐药性——今天不采取行动,明天就无药可用"。我国政府十分重视合理用药工作,原卫生部采取了一系列措施,加强抗菌药物临床应用管理,规范医务人员用药行为,推进临床合理使用抗菌药物。2011年 4 月 18 日,原卫生部下发了《2011 年全国抗菌药物临床应用专项整治活动方案》,为进一步巩固 2011 年全国抗菌药物临床应用专项整治活动成果,促进抗菌药物合理使用。2012 年 3 月 5 日,原卫生部下发了《2012 年全国抗菌药物临床应用专项整治活动方案》。2012 年 8 月 1 日,原卫生部发布实施《抗菌药物临床应用管理办法》,标志着我国抗菌药物临床应用管理迈入法制化、制度化轨道。

合理用药涉及医疗卫生大环境的综合治理,依赖于国家相关方针政策的制定和调整,受到与用药有关各方面人员的道德情操、行为动机、心理因素等的影响。当前,合理用药作为临床用药管理的核心内容,已成为医院药事管理研究讨论的重要课题。

🖈 **知识链接**

抗菌药物临床应用分级管理

《抗菌药物临床应用管理办法》第六条规定：抗菌药物临床应用实行分级管理。根据安全性、疗效、细菌耐药性、价格等因素，将抗菌药物分为三级：非限制使用级、限制使用级与特殊使用级。具体划分标准如下：

（一）非限制使用级抗菌药物是指经长期临床应用证明安全、有效，对细菌耐药性影响较小，价格相对较低的抗菌药物；

（二）限制使用级抗菌药物是指经长期临床应用证明安全、有效，对细菌耐药性影响较大，或者价格相对较高的抗菌药物；

（三）特殊使用级抗菌药物是指具有以下情形之一的抗菌药物：

1.具有明显或者严重不良反应，不宜随意使用的抗菌药物；

2.需要严格控制使用，避免细菌过快产生耐药的抗菌药物；

3.疗效、安全性方面的临床资料较少的抗菌药物；

4.价格昂贵的抗菌药物。

抗菌药物分级管理目录由各省级卫生行政部门制定，报卫生部备案。

6.5.2　临床用药管理

1）合理用药的原则

合理用药是指安全、有效、经济地使用药物。医疗机构应当遵循有关药物临床应用指导原则、临床路径、临床诊疗指南和药品说明书等合理使用药物；对医师处方、用药医嘱的适宜性进行审核。

2019年12月20日，国家卫生健康委发布《国家卫生健康委办公厅关于做好医疗机构合理用药考核工作的通知》（国卫办医函〔2019〕903号），要求取得医疗机构执业许可证，且使用药物的医疗机构均应当接受考核，合理用药考核的重点内容，应当至少包括：

①麻醉药品和精神药品、放射性药品、医疗用毒性药品、药品类易制毒化学品、含兴奋剂药品等特殊管理药品的使用和管理情况。

②抗菌药物、抗肿瘤药物、重点监控药物的使用和管理情况。

③公立医疗机构国家基本药物配备使用情况。

④公立医疗机构国家组织药品集中采购中选品种配备使用情况。

⑤医保定点医疗机构国家医保谈判准入药品配备使用情况。

2）药物临床应用管理规定

①加强医疗机构药品安全管理。

②提高医师临床合理用药水平。

③强化药师或其他药学技术人员对处方的审核。

④加强合理用药管理和绩效考核。

⑤开展药品使用监测和临床综合评价。

⑥规范药品推广和公立医疗机构药房管理。

⑦医疗机构应当建立药品不良反应、用药错误和药品损害事件监测报告制度。

2019年5月22日,国家卫生健康委发布《关于印发2019年纠正医药购销领域和医疗服务中不正之风工作要点的通知》(国卫医函〔2019〕90号),要求完善医药购销用全程监管,推进医药购销改革,切实抓好医保准入专项谈判药品落地工作。杜绝公立医院外包、出租或托管药房。打击医药行业虚开发票等涉税违法行为。落实带量采购中选药品年度采购量。规范药品临床使用,严格落实按药品通用名开具处方的要求,确保试点城市在同等条件下优先选择使用带量采购中选药品。严厉处罚搭售药品行为。实行医药代表院内登记备案管理,规范医药代表院内接待制度。整顿规范医疗服务秩序,保障患者知情同意权,严厉打击治疗过程中随意增加项目、违规开展禁止类和限制类技术临床应用、超出登记范围执业技术操作、以医疗名义向患者推销产品、使用"医托"或发布虚假广告、夸大宣传诱导患者就医、编造疾病欺骗群众就医、诱使群众接受虚假医疗检查或手术等行为。加强督查考核,确保"合理检查、合理治疗、合理用药"规范落实。规范医学学术合作,持续打击骗保行为,严惩供销链条违法犯罪,加强医疗废物管理。

6.5.3　抗菌药物临床应用管理

1) 抗菌药物分级管理(表 6.2)

表 6.2　抗菌药物分级管理

项　　目	内　　容
抗菌药物定义	《抗菌药物临床应用管理办法》所称抗菌药物是指治疗细菌、支原体、衣原体、立克次体、螺旋体、真菌等病原微生物所致感染性疾病病原的药物,不包括治疗结核病寄生虫病和各种病毒所致感染性疾病的药物以及具有抗菌作用的中药制剂
抗菌药物分级	抗菌药物临床应用实行分级管理。根据安全性、疗效、细菌耐药性、价格等因素,将抗菌药物分为三级:非限制使用级、限制使用级与特殊使用级。具体划分标准如下: ①非限制使用级:经长期临床应用证明安全、有效,对细菌耐药性影响较小,价格相对较低的抗菌药物。 ②限制使用级:经长期临床应用证明安全、有效,对细菌耐药性影响较大,或者价格相对较高的抗菌药物。 ③特殊使用级。主要包括以下几类: a.具有明显或者严重不良反应,不宜随意使用的抗菌药物; b.需要严格控制使用,避免细菌过快产生耐药的抗菌药物; c.疗效、安全性方面的临床资料较少的抗菌药物; d.价格昂贵的抗菌药物

项　目	内　容
抗菌药物管理 组织及职责	医疗机构主要负责人是本医疗机构抗菌药物临床应用管理的第一责任人。医疗机构应当设立抗菌药物管理工作机构或者配备专(兼)职人员负责本医疗机构的抗菌药物管理工作;二级以上的医院、妇幼保健院及专科疾病防治机构应当在药事管理与药物治疗学委员会下设立抗菌药物管理工作组

2) 抗菌药物的购进、使用和评估(表 6.3)

表 6.3　抗菌药物的购进、使用和评估

项　目	内　容
抗菌药物分级 管理目录 及采购	①医疗机构抗菌药物供应目录包括采购抗菌药物的品种、品规。未经备案的抗菌药物品种、品规,医疗机构不得采购。同一通用名称抗菌药物品种,注射剂型和口服剂型各不得超过 2 种。具有相似或者相同药理学特征的抗菌药物不得重复列入供应目录。其中碳青霉烯类抗菌药物注射剂型严格控制在 3 个品规内。要按照规定调整抗菌药物供应目录,调整周期原则上为 2 年,最短不少于 1 年,并在目录调整后 15 日内报核发其医疗机构许可证的卫生计生行政部门备案 　　②医疗机构应当按照国家药品的督管理部门批准并公布的药品通用名称购进抗菌药物,优先选用《国家基本药物目录》《国家处方集》和《国家基本医疗保险、工伤保险和生育保险药品目录》收录的抗菌药物品种。基层医疗卫生机构只能选用基本药物中的抗菌药物品种 　　③因特殊治疗需要,医疗机构需使用本医疗机构抗菌药物供应目录以外抗菌药物的,可以启动临时采购程序。医疗机构应当严格控制临时采购抗菌药物的品种和数量,同一通用名抗菌药物品种启动临时采购程序原则上每年不得超过 5 例次。如果超过 5 例次,应当讨论是否列入本医疗机构抗菌药物供应目录。调整后的抗菌药物供应目录总品种数不得增加
抗菌药物遴选 和定期评估 制度	医疗机构遴选和新引进抗菌药物品种,应当由临床科室提交申请报告,抗菌药物管理工作组三分之二以上成员审议同意,并经药事管理与药物治疗学委员会三分之二以上委员审核同意后方可列入采购供应目录。清退意见经抗菌药物管理工作组二分之一以上成员同意后执行,并报药事管理与药物治疗学委员会备案;更换意见经药事管理与药物治疗学委员会讨论通过后执行。清退或者更换的抗菌药物品种或者品规原则上 12 个月内不得重新进入本医疗机构抗菌药物供应目录

3) 抗菌药物处方权、调剂资格的授予

　　①具有高级专业技术职务任职资格的医师,可授予特殊使用级抗菌药物处方权;具有中级以上专业技术职务任职资格的医师,可授予限制使用级抗菌药物处方权;具有初级专业技术职务任职资格的医师,在乡、民族乡、镇、村的医疗机构独立从事一般执业活动的执业助理医师以及乡村医生,可授予非限制使用级抗菌药物处方权,药师经培训并考核合格后,方可获得抗菌药物调剂资格。

②二级以上医院应当定期对医师和药师进行抗菌药物临床应用知识和规范化管理的培训。

③医师经本医疗机构培训并考核合格后,方可获得相应的处方权。其他医疗机构依法享有处方权的医师、乡村医生和从事处方调剂工作的药师,由县级以上地方卫生行政部门组织相关培训、考核。经考核合格的,授予相应的抗菌药物处方权或者抗菌药物调剂资格。

4)抗菌药物的监测(表6.4)

表6.4　抗菌药物的监测

项　　目	内　　容
抗菌药物的应用监测	医疗机构和医务人员应当严格掌握使用抗菌药物预防感染的指征。预防感染、治疗轻度或者局部感染应当首先选用非限制使用级抗菌药物;严重感染、免疫功能低下合并感染或者病原菌只对限制使用级抗菌药物敏感时,方可选用限制使用级抗菌药物;特殊使用级抗菌药物不得在门诊使用,临床应用特殊使用级抗菌药物应当严格掌握用药指征,经抗菌药物管理工作组指定的专业技术人员会诊同意后,由具有相应处方权医师开具处方。特殊使用级抗菌药物会诊人员由具有抗菌药物临床应用经验的感染性疾病科、呼吸科、重症医学科、微生物检验科、药学部门等具有高级专业技术职务任职资格的医师、药师或具有高级专业技术职务任职资格的抗菌药物专业临床药师担任 　　因抢救生命垂危的患者等紧急情况,医师可以越级使用抗菌药物。越级使用抗菌药物应当详细记录用药指征,并应当于24小时内补办越级使用抗菌药物的必要手续。特殊使用级抗菌药物紧急情况下未经会诊同意或确需越处方权限使用的,处方量不得超过1日用量,并做好相关病历记录
细菌耐药预警	医疗机构应当开展细菌耐药监测工作,建立细菌耐药预警机制,并采取下列相应措施: 　　①主要目标细菌耐药率超过30%的抗菌药物,应当及时将预警信息通报本医疗机构医务人员 　　②主要目标细菌耐药率超过40%的抗菌药物,应当慎重经验用药 　　③主要目标细菌耐药率超过50%的抗菌药物,应当参照药敏试验结果选用 　　④主要目标细菌耐药率超过75%的抗菌药物,应当暂停针对此目标细菌的临床应用,根据追踪细菌耐药监测结果,再决定是否恢复临床应用

6.5.4　重点监控合理用药药品的管理

1)辅助用药临床应用管理

《关于做好辅助用药临床应用管理有关工作的通知》要求明确制订并公布全国辅助用药目录,国家卫生健康委将定期对全国辅助用药目录进行调整,调整时间间隔原则上不少于1年。在"国家版"目录基础上,各省份制订省级辅助用药目录,品种数量不得少于国家辅助用药目录。二级以上医疗机构在省级辅助用药目录基础上,增加本医疗机构上报的辅助用药品种,形成本医疗机构辅助用药目录。

2) 重点监控合理用药目录管理

2019 年 7 月 1 日,国家卫生健康委发布《关于印发第一批国家重点监控合理用药药品目录(化药及生物制品)的通知》(国卫办医函〔2019〕558 号),各省级卫生健康行政部门要会同中医药主管部门在《第一批国家重点监控合理用药药品目录(化药及生物制品)》基础上,形成省级重点监控合理用药药品目录并公布。各级各类医疗机构在省级目录基础上,形成本医疗机构重点监控合理用药药品目录。通知要求各医疗机构要建立重点监控合理用药药品管理制度,加强目录内药品临床应用的全程管理。进一步规范医师处方行为,对纳入目录中的药品制定用药指南或技术规范,明确规定临床应用的条件和原则。

实训 6.1　收集药品信息，编写用药简讯

【实训目的】

通过收集药品使用的信息，编写一期用药简讯。

【实训内容】

检索相关网站，查阅药物手册、药理学教科书、药品说明书等资料，收集药品信息。

【实训步骤】

1.对获取的资料进行筛选，每人编写一期用药简讯，包括新药介绍、老药新用、药品不良反应、合理用药、用药咨询服务等内容。

2.独立设计，要求内容准确，形式新颖。

3.用药简讯字数不少于 3000 字。

4.要求在 2 周内完成，交纸质版给教师。

【实训评价】

根据提交的用药简讯的质量进行成绩评定，优秀的用药简讯可公布在学校宣传栏等处。

实训 6.2　医疗机构制剂现状调查

【实训目的】

了解医疗机构制剂生产、使用现状,提升对医疗机构制剂管理的认识,锻炼学生社会调查、口头交流、书面表达、团队合作等方面的综合能力。

【实训内容】

以 5 人左右为一组,进入当地具有医院制剂的医疗机构,开展医疗机构制剂的生产、使用现状调查,对照相关要求,调查医疗机构制剂管理实施情况及存在的问题,在此基础上撰写调研报告。

【实训步骤】

一、准备工作

1.根据调研要求,各小组提前查阅有关医疗机构制剂生产、使用的法律法规及相关报道,储备相关调研知识。

2.小组集体讨论,拟出调研提纲,设计调查问卷。

3.通过教师帮助或自行联系当地具有医院制剂的医疗机构。

4.准备好身份证明、介绍信、笔记本、调查问卷等。在医疗机构允许的情况下,必要时可准备录像、录音、照相设备。

二、调研内容

1.完成医疗机构制剂生产、使用情况统计(包括制剂品种、批文、生产数量、使用范围与数量)。

2.调研医疗机构制剂管理情况,包括审批、生产、储存、使用等各环节的管理规定与实施情况,了解存在的主要问题及对策。

三、调研报告

开展调查资料的整理,针对调研情况及发现的问题进行思考、分析,以小组为单位形成不少于800字的调研报告。

【实训评价】

教师根据学生调研工作态度和调研报告撰写质量进行评价。

教师评价

实训 6.3　医疗机构综合排名的调查

【实训目的】

通过对医疗机构综合排名调查,使学生加深对医疗机构的了解,促使学生树立医疗机构领域全局观,熟知行业动态。

【实训内容】

通过查阅各种资料,调查医疗机构综合排名,包含医疗机构的数量、种类、规模、特色专科、分布地域等,并加以分析。

【实训步骤】

1.自由组合分组,每组 5 人,并进行分工。

2.分组查阅各种资料,调查医疗机构综合排名,包含医疗机构的数量、种类、规模、特色专科、分布地域等,并调查 1 家医疗机构的基本情况。

3.分析调查数据。

4.每组选派 1 名学生做本次实训的总结发言,并介绍 1 家医疗机构的基本情况。

【实训评价】

根据提交的实训报告质量以及各小组的发言,教师对学生的实训效果作出评价。

教师评价

目标检测

一、单项选择题

1.处方的组成包括(　　)。

　A.前记、主体、正文　　　　　　　　B.前记、主体、后记

　C.前记、正文、后记　　　　　　　　D.前记、主体、附录

　E.前记、正文、附录

2.调剂的步骤,正确的是(　　)。

　A.收方、检查处方、调配处方、包装贴标签、发药

　B.收方、检查处方、调配处方、复查处方、发药

　C.收方、调配处方、复查处方、发药

　D.收方、调配处方、包装贴标签、复查处方、发药

　E.收方、检查处方、调配处方、包装贴标签、复查处方、发药

3.下列关于医疗机构制剂的说法,不正确的是(　　)。

　A.必须按照规定进行质量检验

　B.凭医师处方在本医疗机构内使用

　C.不得零售

　D.市场上已有供应的品种不得作为医疗机构制剂申报

　E.由NMPA批准,发给"医疗机构制剂注册批件"及批准文号

4.根据《处方管理办法》,医疗机构中可以调剂麻醉药品和第一类精神药品的人员必须是(　　)。

　A.经本医疗机构培训,取得临床药师资格的人员

　B.经卫生行政部门考试合格并取得麻醉药品和第一类精神药品调剂资格的药师

　C.经省级药品监督管理部门考核合格后取得调剂资格的药师

　D.经本医疗机构培训,考核合格并取得麻醉药品和第一类精神药品调剂资格的药师

　E.经本单位技术评定,具有药师以上资格的专业技术人员

5.对方单位或个人在账外暗中收受回扣的(　　)。

　A.以受贿论处　　　　　　　　　　　B.以行贿论处

　C.以贪污论处　　　　　　　　　　　D.以非法侵占论处

　E.追究民事责任

6.药师对麻醉药品和第一类精神药品处方,应当按(　　)。

　A.日期编制顺序号　　　　　　　　　B.处方编号编制顺序号

　C.年月日逐日编制顺序号　　　　　　D.开方医生编制顺序号

　E.调剂药师编制顺序号

7.根据《关于禁止商业贿赂行为的暂行规定》,不属于商业贿赂行为的是(　　)。

A.经营者销售商品时,安排对方负责人出国旅游,并以宣传费入账

B.经营者销售商品时,送给对方一台电脑,以广告费入账

C.经营者销售商品时,将广告小礼品送给对方

D.经营者销售商品时,给对方10%折扣,但未如实入账

E.经营者销售商品时,给对方附赠现金,且未如实入账

8.医疗机构的药品购进记录保存时间不得少于(　　　)。

A.二年　　　　　B.三年　　　　　C.四年　　　　　D.五年　　　　　E.六年

9.下列不属于合理用药要求的是(　　　)。

A.经济性　　　　B.有效性　　　　C.适当性　　　　D.安全性　　　　E.社会性

10.药师在接受护士咨询时,应重点关注的内容是(　　　)。

A.药品经济学知识　　　　　　　　B.药物制剂的等效性

C.药品的生产厂商和批号　　　　　D.注射剂的配置和滴注速度

E.药品在人体内的药动学参数

二、多项选择题

1.根据《处方管理办法》,下列符合处方书写规则的是(　　　)。

A.每张处方不得超过5种药品

B.西药和中成药可以分别开具处方,也可以开具一张处方,中药饮片应当单独开具处方

C.药品名称应当使用规范的中文名称书写,没有中文名称的可以使用规范的英文名称书写

D.药品用法用量应当按照药品说明书规定的常规用法用量使用,特殊情况需要超剂量使用时,应当注明原因并再次签名

E.处方医师的签名式样和专用签章应当与院内药学部门留样备查的式样相一致,不得任意改动,否则应当重新登记留样备案

2.《处方管理办法》规定,医疗机构不得限制门诊就诊人员持处方到药品零售药店购买(　　　)。

A.麻醉药品　　　　　　　　　　　B.医疗用毒性药品

C.儿科处方的药品　　　　　　　　D.用于治疗高血压的药品

E.抗生素

3.根据《医院处方点评管理规范(试行)》,下列应当判定为用药不适宜处方的是(　　　)。

A.药品剂型或给药途径不适宜的

B.无正当理由不首选国家基本药物的

C.联合用药不适宜的

D.重复给药的

E.有配伍禁忌或者不良相互作用的

4.执业药师或药师在调配医师处方时必须(　　　)。

A.对医师处方进行审核、签字后方可依据处方正确调配、销售药品

B.对处方不得擅自更改或代用

C.在保证药品疗效的前提下可以用便宜的药品替代价高的药品

D.对有配伍禁忌或超剂量的处方,拒绝调配、销售

E.必要时,经处方医师更正或重新签字,方可调配、销售

5.医师开具处方和药师调剂处方应当遵循的原则是(　　　)。

　　A.安全　　　　　B.有效　　　　　C.适当　　　　　D.经济　　　　　E.方便

项目 7 中药管理

📖 【学习目标】

➤ 掌握:中药的定义及分类;《野生药材资源保护管理条例》《中药品种保护条例》的相关内容。

➤ 熟悉:中药和中药创新发展;中药材、中药饮片的生产、经营管理相关要求。

➤ 了解:《中华人民共和国中医药法》的相关内容。

➤ 运用:能够依法从事中药生产、经营活动;能按法律法规的规定保护野生药材资源,进行中药品种保护。

任务 7.1 中药的发展

🔖 案例导入

王某为贵州某乡镇居民,跟当地的"赤脚医生"学过一段时间后便自行上山采集药材给患者看病。后来一病人服用王某所谓的"中药"后病情加重,经查实王某给病人服用的"中药"为当地一种杂草,尚无报道有医疗相关作用,对人体伤害较大。告诫:患者生病后要到正规医疗机构就诊。

讨论:1.什么是中药?

　　　2.中药有哪些相关产物?

7.1.1 中药的概念

中药是指在中医基础理论指导下,用以预防、诊断和治疗疾病及康复保健等方面的物质。中药主要来源于天然药材及其加工品,包括植物药、动物药、矿物药,以植物药居多,且使用广泛。中药过去称为"官药"或"官料药",自清末西医药输入我国以来,为了表示区别,人们将我国传统的药物称为中药,或称传统药。

7.1.2　中药的分类

中药包含中药材、中药饮片、中成药、民族药。

1) 中药材

中药材是指药用植物、动物、矿物的药用部分采收后经产地初加工形成的原料药材。大部分中药材来源于植物,药用部位有根、茎、叶、花、果实、种子、皮及全草等,如当归、黄连、大黄、桑叶、红花、罗汉果、金银花。部分中药材来自动物的骨、胆、结石、皮、肉及脏器,如羚羊角、鹿茸、牛黄、海马、紫河车。药用动、植物最初主要取决于野生动、植物,由于药物需求量日益增长,野生动植物药材已满足不了人们的需要,随着医药的发展和科技的进步,便出现了人工栽培植物和家养动物的品种。矿物类药材包括可供药用的天然矿物、矿物加工品种以及动物的化石等,如炉甘石、朱砂、石膏、硫黄、芒硝、自然铜。

2) 中药饮片

中药饮片是取药材切片作煎汤饮用之义,是指在中医基础理论指导下,按照传统加工方法将中药材炮制制成一定规格供中医临床配方使用的制成品。饮片有广义与狭义之分。广义的饮片是指供中医临床配方用的全部药材,统称"饮片"。狭义的饮片是指切制成一定形状的药材,如丝、片、块、段等,称为饮片。中药饮片大多由中药饮片加工企业提供。

3) 中成药

中成药是指根据疗效确切、应用广泛的处方、验方或秘方,以中药材、中药饮片为原料配制加工而成的药品。中成药具有特定名称,由依法通过药品 GMP 认证的药品生产企业生产,质量符合国家药品标准,包装、标签、说明书符合《药品管理法》规定,具有使用方便、快捷,应用广泛的特点。如牛黄上清片、六味地黄丸、藿香正气水、板蓝根冲剂、小柴胡颗粒。

4) 民族药

民族药是指我国某些地区少数民族经长期医疗实践的积累并用少数民族文字记载的药品,在使用上有一定的地域性,是中药的重要组成部分,如壮药、苗药、藏药、蒙药等。

案例导入

2015 年 5 月,国家食品药品监督管理总局组织飞行检查,发现湖南某药物公司存在违规购进银杏叶提取物投料生产银杏叶片和银杏叶胶囊,生产管理混乱,伪造生产记录等问题;桂林某药业公司存在擅自改变提取工艺生产银杏叶提取物,从不具备资质企业违规购进银杏叶提取物,将非法银杏叶提取物用于银杏叶片生产并销售等问题。国家食品药品监督管理总局在全国范围内掀起一场针对"问题"银杏叶提取物安全性风险的彻查风暴,各地的药监局纷纷查封、下架了相关含有问题企业的银杏叶提取物的系列产品。

国家食品药品监督管理总局于2015年11月5日发布了《关于对违法生产销售银杏叶提取物及制剂行为处罚意见的公告》(2015年第219号),对违法生产销售银杏叶提取物及制剂行为提出了分类处罚原则。

讨论:我国对中药生产有什么要求?我国对中药经营有什么要求?

7.1.3　中药创新和发展

中医药是中华民族的瑰宝,是我国医药卫生体系的特色和优势,是国家医药卫生事业的重要组成部分。国家大力发展中医药事业,实行中西医并重的方针,建立符合中医药特点的管理制度,充分发挥中医药在我国医药卫生事业中的作用。2016年12月25日,十二届全国人大常委会第二十五次会议审议通过了《中华人民共和国中医药法》,第一次从法律层面明确了中医药的重要地位、发展方针和扶持措施,为中医药事业发展提供了法律保障,有利于保持和发挥中医药特色和优势,促进中医药事业发展。在中医药法以及《中医药发展战略规划纲要(2016—2030年)》等一系列政策文件的保障和促进下,中医药振兴发展迎来大好时机。发展中医药事业应当遵循中医药发展规律,坚持继承和创新相结合,保持和发挥中医药特色和优势,运用现代科学技术,促进中医药理论和实践的发展。推进中医药创新和发展的措施为:

1) 健全中医药协同创新体系

①健全以国家和省级中医药科研机构为核心,以高等院校、医疗机构和企业为主体,以中医科学研究基地(平台)为支撑,多学科、跨部门共同参与的中医药协同创新体制机制,完善中医药领域科技布局。

②统筹利用相关科技计划,支持中医药相关科技创新工作,促进中医药科技创新能力提升,加快形成自主知识产权,促进创新成果的知识产权化、商品化和产业化。

2) 加强中医药科学研究

①运用现代科学技术和传统中医药研究方法,深化中医基础理论、辨证论治方法研究,开展经穴特异性及针灸治疗机制、中药药性理论、方剂配伍理论、中药复方药效物质基础和作用机制等研究,建立概念明确、结构合理的理论框架体系。

②加强对重大疑难疾病、重大传染病防治的联合攻关和对常见病、多发病、慢性病的中医药防治研究,形成一批防治重大疾病和治未病的重大产品和技术成果。

③综合运用现代科技手段,开发一批基于中医理论的诊疗仪器与设备。探索适合中药特点的新药开发新模式,推动重大新药创制。鼓励基于经典名方、医疗机构中药制剂等的中药新药研发。针对疾病新的药物靶标,在中药资源中寻找新的候选药物。

3)完善中医药科研评价体系

①建立和完善符合中医药特点的科研评价标准和体系,研究完善有利于中医药创新的激励政策。

②通过同行评议和引进第三方评估,提高项目管理效率和研究水平,不断提高中医药科研成果转化效率。

③开展中医临床疗效评价与转化应用研究,建立符合中医药特点的疗效评价体系。

任务 7.2 中药材管理

案例导入

谢某为四川省某偏远乡镇居民,一天去深山游玩时发现了一棵十分好看的植物,旁边还有一些,于是便挖了一些放在自家阳台上种植。一天镇上的警察去村里办事刚好看到了阳台上开花的竟然是罂粟,便急忙找到谢某,告知其已经违法,不该种植罂粟,并解释了罂粟的管理要求。考虑到谢某并不认识罂粟,且没有其他违法活动,警察在批评教育后拔掉了阳台上的罂粟。

讨论:为什么谢某不能种罂粟?罂粟危害有多大?国家对罂粟有哪些管理要求?

7.2.1 中药材的生产、经营管理

(1)《中药材生产质量管理规范》简介

中药标准化是中药现代化和国际化的基础和先决条件。中药材是中药饮片、中成药生产的基础原料,没有中药材的标准化就不可能有饮片及中成药的标准化,中药材的标准化有赖于中药材生产的规范化。中药材的生产是一个复杂的系统工程,涉及药学、农学、生物学、管理学等多学科,影响中药材质量的因素也是多方面的。为保证中药材质量稳定、可控,推进中药材规范化种植(养殖),国家药品监督管理局于 2002 年 4 月 17 日正式发布了《中药材生产质量管理规范(试行)》(GAP)。GAP 的内容涵盖了中药材生产的全过程,从种植地的生态环境、资源选择,直至中药材的播种、田间管理、采购、产地初加工、包装运输、贮藏、质量、人员、设备以及文件等整个过程的规范化管理都列入了 GAP 范围。

实施中药材 GAP,对中药材生产全过程进行有效的质量控制,是保证中药材质量,保障中医临床用药安全有效的重要措施,也有利于中药资源保护和持续利用,促进中药材种植养殖的规模化、规范化和产业化发展。2003 年 9 月 19 日,国家食品药品监督管理总局印发了《中药材生产质量管理规范认证管理办法(试行)》及《中药材 GAP 认证检查评定标

准(试行)》的通知。自 2003 年 11 月 1 日起,国家食品药品监督管理总局正式开始受理中药材 GAP 的认证申请。

2016 年 2 月 3 日,国务院印发《关于取消 13 项国务院部门行政许可事项的决定》,规定取消中药材生产质量管理规范(GAP)认证。至此,中药材 GAP 认证在试行近 14 年之后被取消。

2017 年 10 月,为进一步推进实施中药材生产质量管理规范,保证中药材质量安全和稳定,根据《中华人民共和国药品管理法》《中华人民共和国药品管理法实施条例》及有关规定,国家食品药品监督管理总局组织起草了《中药材生产质量管理规范(修订稿)》,并向社会公开征求意见。

(2)《中华人民共和国中医药法》的相关条文

①国家鼓励发展中药材规范化种植养殖,严格管理农药、肥料等农业投入品的使用,禁止在中药材种植过程中使用剧毒、高毒农药,支持中药材良种繁育,提高中药材质量。

②国家建立道地中药材评价体系,支持道地中药材品种选育,扶持道地中药材生产基地建设,加强道地中药材生产基地生态环境保护,鼓励采取地理标志产品保护等措施保护道地中药材。

③国务院药品监督管理部门应当组织并加强对中药材质量的监测,定期向社会公布监测结果。国务院有关部门应当协助做好中药材质量监测有关工作。

④国家保护中药饮片传统炮制技术和工艺,支持应用传统工艺炮制中药饮片,鼓励运用现代科学技术开展中药饮片炮制技术研究。

⑤国家鼓励和支持中药新药的研制和生产。

(3)中医药发展战略规划纲要(2016—2030 年)相关内容

①促进中药工业转型升级。推进中药工业数字化、网络化、智能化建设,加强技术集成和工艺创新,提升中药装备制造水平,加速中药生产工艺、流程的标准化、现代化,提升中药工业知识产权运用能力,逐步形成大型中药企业集团和产业集群。以中药现代化科技产业基地为依托,实施中医药大健康产业科技创业者行动,促进中药一、二、三产业融合发展。开展中成药上市后再评价,加大中成药二次开发力度,开展大规模、规范化临床试验,培育一批具有国际竞争力的名方大药。开发一批中药制造机械与设备,提高中药制造业技术水平与规模效益。推进实施中药标准化行动计划,构建中药产业全链条的优质产品标准体系。实施中药绿色制造工程,形成门类丰富的新兴绿色产业体系。

②构建现代中药材流通体系。制定中药材流通体系建设规划,建设一批道地药材标准化、集约化、规模化和可追溯的初加工与仓储物流中心,与生产企业供应商管理和质量追溯体系紧密相连。发展中药材电子商务。利用大数据加强中药材生产信息搜集、价格动态监测分析和预测预警。实施中药材质量保障工程,建立中药材生产流通全过程质量管理和质量追溯体系,加强第三方检测平台建设。

7.2.2　中药材的经营管理

国家鼓励发展中药材现代流通体系,提高中药材包装、仓储等技术水平,建立中药材流通追溯体系。药品生产企业购进中药材应当建立进货查验记录制度。

1) 中药材的经营管理要求

①《药品管理法》及《中华人民共和国药品管理法实施条例》规定,药品经营企业销售中药材,必须标明产地。城乡集贸市场可以出售中药材,国务院另有规定的除外。除外的情形主要包括:罂粟壳;28 种毒性中药材品种;43 种国家重点保护的野生动植物药材品种;实施批准文号管理的中药材。

药品生产企业、药品经营企业、医疗机构必须从具有药品生产、经营资格的企业购进药品;但是,购进没有实施批准文号管理的中药材除外。新发现和从国外引种的药材,经国务院药品监督管理部门审核批准后,方可销售。发运中药材必须有包装。在每件包装上,必须注明品名、产地、日期、调出单位,并附有质量合格的标志。

②罂粟壳列入麻醉药品品种目录,严禁罂粟壳定点经营单位从非法渠道购进罂粟壳,非指定罂粟壳定点经营单位一律不准从事罂粟壳的批发或零售业务,禁止在中药材市场销售罂粟壳。

③出口中药材必须经审批,办理"出口中药材许可证"后,方可办理出口手续,中药材出口应按照先国内、后国外的原则,国内生产供应严重不足时应停止或减少出口,国内供应有余品种应鼓励出口。

2) 中药材专业市场管理

我国现有 17 个中药材专业市场。中药材专业市场严禁销售假劣中药材。严禁未经批准以任何名义或方式经营中药饮片、中成药和其他药品。严禁从事饮片分包装、改换标签等活动。严禁从中药材市场或其他不具备饮片生产经营资质的单位或个人采购中药饮片,确保中药饮片安全。严禁销售国家规定的 28 种毒性药材,禁止在中药材市场销售罂粟壳。严禁非法销售国家规定的濒危药材。

📌 **拓展知识**

我国中药材专业市场

我国现有中药材专业市场共 **17** 个:河北保定市(安国),黑龙江哈尔滨市(三棵树),安徽亳州市,江西宜春市(樟树),山东菏泽市(舜王城),河南许昌市(禹州),湖北黄冈市(蕲州),湖南长沙市(岳阳花板桥)、邵阳市(邵东廉桥),广东广州市(清平)、揭阳市(普宁),广西玉林市,重庆渝中区(解放路),四川成都市(荷花池),云南昆明市(菊花园),陕西西安市(万路),甘肃兰州市(黄河)。其中,安徽亳州中药材市场、河北安国中药材市场、河南禹州中药材市场、江西樟树中药材市场 4 家,都有着悠久的历史,这四座城市因此被誉为"四大药都"。

7.2.3 进口药材的规定

为加强进口药材监督管理,保障进口药材质量,国家市场监督管理总局发布修订后的《进口药材管理办法》(国家市场监督管理总局令第9号),经2019年4月28日国家市场监督管理总局第8次局务会议审议通过,共7章35条,自2020年1月1日起实施。原国家食品药品监督管理局2005年11月24日公布的《进口药材管理办法(试行)》同时废止。《进口药材管理办法》在进口药材管理上,严格药材执行的标准,加强溯源管理,对首次进口和非首次进口药材实施分类管理。

药材应当从国务院批准的允许药品进口的口岸或者允许药材进口的边境口岸进口。国家药品监督管理总局主管全国进口药材监督管理工作。国家药品监督管理局委托省、自治区、直辖市药品监督管理部门实施首次进口药材审批,并对委托实施首次进口药材审批的行为进行监督指导。省级药品监督管理部门依法对进口药材进行监督管理,并在委托范围内以国家药品监督管理局的名义实施首次进口药材审批。

药材进口单位,应当是中国境内的中成药上市许可持有人、中药生产企业,以及具有中药材或者中药饮片经营范围的药品经营企业。进口的药材应当符合国家药品标准。《中国药典》现行版未收载的品种,应当执行进口药材标准;《中国药典》现行版、进口药材标准均未收载的品种,应当执行其他的国家药品标准。少数民族地区进口当地习用的少数民族药药材,尚无国家药品标准的,应当符合相应的省、自治区药材标准。

7.2.4 野生药材资源保护

为了保护和合理利用野生药材资源,适应人民医疗保健事业的需要,国务院颁布《野生药材资源保护管理条例》,自1987年12月1日起实施,适用于在我国境内采猎、经营野生药材的任何单位或个人。

1) 野生药材资源保护的原则

国家对野生药材资源实行保护、采猎相结合的原则,并创造条件开展人工种养。

2) 野生药材物种的分级

国家重点保护的野生药材物种分为三级管理。一级保护野生药材物种:系指濒临灭绝状态的稀有珍贵野生药材物种。二级保护野生药材物种:系指分布区域缩小,资源处于衰竭状态的重要野生药材物种。三级保护野生药材物种:系指资源严重减少的主要常用野生药材物种。

3) 国家重点保护的野生药材物种名录

国家重点保护的野生药材物种名录(表7.1),由国家医药管理部门会同国务院野生动物、植物管理部门制定。国家重点保护的野生药材物种名录共收载了野生药材物种76种,中药材43种。其中一级保护的野生药材物种4种,中药材4种;二级保护的野生药材物种 27 种,中药材 17 种;三级保护的野生药材物种 45 种,中药材 22 种。

表 7.1　国家重点保护的野生药材物种名录

一级保护药材	4	虎骨、豹骨、羚羊角、鹿茸(梅花鹿)
二级保护药材	17	鹿茸(马鹿)、麝香(林麝、马麝和原麝)、熊胆(黑熊和棕熊)、穿山甲、蟾蜍(中华大蟾蜍和黑框蟾蜍)、蛤蚧、蛤蟆油、金钱白花蛇、乌梢蛇、蕲蛇、甘草(甘草、胀果甘草和光果甘草)、黄连(黄连、三角叶黄连和云连)、人参、杜仲、厚朴(厚朴和凹叶厚朴)、黄柏(黄果和黄皮树)、血竭
三级保护药材	22	川贝母(4 个品种)、伊贝母(2 个品种)、刺五加、黄芩、天冬、猪苓、龙胆(4 个品种)、防风、远志(2 个品种)、胡黄连、肉苁蓉、秦艽(4 个品种)、细辛(3 个品种)、紫草、五味子(2 个品种)、蔓荆子(2 个品种)、诃子(2 个品种)、山茱萸、石斛(5 个品种)、阿魏(5 个品种)、连翘(2 个品种)、羌活(2 个品种)

7.2.5　野生药材资源保护管理的制度

1)国家重点保护的野生药材物种采猎、收购的规定

①禁止采猎一级保护野生药材物种。

②采猎、收购二、三级保护野生药材物种的,必须按照批准的计划执行。

采猎二、三级保护野生药材物种的,不得在禁止采猎区、禁止采猎期采猎,不得使用禁用工具采猎。采猎二、三级保护野生药材物种的,必须持有采药证。取得采药证后,需要进行采伐或狩猎的,必须分别向有关部门申请采伐证或狩猎证。

2)国家重点保护的野生药材采购、销售的管理规定

一级保护野生药材物种属于自然淘汰的,其药用部分由各级药材公司负责经营管理;二、三级保护野生药材物种属于国家计划管理的品种,由中国药材公司统一经营管理;其余品种由产地县药材公司或其委托单位按照计划收购。

3)国家重点保护的野生药材资源保护区建立、保护的规定

①建立国家或地方野生药材资源保护区,需经国务院或县以上地方人民政府批准。

②进入野生药材资源保护区从事科研、教学、旅游等活动的,必须经该保护区管理部门批准。

4)国家重点保护的野生药材出口管理规定

①一级保护野生药材物种不得出口。

②二、三级保护野生药材物种的药用部分,除国家另有规定外,实行限量出口。

5)法律责任

①对擅自进入野生药材资源保护区者的处罚:违反规定,未经自然保护区主管部门批

准进入野生药材资源保护区从事科研、教学、旅游等活动者,当地县以上药品监督管理部门和自然保护区主管部门有权制止,造成损失的,必须承担赔偿责任。

②对擅自采收保护野生药材物种者的处罚:违反采猎、收购保护野生药材物种规定的单位或个人,由当地县以上药品监督管理部门会同同级有关部门没收其非法采猎的野生药材及使用工具,并处以罚款。

③对擅自经销保护野生药材物种者的处罚:违反保护野生药材物种收购、经营、出口管理的,由工商行政管理部门或有关部门没收其野生药材和全部违法所得,并处以罚款。

④对破坏野生药材资源情节严重者的处罚:构成犯罪的,由司法机关依法追究刑事责任。

⑤对保护野生药材资源工作人员的规定:保护野生药材资源管理部门的工作人员徇私舞弊的,由所在单位或上级管理部门给予行政处分,造成野生药材资源损失的,必须承担赔偿责任。

拓展知识

2016 年 2 月 22 日,《中医药发展战略规划纲要(2016—2030 年)》经李克强总理签批,由国务院发布,自 2016 年 2 月 22 日起实施。这部国家级中医药战略纲要提出,到 2020 年,实现人人基本享有中医药服务,中医药产业成为国民经济重要支柱之一;到 2030 年,中医药服务领域实现全覆盖,中医药健康服务能力显著增强,对经济社会发展作出更大贡献。

任务 7.3　中药饮片管理

案例导入

某零售药店日常也经营中药饮片,某日药店负责人发现其他药房有些中药饮片价格比他的低许多。原来这些药店都是在当地一家药农那里买的,他们自己种植后直接卖给药房所以价格低,后来该药店负责人也向药农购买后直接销售给顾客,后被药品监督管理部门查处,并追究相关人员责任给予处罚。

讨论:1.该案例违反了哪些相关规定?

2.药农可以将中药直接卖给零售药店吗?

3.药农如何出售自己的中药饮片?

中药饮片生产是以中医理论为指导的我国特有的制药技术。中药饮片既可根据中药处方直接调配煎汤(剂)服用,又可作为中成药生产的原料供制药厂使用,其质量好坏,直接影响中医临床疗效,直接关系到公众用药安全和中药现代化的进程。

7.3.1　中药饮片的生产、经营管理

1)中药饮片的生产管理

(1)中药饮片生产质量管理

中药饮片既是中医辨证论治的处方用药,又是中成药的原料。中药饮片质量的好坏直接影响到保健、防病治病的医疗效果。为了加强中药饮片管理,保证中药饮片的质量,国家先后出台了一些办法、规定。1992 年国家中医药管理局制定颁布《中药饮片生产企业质量管理办法(试行)》,2014 年国务院药品监督管理部门颁布了《药品生产质量管理规范(2010 年修订)》中药饮片、医用氧、取样等 3 个附录,作为《药品生产质量管理规范(2010 年修订)》配套文件,自 2014 年 7 月 1 日起施行。对中药饮片的生产质量管理进行了如下规定。

适用范围:

①本附录适用于中药饮片生产管理和质量控制的全过程。

②产地趁鲜加工中药饮片的,按照本附录执行。

③民族药参照本附录执行。

原则:

①中药饮片的质量与中药材质量、炮制工艺密切相关,应当对中药材质量、炮制工艺严格控制;在炮制、贮存和运输过程中,应当采取措施控制污染,防止变质,避免交叉污染、混淆、差错;生产直接口服中药饮片的,应对生产环境及产品微生物进行控制。

②中药材的来源应符合标准,产地应相对稳定。

③中药饮片必须按照国家药品标准炮制;国家药品标准没有规定的,必须按照省、自治区、直辖市食品药品监督管理部门制定的炮制规范或审批的标准炮制。国家中医药管理部门对毒性中药饮片,实行统一规划、合理布局定点生产。

④中药饮片应按照品种工艺规程生产中药饮片生产条件应与生产许可范围相适应,不得外购中药饮片的中间产品或成品进行分包装或改换包装标签。

中药饮片生产企业质量管理的主要内容见表 7.2。

表 7.2　中药饮片生产企业质量管理的主要内容

项　　目	内　　容
设备	①应根据中药材、中药饮片的不同特性及炮制工艺的需要选用设备 ②与中药材、中药饮片直接接触的设备、工具、容器应易清洁消毒,不对中药材、中药饮片质量产生不良影响 ③中药饮片生产用水至少应为饮用水,企业定期监测生产用水的质量

续表

项　目	内　容
物料和产品	①生产所用原辅料、与药品直接接触的包装材料应当符合相应的质量标准 ②质量管理部门应当对生产用物料的供应商进行质量评估,并建立质量档案 ③对每次接收的中药材均应当按产地、供应商、采收时间、规格等进行分类编批管理 ④购入的中药材,每件包装上应有明显标签,注明品名、规格、数量、产地、采收时间等信息,毒性中药材等有特殊要求的中药材外包装上应有明显的标志 ⑤中药饮片应选用能保证其贮存和运输期间质量的包装材料或容器。实施批准文号管理的中药饮片还必须注明药品批准文号 ⑥中药材、中药饮片应按质量要求贮存、养护,贮存期间各种养护操作应当建立养护记录 ⑦中药材、中药饮片应制定复验期,并按期复验,遇影响质量的异常情况须及时复验 ⑧进口药材应有国家食品药品监督管理总局批准的证明文件,以及按有关规定办理进口手续的证明文件
生产管理	①净制后的中药材和中药饮片不得直接接触地面。做好防污染措施 ②应当使用流动的饮用水清洗中药材,用过的水不得用于清洗其他中药材 ③毒性中药材和毒性中药饮片的生产操作应当有防止污染和交叉污染的措施,并对中药材炮制的全过程进行有效监控 ④中药饮片以中药材投料日期作为生产日期 ⑤中药饮片应以同一批中药材在同一连续生产周期生产的一定数量相对均质的成品为一批 ⑥在同一操作间内同时进行不同品种、规格的中药饮片生产操作应有防止交叉的隔离措施
质量管理	①中药材和中药饮片应按法定标准进行检验 ②企业应配备必要的检验仪器,并有相应标准操作规程和使用记录 ③每批中药材和中药饮片应当留样 ④企业应设置中药标本室(柜),标本品种至少包括生产所用的中药材和中药饮片 ⑤企业对中药品种应定期进行产品质量回顾分析,回顾的品种应涵盖企业的所有炮制范围

（2）中药饮片 GMP 认证

国家 2004 年开始推行中药饮片 GMP 认证,自 2008 年 1 月 1 日起,所有中药饮片生产企业必须在符合 GMP 的条件下生产。中药饮片生产企业实行 GMP 认证是促进中药饮片现代化的重要手段。

（3）《药品管理法》的相关规定

中药饮片必须按照国家药品标准炮制;国家药品标准没有规定的,必须按照省、自治区、直辖市药品监督管理部门制定的炮制规范炮制。省、自治区、直辖市药品监督管理部门制定的炮制规范应当报国务院药品监督管理部门备案。

不符合国家药品标准或者不按照省、自治区、直辖市药品监督管理部门制定的中药饮片炮制规范炮制的,不得出厂。

(4)中药饮片炮制

中药饮片炮制具有悠久的历史,是我国独特的传统制药技术。饮片炮制方法规范与否,直接关系到药品质量和临床用药的安全有效,关系到中医药的继承与发展。中药饮片必须按照国家药品标准炮制;国家药品标准没有规定的,必须按照省、自治区、直辖市药品监督管理部门制定或审批的标准炮制。省级饮片炮制规范是对国家药品标准中未收载的地方临床习用饮片品规和炮制方法的补充,是地方饮片加工、生产、经营、使用、检验、监督管理的法定依据。为加强对中药饮片的管理,规范省级中药饮片炮制规范的修订工作,增强中药饮片质量的可控性,国家药品监督管理局组织制定了《省级中药饮片炮制规范修订的技术指导原则》(2018年第16号),提出了六点基本要求。

①要求一:修订省级饮片炮制规范,应对饮片的药材原植物(动物、矿物)品种、性状、产地、资源情况、产地加工方法、炮制历史沿革、炮制工艺及其研究进展,以及质量控制、临床应用等方面进行全面调查和研究;毒性药材饮片的炮制规范修订,除应符合一般饮片的要求外,还应考察炮制工艺对饮片安全性的影响。

②要求二:省级饮片炮制规范应严格按照《中华人民共和国药品管理法》及其实施条例的相关规定,其收载范围仅限于具有地方炮制特色和历史沿用的临床习用品种;不得收载未获得公认安全、有效性数据的尚处于科学研究阶段的科研产品,以及片剂、颗粒剂等常规按制剂管理的产品;对于饮片打粉,除确有公认的临床习用历史的品种之外,不应作为规格收载。除另有规定外,炮制规范所用的原药材应是国家药品标准或地方药材标准收载的品种。辅料应建立相应的质量标准,也应对包装材料、包装规格、保质期等进行必要的考察。

③要求三:省级饮片炮制规范的内容应根据本省对饮片管理的有关要求以及质量控制所需制定。编排体例和正文部分一般可参照现行《中国药典》收载的饮片标准项目及格式。必要时可根据本行政区域的具体要求以及饮片的具体特点增设相关项目。

④要求四:省级饮片炮制规范的书写规范要求可参照现行版《国家药品标准工作技术规范》执行。所用术语、符号、计量单位、通则编码、检验方法及相关要求等,均参照《中国药典》的规定执行。

⑤要求五:研究过程中所有样品信息、原始记录、图片等资料及凭证样品、标本均应留样存档,保留备查。

⑥要求六:对于国家公布《禁止出口限制出口技术管理办法》和《国家科技保密品种目录》中收载的饮片炮制技术或重点品种,应遵守国家有关保密制度,其关键炮制技术和工艺参数在规范发布时应有所保留。

2)中药饮片的经营管理

(1)《药品经营质量管理规范》规定

"药品经营企业购进中药材要标明产地。"经营中药饮片还应划分零货称取专库(区),各库(区)应设有明显标志。"易串味的药品、中药材中药片以及危险品等应与其他药品分开存放。分装中药饮片应有符合规定的专门场所,其面积和设备应与分装要求相适应。"

（2）《中华人民共和国中医药法》第二十八条规定

对市场上没有供应的中药饮片，医疗机构可以根据本医疗机构医师处方的需要，在本医疗机构内炮制、使用。医疗机构应当遵守中药饮片炮制的有关规定，对其炮制的中药饮片的质量负责，保证药品安全。医疗机构炮制中药饮片，应当向所在地设区的市级人民政府药品监督管理部门备案。

（3）采购毒性中药饮片

具有经营毒性中药资格的企业采购毒性中药饮片，必须从持有毒性中药材的饮片定点生产证的中药饮片生产企业和具有经营毒性中药资格的批发企业购进，严禁从非法渠道购进毒性中药饮片。毒性中药饮片须按国家有关规定保管，做到账、货、卡相符。

7.3.2 医疗机构中药饮片的管理要求

为加强医院中药饮片管理，保障人体用药安全、有效，根据《药品管理法》及其《实施条例》等法律、行政法规的有关规定，2007年3月12日，国家中医药管理局和原卫生部联合制定了《医院中药饮片管理规范》，明确指出："中药饮片管理应当以质量管理为核心，制定严格的规章制度，实行岗位责任制。"本规范适用于各级各类医院中药饮片的采购、验收、保管、调剂、临方炮制、煎煮等管理。按照麻醉药品管理的中药饮片和毒性中药饮片的采购、存放、保管、调剂等，必须符合《麻醉药品和精神药品管理条例》《医疗用毒性药品管理办法》和《处方管理办法》等的有关规定（表7.3）。

表7.3 《医院中药饮片管理规范》主要内容

项　目	内　容
采购	①医院应当建立健全中药饮片采购制度，从合法的供应单位购进中药饮片 ②医院应当坚持公开、公平、公正的原则，考察、选择合法中药饮片供应单位 ③医院与中药饮片供应单位应当签订"质量保证协议书" ④医院应当定期对供应单位供应的中药饮片质量进行评估
验收	①医院对所购的中药饮片，应当按照国家药品标准和省、自治区、直辖市药品监督管理部门制定的标准和规范进行验收，验收不合格的不得入库 ②对购入的中药饮片质量有疑义需要鉴定的，应当委托国家认定的药检部门进行鉴定 ③购进中药饮片时，验收人员应当对品名、产地、生产企业、产品批号、生产日期、合格标识、质量检验报告书、数量、验收结果及验收日期逐一登记并签字。购进国家实行批准文号管理的中药饮片，还应当检查核对批准文号 ④发现假冒、劣质中药饮片，应当及时封存并报告当地药品监督管理部门
保管	①中药饮片仓库应当有与使用量相适应的面积，具备通风、调温、调湿等条件及设施 ②中药饮片出入库应当有完整记录。中药饮片出库前，应当严格进行检查核对，不合格的不得出库使用 ③应当定期进行中药饮片养护检查并记录检查结果

续表

项　目	内　容
调剂与临方炮制	①中药饮片调剂室应当有与调剂量相适应的面积,配备通风、调温等设施,工作场地、操作台面应当保持清洁卫生 ②中药饮片调剂室的药斗等储存中药饮片的容器应当排列合理,有品名标签 ③医院调剂用计量器具应当按照质量技术监督部门的规定定期校验,不合格的不得使用 ④中药饮片调剂人员在调配处方时,应当按照《处方管理办法》和中药饮片调剂规程的有关规定进行审方和调剂。中药饮片调配后,必须经复核后方可发出 ⑤医院应当定期对中药饮片调剂质量进行抽查并记录检查结果。中药饮片调配每剂重量误差应当在±5%以内 ⑥调配含有毒性中药饮片的处方,每次处方剂量不得超过2日极量。对处方未注明"生用"的,应给付炮制品。如在审方时对处方有疑问,必须经处方医生重新审定后方可调配。处方保存两年备查 ⑦罂粟壳不得单方发药,必须凭有麻醉药处方权的执业医师签名的淡红色处方可调配,每张处方不得超过3日用量,连续使用不得超过7天,成人一次的常用量为每天3~6 g。处方保存3年备查 ⑧医院进行临方炮制,应当具备与之相适应的条件和设施,严格遵照国家药品标准和省、自治区、直辖市药品监督管理部门制定的炮制规范炮制,并填写"饮片炮制加工及验收记录",经医院质量检验合格后方可投入临床使用
煎煮	①医院开展中药饮片煎煮服务,应当有与之相适应的场地及设备 ②医院应当建立健全中药饮片煎煮的工作制度、操作规程和质量控制措施并严格执行 ③中药饮片煎煮液的包装材料和容器应当无毒、卫生、不易破损,并符合有关规定

任务 7.4　中成药与医疗机构中药制剂管理

中成药是根据疗效确切、应用广泛的处方、验方或秘方,经过一定特殊加工而成的药品,具有使用方便、快捷、应用广泛的特点。其缺点是药的成分组成、药量配比固定,不能随症加减。

7.4.1　中药品种保护

1992年国务院颁布了《中药品种保护条例》,2016年《中华人民共和国中医药法》对中药品种保护以立法的形式进行了相关规定,2018年国务院公布《国务院关于修改部分行政法规的决定》,对《中药品种保护条例》的部分条款进行了修改。中药品种保护规定适用于中国境内生产制造的中药品种,包括中成药、天然药物的提取物及其制剂和中药人工制成品。国家重视中药发展,鼓励研制开发临床有效的中药品种,对质量稳定、疗效确切的中药品种实行分级保护。

1) 中药品种保护的意义

中药品种保护是为了提高中药品种的质量,保护中药生产企业的合法权益,促进中药事业的发展。《中药品种保护条例》《中华人民共和国中医药法》的颁布实施,标志着我国对中药的研制生产、管理工作走上了法制化轨道,对保护中药研制生产的知识产权,提高中药质量和信誉,保护中药名优产品,推动中药制药企业的科技进步和新药开发具有重要的意义,是促进中药走向国际医药市场的重要举措。

2) 中药品种保护条例的管理部门

国家药品监督管理部门负责全国中药品种保护的监督管理工作,国家中医药管理部门协同管理全国中药品种的保护工作。国家中药品种保护审评委员会是审批中药保护品种的专业技术审查和咨询机构,委员会下设办公室,在国家药品监督管理局领导下负责日常管理和协调工作。

3) 中药保护品种等级的划分

《中药品种保护条例》规定,受保护的中药品种,必须是列入国家药品标准的品种。经国务院药品监督管理部门认定,列为省、自治区、直辖市药品标准的品种,也可以申请保护。受保护的中药品种分为一、二级。中药一级保护品种分别为30年、20年、10年。中药二级保护品种为7年(表7.4)。

表7.4　中药保护品种的等级划分

等　级	申请条件(符合下列条件之一即可)	保护期限
一级	①对特定疾病有特殊疗效的	30年
	②相当于国家一级保护野生药材物种的人工制成品	20年
	③用于预防和治疗特殊疾病的	10年
二级	①符合上述一级保护的品种或者已经解除一级保护的品种 ②对特定疾病有显著疗效的 ③从天然药物中提取的有效物质及特殊制剂	7年

4) 申请办理中药品种保护的程序

①中药生产企业对其生产的符合条例规定的中药品种,可以向所在地省、自治区、直辖市药品监督管理部门提出申请,由省、自治区、直辖市药品监督管理部门初审签署意见后,报国务院药品监督管理部门。特殊情况下,中药生产企业也可以直接向国务院药品监督管理部门提出申请。

②国务院药品监督管理部门委托国家中药品种保护审评委员会负责对申请保护的中药品种进行审评。国家中药品种保护审评委员会应当自接到申请报告书之日起六个月内

作出审评结论。

③根据国家中药品种保护审评委员会的审评结论,由国务院药品监督管理部门决定是否给予保护。批准保护的中药品种,由国务院药品监督管理部门发给"中药保护品种证书"。国务院药品监督管理部门负责组织国家中药品种保护审评委员会,委员会成员由国务院药品监督管理部门聘请中医药方面的医疗、科研、检验及经营、管理专家担任。

④中药品种保护的企业,应当按照国务院药品监督管理部门的规定,向国家中药品种保护审评委员会提交完整的资料。对批准保护的中药品种以及保护期满的中药品种,由国务院药品监督管理部门在指定的专业报刊上予以公告。

7.4.2　中药保护品种的保护措施与处罚

1)中药保护品种的保护措施

(1)中药一级保护品种的保护措施

中药一级保护品种的处方组成、工艺制法,在保护期限内由获得"中药保护品种证书"的生产企业和有关的药品监督管理部门及有关单位和个人负责保密,不得公开。

向国外转让中药一级保护品种的处方组成、工艺制法的,应当按照国家有关保密的规定办理。

中药一级保护品种因特殊情况需要延长保护期限的,由生产企业在该品种保护期满前六个月,依照《中药品种保护条例》第九条规定的程序申报。延长的保护期限由国务院药品监督管理部门根据国家中药品种保护审评委员会的审评结果确定;但是,每次延长的保护期限不得超过第一次批准的保护期限。

(2)中药二级保护品种的保护措施

中药二级保护品种在保护期满后可以延长七年。申请延长保护期的中药二级保护品种,应当在保护期满前六个月,由生产企业依照《中药品种保护条例》第九条规定的程序申报。

中药保护品种在保护期内向国外申请注册时,必须经过国家药品监督管理部门批准同意。否则,不得办理。

2)处罚

①违反条例规定,造成泄密的责任人员,由其所在单位或者上级机关给予行政处分;构成犯罪的,依法追究刑事责任。

②擅自仿制中药保护品种的,由县级以上人民政府负责药品监督管理的部门以生产假药依法论处。伪造"中药品种保护证书"及有关证明文件进行生产、销售的,由县级以上卫生行政部门没收其全部有关药品及违法所得,并可以处以有关药品正品价格三倍以下罚款。上述行为构成犯罪的,由司法机关依法追究刑事责任。

7.4.3 中药注射剂管理

中药注射剂管理,见表7.5。

表 7.5 中药注射剂管理

项 目	内 容
概述	中药注射剂是指从药材中提取的有效物质制成的可供注入人体内,包括肌内、穴位、静脉注射和静脉滴注使用的灭菌溶液或乳状液、混悬液,以及供临用前配成溶液的无菌粉末或浓溶液等注入人体的制剂
加强中药注射剂生产管理	①药品生产企业应严格按照《药品生产质量管理规范》组织生产,加强中药注射剂生产全过程的质量管理和检验,确保中药注射剂生产质量 ②加强中药注射剂销售管理,必要时应能及时全部召回售出药品。药品生产企业要建立健全药品不良反应报告、调查、分析、评价和处理的规章制度。指定专门机构或人员负责中药注射剂不良反应报告和监测工作;对药品质量投诉和药品不良反应应详细记录,并按照有关规定及时向当地药品监督管理部门报告;对收集的信息及时进行分析、组织调查,发现存在安全隐患的,主动召回。药品生产企业应制定药品退货和召回程序。因质量原因退货和召回的中药注射剂,应按照有关规定销毁,并有记录
加强中药注射剂临床使用管理	①中药注射剂应当在医疗机构内凭医师处方使用,医疗机构应当制定对过敏性休克等紧急情况进行抢救的规程 ②医疗机构要加强对中药注射剂采购、验收、储存、调剂的管理 ③医疗机构要加强中药注射剂不良反应(事件)的监测和报告工作。要准确掌握使用中药注射剂患者的情况,做好临床观察和病历记录,发现可疑不良事件要及时采取应对措施,对出现损害的患者及时救治,并按照规定报告;妥善保留相关药品、患者使用后的残存药液及输液器等,以备检验
中药注射剂临床使用基本原则	①选用中药注射剂应严格掌握适应证,合理选择给药途径。能口服给药的,不选用注射给药;能肌内注射给药的,不选用静脉注射或滴注给药。必须选用静脉注射或滴注给药的应加强监测 ②辨证施治,严格掌握功能主治。临床使用应辨证用药,严格按照药品说明书规定的功能主治使用,禁止超功能主治用药 ③严格掌握用法用量及疗程。按照药品说明书推荐剂量、调配要求、给药速度、疗程使用药品。不超剂量、过快滴注和长期连续用药 ④严禁混合配伍,谨慎联合用药。中药注射剂应单独使用,禁忌与其他药品混合配伍使用。谨慎联合用药,如确需联合使用其他药品时,应谨慎考虑与中药注射剂的间隔时间以及药物相互作用等问题 ⑤关注患者用药历史。用药前应仔细询问过敏史,对过敏体质者应慎用 ⑥严格控制特殊人群给药。对老人、儿童、肝肾功能异常患者等特殊人群和初次使用中药注射剂的患者应慎重使用,加强监测。对长期使用的在每疗程间要有一定的时间间隔 ⑦加强用药监护。用药过程中,应密切观察用药反应,特别是开始30分钟。发现异常,立即停药,采用积极救治措施,救治患者

7.4.4　古代经典名方中药复方制剂的管理

为传承发展中医药事业,推动来源于古代经典名方的中药复方制剂的发展,国家药品监督管理局会同国家中医药管理局发布《关于发布古代经典名方中药复方制剂简化注册审批管理规定的公告》(2018 年第 27 号),明确来源于国家公布目录中的古代经典名方且无上市品种(已按规定简化注册审批上市的品种除外)的中药复方制剂申请上市,符合以下条件的,实施简化注册审批:

①处方中不含配伍禁忌或药品标准中标识有"剧毒""大毒"及经现代毒理学证明有毒性的药味。

②处方中药昧及所涉及的药材均有国家药品标准。

③制备方法与古代医籍记载基本一致。

④除汤剂可制成颗粒剂外,剂型应当与古代医籍记载一致。

⑤给药途径与古代医籍记载一致,日用饮片量与古代医籍记载相当。

⑥功能主治应当采用中医术语表述,与古代医籍记载基本一致。

⑦适用范围不包括传染病,不涉及孕妇、婴幼儿等特殊用药人群。

7.4.5　医疗机构中药制剂管理

医疗机构中药制剂是医疗机构根据本单位临床需要经批准而配制、自用的固定的中药处方制剂。国家鼓励医疗机构根据本医疗机构临床用药需要配制和使用中药制剂,支持应用传统工艺配制中药制剂,支持以中药制剂为基础研制中药新药。

1)中药制剂配制条件

医疗机构配制中药制剂,应当依照《药品管理法》的规定取得医疗机构制剂许可证,或者委托取得药品生产许可证的药品生产企业、取得医疗机构制剂许可证的其他医疗机构配制中药制剂。委托配制中药制剂,应当向委托方所在地省、自治区、直辖市药品监督管理部门备案。医疗机构对其配制的中药制剂的质量负责;委托配制中药制剂的,委托方和受托方对所配制的中药制剂的质量分别承担相应责任。

2)中药制剂品种管理

医疗机构配制的中药制剂品种,应当依法取得制剂批准文号。但是,仅应用传统工艺配制的中药制剂品种,向医疗机构所在地省、自治区、直辖市药品监督管理部门备案后即可配制,不需要取得制剂批准文号。

3)中药制剂的备案管理

①备案管理的传统中药制剂包括以下几种:

a.由中药饮片经粉碎或仅经水或油提取制成的固体(丸剂、散剂、丹剂、锭剂等)、半固本(膏滋、膏药等)和液体(汤剂等)传统剂型。

b.由中药饮片经水提取制成的颗粒剂以及由中药饮片经粉碎后制成的胶囊剂。

c.由中药饮片用传统方法提取制成的酒剂、酊剂。医疗机构所备案的传统中药制剂应与其医疗机构执业许可证所载明的诊疗范围一致。

②属于下列情形之一的,不得备案:

a.《医疗机构制剂注册管理办法(试行)》中规定的不得作为医疗机构制剂申报的情形。

b.与市场上已有供应品种相同处方的不同剂型品种。

c.中药配方颗粒。

d.其他不符合国家有关规定的制剂。

③下列情况不纳入医疗机构中药制剂管理范围:

a.中药加工成细粉,临用时加水、酒、醋、蜜、麻油等中药传统基质调配、外用,在医疗机构内由医务人员调配使用。

b.鲜药榨汁。

c.受患者委托,按医师处方(一人一方)应用中药传统工艺加工而成的制品。

④医疗机构应严格论证中药制剂立题依据的科学性、合理性和必要性,并对其配制的中药制剂实施全过程的质量管理,对制剂安全、有效负总责。医疗机构应当进一步积累临床使用中的有效性数据,严格履行不良反应报告责任,建立不良反应监测及风险控制体系。

⑤传统中药制剂备案号格式为:×药制备字Z+4位年号+4位顺序号+3位变更顺序号(首次备案3位变更顺序号为000)。×为省份简称。

⑥传统中药制剂不得在市场上销售或者变相销售,不得发布医疗机构制剂广告。传统中药制剂限于取得该制剂品种备案号的医疗机构使用,一般不得调剂使用,需要调剂使用的,按照国家相关规定执行。

实训 7.1 中药保护品种的调查

【实训目的】

通过对中药保护品种的调查,使学生加深对中药保护品种的了解,熟知行业动态。

【实训内容】

通过查阅各种资料,调查中药保护品种的目录,包含名称、级别、生产厂家、生产规模等,并加以分析。

【实训步骤】

1.自由组合分组,每组 5 人,并进行分工。

2.分组查阅各种资料,调查中药保护品种目录,包含中药保护品种的目录,包含名称、级别、生产厂家、生产规模等,并调查 1 个中药保护品种产品的基本情况。

3.分析调查数据。

4.每组选派 1 名学生做本次实训的总结发言,并介绍 1 个中药保护品种产品的基本情况。

【实训评价】

根据提交的实训报告质量以及各小组的发言互评,对学生的实训效果作出评价。

小组互评	教师评价

实训 7.2　当地中药饮片生产经营调查

【实训目的】

了解中药饮片的管理规定,能快速正确判断中药饮片生产企业、经营企业是否符合中药饮片的相关管理规定。

【实训内容】

以 4~6 人为一组,进入当地中药饮片生产企业或中药饮片批发企业或零售药店等地开展中药饮片管理规定的实施情况的调研,对照相关中药饮片的管理规定,了解中药饮片生产、经营的实施情况及存在的问题,并写出调研报告。(注:由于调研量较大,每小组可以选定一个调研方向。)

【实训步骤】

一、调研准备

1.根据调研内容,各小组提前查阅、熟悉《药品管理法》及其实施条例或其他与中药饮片管理相关的规定。

2.各自拟出调研提纲,设计好调查问卷。调研提纲与问卷需任课老师审核修改后认可同意。

3.通过教师帮助或自行联系当地中药饮片生产企业、药品批发企业或零售药店,调研各企业单位数量均为 1~2 家。

4.准备好身份证明、介绍信、笔记本、调查问卷等。在企业单位允许的情况下,必要时可准备录像、录音、照相设备。

二、调研内容

1.了解中药饮片生产企业生产的各环节中实施中药饮片管理规定的情况,针对中药饮片生产企业生产的具体的中药饮片能查阅对比其是否符合炮制规范。列出调研中收集的中药饮片生产企业生产的品种、产地、规格、炮制方法,尽量选取有代表性的品种。

2.了解药品批发企业购销环节实施中药饮片管理规定的情况。调研药品批发企业购销过程中对购销企业和品种合法性的审核及相关资料、记录的保存情况。

3.了解零售药店采购、使用环节实施中药饮片管理规定的情况。调研不同规模零售药店采购、使用环节实施中药饮片管理规定的情况。

三、调研报告

根据小组设计的调研问卷进行调研后形成不少于 800 字的调研报告，要求符合调研报告的格式要求，能根据相关中药饮片的相关管理法规，分析问题所在，给出相应的整改建议。

【实训评价】

各组学生对各自中药饮片生产经营调研报告进行互评，交流心得体会。在此基础上，教师进行总评。

小组互评	教师评价

实训 7.3 当地中药配方颗粒的调查

【实训目的】

利用所学知识,了解当地医院药房、社会诊所等中药配方颗粒使用情况。

【实训内容】

以 5 人为一组,利用周末和课余时间到医院药房、社会诊所了解中药配方颗粒的使用情况,包括价格、医生对中药配方颗粒的态度,收集社会上患者、医生对中药配方颗粒的了解情况以及与一般中药饮片销售量的差别。

【实训步骤】

一、调研准备

1.根据调研内容,各小组提前查阅、熟悉中药配方颗粒管理相关规定。

2.各自拟出调研提纲,设计好调查问卷。调研提纲与问卷需任课老师审核修改后认可同意。

3.通过教师帮助或自行联系当地医院药房、社会诊所 2~3 家,调研医生和患者对中药配方颗粒的认可度和使用情况。

4.准备好身份证明、介绍信、笔记本、调查问卷等。

二、调研内容

1.列出所调研医院药房使用中药配方颗粒的类别、品种、销售占比等总体情况。

2.列出所调研诊所中药配方颗粒所涉及的类别、品种、销售占比等总体情况。

3.开展患者对中药配方颗粒的认可度情况的调查。

三、调研报告

根据小组设计的调研问卷进行调研后形成不少于 800 字的调研报告,要求符合调研报告的格式要求,能根据相关中药饮片的相关管理法规,分析问题所在,给出相应的整改建议。

【实训评价】

各组学生对中药配方颗粒使用调研报告进行互评,交流心得体会。在此基础上,教师进行总评。

小组互评	教师评价

目标检测

一、单项选择题

1.下列哪个条件不可以申请中药品种一级保护？（　　）

　　A.对特定疾病有特殊疗效的

　　B.相当于国家一级保护野生药材物种的人工制成品

　　C.预防和治疗特殊疾病的

　　D.从天然药物中提取的有效物质及特殊制剂

2.药品生产企业、药品经营企业、医疗机构购进药品，下面不符合《药品管理法》规定要求的是（　　）。

　　A.必须从具有药品生产资格的企业购进药品

　　B.必须从具有药品经营资格的企业购进药品

　　C.购进没有实施批准文号管理的中药材不需要药品经营资格

　　D.购进没有实施批准文号管理的中药材需要药品经营资格

3.国家对野生药材资源实行（　　）。

　　A.严禁采猎的原则　　　　　　　　B.限量采猎的原则

　　C.保护和采猎相结合的原则　　　　D.人工种养代替采猎的原则

4.属于二级保护野生药材物种的是（　　）。

　　A.川贝母　　　　　B.细辛　　　　　　C.山茱萸　　　　　D.黄连

5.属于国家三级保护野生药材物种的有（　　）。

　　A.鹿茸　　　　　　B.蟾蜍　　　　　　C.天麻　　　　　　D.龙胆

6.采猎二、三级保护野生药材物种不需要办理（　　）。

　　A.许可证　　　　　B.采伐证　　　　　C.采药证　　　　　D.狩猎证

7.依照《中药品种保护条例》受保护的中药品种，必须是列入（　　）。

　　A.国家药品标准的品种　　　　　　B.国家基本药物目录品种

　　C.国家基本医疗保险用药目录品种　D.国家非处方药目录品种

8.《中华人民共和国中医药法》施行的日期是（　　）。

　　A.2017 年 7 月 1 日　　　　　　　B.2016 年 12 月 25 日

　　C.2017 年 8 月 1 日　　　　　　　D.2017 年 12 月 25 日

9.下列不符合《中药饮片生产企业质量管理办法》的要求的是（　　）。

　　A.生产所用原辅料、与药品直接接触的包装材料应当符合相应的质量标准

　　B.质量管理部门应当对供应商进行质量评估，并建立质量档案

　　C.对接收的中药材均应当按产地、供应商、采收时间、规格等进行分类

　　D.购入的中药材可以不注明品名、规格、数量、产地、采收时间等信息

10.对擅自仿制和生产中药保护品种的，药品监督管理部门以（　　）。

　　　A.生产劣药论处　　　　　　　　B.生产假药论处

C.无证生产药品论处　　　　　　　　　　　　D.生产假、劣药品论处

11.属于一级保护野生药材物种的是( )。

A.羚羊角　　　　　B.熊胆　　　　　C.人参　　　　　D.穿山甲

12.不符合我国中药管理规定的叙述是( )。

A.国家实行中药品种保护制度,具体办法由国务院制定

B.药品经营企业销售中药材必须标明产地

C.中药材和中药饮片应有包装,并附有质量合格的标识

D.城乡集市贸易市场可以销售中药材、中药饮片、中成药

13.属于濒临灭绝状态的稀有珍贵野生药材是( )。

A.天麻　　　　　　B.甘草　　　　　C.羚羊角　　　　　D.石斛

14.中药二级保护品种的保护期限是( )。

A.5 年　　　　　　B.7 年　　　　　C.10 年　　　　　D.15 年

15.中药一级保护品种的保护措施不包括( )。

A.中药一级保护品种的处方组成、工艺制法,在保护期限内不得公开

B.向国外转让中药一级保护品种的处方组成、工艺制法的,应当按照国家有关保密
的规定办理

C.中药一级保护品种因特殊情况需要延长保护期限的,由生产企业在该品种保护
期满前六个月依照规定的程序申报

D.每次延长的保护期限可以超过第一次批准的保护期限

二、多项选择题

1.《中药品种保护条例》适用于( )。

A.中国境内生产制造的中成药

B.中国境内加工的中药饮片

C.中国境外生产制造的中药品种

D.中国境内生产制造的中药人工制成品

E.中国境内生产制造的天然药物的提取物及其制剂

2.有关一级保护的野生药材物种说法正确的是( )。

A.一级保护的野生药材物种是指濒临灭绝状态的稀有珍贵野生药材物种

B.禁止采猎一级保护野生药材物种

C.经批准可以采猎一级保护野生药材物种

D.一级保护野生药材物种的药用部分药用可以出口

E.一级保护野生药材物种的药用部分药用不得出口

3.中药一级保护品种的保护期限分别为( )。

A.5 年　　　　B.7 年　　　　C.10 年　　　　D.20 年　　　　E.30 年

4.属于一级保护野生药材物种中药材的是( )。

A.熊胆　　　　B.豹骨　　　　C.虎骨　　　　D.羚羊角　　　　E.穿山甲

项目 8 特殊管理药品的管理

📖【学习目标】

➤ 掌握：国家对包括麻醉药品、精神药品、医疗用毒性药品、放射性药品、部分含麻醉药品、精神药品复方制剂、含麻黄碱类复方制剂等在内的药品的生产、经营、运输、储存、使用等方面的特殊管理规定。

➤ 熟悉：国家食品药品监督管理部门对特殊管理药品的生产、检验、销售等各环节的监管要求及违反相关规定的法律责任。

➤ 了解：国家对特殊管理药品特殊要求的必要性及特殊管理药品滥用的危害性。

任务 8.1 疫苗管理

✂ 案例导入

2016 年 3 月 11 日，山东省济南市公安局透露，2010 年以来，庞某与其医科学校毕业的孙某，从上线疫苗批发企业人员及其他非法经营者处非法购进 25 种儿童、成人用二类疫苗，未经严格的冷链存储、运输销往全国 18 个省市，涉案金额达 5.7 亿元。

讨论：1.疫苗为什么需要冷链运输？

2.未冷链运输的疫苗会怎么样？

疫苗作为用于健康人体控制传染性疾病的生物制品，其流通和预防接种的质量安全与维护公众健康密切相关。为了加强对流通和预防接种的管理，预防、控制传染病的发生、流行，保障人体健康和公共卫生，根据《药品管理法》第一百零四条的规定，2005 年 3 月 24 日国务院颁布《疫苗流通和预防接种管理条例》（国务院第 434 号令，以下简称《条例》），该《条例》于 2005 年 6 月 1 日起施行，根据 2016 年 4 月 23 日《国务院关于修改〈疫苗流通和预防接种管理条例〉的决定》（国务院第 668 号令）进行了修订，并重新发布。

《药品管理法》第六十一条规定，疫苗、血液制品、麻醉药品、精神药品、医疗用毒性药品、放射性药品、药品类易制毒化学品等国家实行特殊管理的药品不得在网络上销售。

8.1.1 疫苗分类和免疫规划制度

1）疫苗的分类和标识

（1）定义

《中华人民共和国疫苗管理法》所称疫苗，是指为了预防、控制传染病疾病的发生、流行，用于人体免疫接种的预防性生物制品。

（2）分类

疫苗分为两类：免疫规划疫苗和非免疫规划疫苗。

免疫规划疫苗是指居民应当按照政府的规定接种的疫苗，包括国家免疫规划确定的疫苗，省、自治区、直辖市人民政府在执行国家免疫规划时增加的疫苗，以及县级以上人民政府或者其卫生健康主管部门组织的应急接种或者群体性预防接种所使用的疫苗。

居住在中国境内的居民，依法享有接种免疫规划疫苗的权利，履行接种免疫规划疫苗的义务。政府免费向居民提供免疫规划疫苗，接种单位接种免疫规划疫苗不得收取任何费用。

非免疫规划疫苗是指由居民自愿接种的其他疫苗。接种单位接种非免疫规划疫苗，除收取疫苗费用外，还可以收取接种服务费。接种服务费的收费标准由省、自治区、直辖市人民政府价格主管部门会同财政部门制定。

（3）包装标识

自 2006 年 1 月 1 日起，凡纳入国家免疫规划的疫苗制品的最小外包装上，须标明"免费"字样以及"免疫规划"专用标识。有关事项的具体要求如下：

①目前国家免疫规划的疫苗包括：麻疹疫苗、脊髓灰质炎疫苗、百白破联合疫苗、卡介苗、乙型肝炎疫苗（不包括成人预防用乙型肝炎疫苗），以及各省、自治区、直辖市人民政府增加的免费向公民提供的疫苗。

②"免费"字样应当标注在疫苗最小外包装的显著位置，字样颜色为红色，宋体字，大小可与疫苗通用名称相同。

③"免疫规划"专用标识应当印刷在疫苗最小外包装的顶面的正中处（颜色为宝石蓝色）。

④自 2006 年 1 月 1 日起上市的纳入国家免疫规划的疫苗，其包装必须标注"免费"字样以及"免疫规划"专用标识（图8.1）。

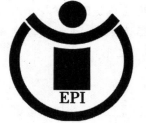

**图 8.1 "免疫规划"
专用标识**

2）管理部门及职责

《中华人民共和国疫苗管理法》规定，国家实行免疫规划制度。

①县级以上人民政府及其有关部门应当保障适龄儿童接种免疫规划疫苗。监护人应当依法保证适龄儿童按时接种免疫规划疫苗。

②县级以上人民政府应当将疫苗安全工作和预防接种工作纳入本级国民经济和社会发展规划,加强疫苗监督管理能力建设,建立健全疫苗监督管理工作机制。县级以上地方人民政府对本行政区域疫苗监督管理工作负责,统一领导、组织、协调本行政区域疫苗监督管理工作。

③国务院药品监督管理部门负责全国疫苗监督管理工作。国务院卫生健康主管部门负责全国预防接种监督管理工作。国务院其他有关部门在各自职责范围内负责与疫苗有关的监督管理工作。

省、自治区、直辖市人民政府药品监督管理部门负责本行政区域疫苗监督管理工作。设区的市级、县级人民政府承担药品监督管理职责的部门(以下简称"药品监督管理部门")负责本行政区域疫苗监督管理工作。县级以上地方人民政府卫生健康主管部门负责本行政区域预防接种监督管理工作。县级以上地方人民政府其他有关部门在各自职责范围内负责与疫苗有关的监督管理工作。

8.1.2　疫苗研制与生产管理

1)疫苗上市许可和临床试验要求

(1)疫苗上市许可

国家根据疾病流行情况、人群免疫状况等因素,制定相关研制规划,安排必要资金,支持多联多价等新型疫苗的研制。国家组织疫苗上市许可持有人、科研单位、医疗卫生机构联合攻关,研制疾病预防、控制急需的疫苗。国家鼓励疫苗上市许可持有人加大研制和创新资金投入,优化生产工艺,提升质量控制水平,推动疫苗技术进步。

(2)疫苗临床试验要求

①要求一:开展疫苗临床试验,应当经国务院药品监督管理部门依法批准。疫苗临床试验应当由符合国务院药品监督管理部门和国务院卫生健康主管部门规定条件的三级医疗机构或者省级以上疾病预防控制机构实施或者组织实施。国家鼓励符合条件的医疗机构、疾病预防控制机构等依法开展疫苗临床试验。

②要求二:疫苗临床试验申办者应当制定临床试验方案,建立临床试验安全监测与评价制度,审慎选择受试者,合理设置受试者群体和年龄组,并根据风险程度采取有效措施,保护受试者合法权益。

③要求三:开展疫苗临床试验,应当取得受试者的书面知情同意;受试者为无民事行为能力人的,应当取得其监护人的书面知情同意;受试者为限制民事行为能力人的,应当取得本人及其监护人的书面知情同意。

④要求四:在中国境内上市的疫苗应当经国务院药品监督管理部门批准,取得药品注册证书;申请疫苗注册,应当提供真实、充分、可靠的数据、资料和样品。对疾病预防、控制急需的疫苗和创新疫苗,国务院药品监督管理部门应当予以优先审评审批。

⑤要求五:应对重大突发公共卫生事件急需的疫苗或者国务院卫生健康主管部门认定急需的其他疫苗,经评估获益大于风险的,国务院药品监督管理部门可以附条件批准疫

苗注册申请。出现特别重大突发公共卫生事件或者其他严重威胁公众健康的紧急事件，国务院卫生健康主管部门根据传染病预防、控制需要提出紧急使用疫苗的建议，经国务院药品监督管理部门组织论证同意后可以在一定范围和期限内紧急使用。

⑥要求六：国务院药品监督管理部门在批准疫苗注册申请时，对疫苗的生产工艺、质量控制标准和说明书、标签予以核准。国务院药品监督管理部门应当在其网站上及时公布疫苗说明书、标签内容。

2）疫苗生产和批签发管理

（1）要求一

国家对疫苗生产实行严格准入制度。从事疫苗生产活动，应当经省级以上人民政府药品监督管理部门批准，取得药品生产许可证。从事疫苗生产活动，除符合《药品管理法》规定的从事药品生产活动的条件外，还应当具备下列条件：

①具备适度规模和足够的产能储备。

②具有保证生物安全的制度和设施、设备。

③符合疾病预防、控制需要。

疫苗上市许可持有人应当具备疫苗生产能力；超出疫苗生产能力确需委托生产的，应当经国务院药品监督管理部门批准。接受委托生产的，应当遵守本法规定和国家有关规定，保证疫苗质量。

（2）要求二

疫苗上市许可持有人的法定代表人、主要负责人应当具有良好的信用记录，生产管理负责人、质量管理负责人、质量受权人等关键岗位人员应当具有相关专业背景和从业经历。疫苗上市许可持有人应当加强对上述规定人员的培训和考核，及时将其任职和变更情况向省、自治区、直辖市药品监督管理部门报告。

（3）要求三

疫苗应当按照经核准的生产工艺和质量控制标准进行生产和检验，生产全过程应当符合药品生产质量管理规范的要求。疫苗上市许可持有人应当按照规定对疫苗生产全过程和疫苗质量进行审核、检验。

（4）要求四

疫苗上市许可持有人应当建立完整的生产质量管理体系，持续加强偏差管理，采用信息化手段如实记录生产、检验过程中形成的所有数据，确保生产全过程持续符合法定要求。

3）疫苗上市后管理

（1）疫苗采购和配送要求

国家免疫规划疫苗由国务院卫生健康主管部门会同国务院财政部门等组织集中招标或者统一谈判，形成并公布中标价格或者成交价格，各省自治区、直辖市实行统一采购。国家免疫规划疫苗以外的其他免疫规划疫苗、非免疫规划疫苗由各省、自治区、直辖市通过省级公共资源交易平台组织采购。

疫苗上市许可持有人应当按照采购合同约定，向疾病预防控制机构供应疫苗。疾病预防控制机构应当按照规定向接种单位供应疫苗。疾病预防控制机构以外的单位和个人不得向接种单位供应疫苗，接种单位不得接收该疫苗。

疫苗上市许可持有人应当按照采购合同约定，向疾病预防控制机构或者疾病预防控制机构指定的接种单位配送疫苗。疫苗上市许可持有人、疾病预防控制机构可以自行配送疫苗，也可以委托符合条件的疫苗配送单位配送疫苗。疾病预防控制机构配送非免疫规划疫苗可以收取储存、运输费用，具体办法由国务院财政部门会同国务院价格主管部门制定，收费标准由省、自治区、直辖市价格主管部门会同财政部门制定。

疫苗上市许可持有人在销售疫苗时，应当提供加盖其印章的批签发证明复印件或者电子文件；销售进口疫苗的，还应当提供加盖其印章的进口药品通关单复印件或者电子文件。疾病预防控制机构、接种单位在接收或者购进疫苗时，应当索取前款规定的证明文件，并保存至疫苗有效期满后不少于五年备查。

（2）疫苗上市后风险管理要求

疫苗上市许可持有人应当建立健全疫苗全生命周期质量管理体系，制定并实施疫苗上市后风险管理计划，开展疫苗上市后研究，对疫苗的安全性、有效性和质量可控性进行进一步确证。对批准疫苗注册申请时提出进一步研究要求的疫苗，疫苗上市许可持有人应当在规定期限内完成研究；逾期未完成研究或者不能证明其获益大于风险的，国务院药品监督管理部门应当依法处理，直至注销该疫苗的药品注册证书。

疫苗上市许可持有人应当对疫苗进行质量跟踪分析，持续提升质量控制标准，改进生产工艺，提高生产工艺稳定性。生产工艺、生产场地、关键设备等发生变更的，应当进行评估、验证，按照国务院药品监督管理部门有关变更管理的规定备案或者报告；变更可能影响疫苗安全性、有效性和质量可控性的，应当经国务院药品监督管理部门批准。

疫苗上市许可持有人应当根据疫苗上市后研究、预防接种异常反应等情况持续更新说明书、标签，并按照规定申请核准或者备案。国务院药品监督管理部门应当在其网站上及时公布更新后的疫苗说明书、标签内容。

疫苗上市许可持有人应当建立疫苗质量回顾分析和风险报告制度，每年将疫苗生产流通、上市后研究、风险管理等情况按照规定如实向国务院药品监督管理部门报告。

国务院药品监督管理部门可以根据实际情况，责令疫苗上市许可持有人开展上市后评价或者直接组织开展上市后评价。对预防接种异常反应严重或者其他原因危害人体健康的疫苗，国务院药品监督管理部门应当注销该疫苗的药品注册证书。

（3）疫苗全程信息化追溯制度

疫苗上市许可持有人应当加强疫苗全生命周期质量管理，对疫苗的安全性、有效性和质量可控性负责。从事疫苗研制、生产、流通和预防接种活动的单位和个人，应当遵守法律、法规、规章、标准和规范，保证全过程信息真实、准确、完整和可追溯，依法承担责任，接受社会监督。

国家实行疫苗全程电子追溯制度。国务院药品监督管理部门会同国务院卫生健康主管部门制定统一的疫苗追溯标准和规范，建立全国疫苗电子追溯协同平台整合疫苗生产、流通和预防接种全过程追溯信息,实现疫苗可追溯。疫苗上市许可持有人应当建立疫苗电子追溯系统,与全国疫苗电子追溯协同平台相衔接,实现生产、流通和预防接种全过程最小包装单位疫苗可追溯、可核查。疾病预防控制机构、接种单位应当依法如实记录疫苗流通、预防接种等情况,并按照规定向全国疫苗电子追溯协同平台提供追溯信息。

（4）疫苗全过程冷链储运管理制度

冷链设施设备的要求:省级疾病预防控制机构、疫苗生产企业、疫苗配送企业、疫苗仓储企业应当根据疫苗储存、运输的需要,配备普通冷库、低温冷库、冷藏车和自动温度监测器材或设备等。设区的市级、县级疾病预防控制机构应当配备普通冷库、冷藏车或疫苗运输车、低温冰箱、普通冰箱、冷藏箱（包）、冰排和温度监测器材或设备等。接种单位应当配备普通冰箱、冷藏箱（包）、冰排和温度监测器材或设备等。

疾病预防控制机构、接种单位用于疫苗储存的冷库容积应当与储存需求相适应,应当配有自动监测、调控、显示、记录温度状况以及报警的设备,备用制冷机组、备用发电机组或安装双路电路。冷藏车能自动调控、显示和记录温度状况。冰箱的补充、更新应当选用具备医疗器械注册证的医用冰箱。冷藏车、冰箱、冷藏箱（包）在储存、运输疫苗前应当达到相应的温度要求。自动温度监测设备,温度测量精度要求在±0.5 ℃范围内;冰箱监测用温度计,温度测量精度要求在±1 ℃范围内。

疫苗配送企业、疾病预防控制机构、接种单位应对疫苗运输过程进行温度监测,填写"疫苗运输温度记录表",记录内容包括疫苗运输工具、疫苗冷藏方式、疫苗名称、生产企业、规格、批号、有效期、数量、用途、启运和到达时间、启运和到达时的疫苗储存温度和环境温度、启运至到达行驶里程、送/收疫苗单位、送/收疫苗人签名。运输时间超过6小时,须记录途中温度。途中温度记录时间间隔不超过6小时。

任务 8.2 血液制品管理

8.2.1 血液制品的界定

血液制品特指各种人血浆蛋白制品,包括人血白蛋白、人胎盘血白蛋白、静脉注射用人免疫球蛋白、肌注人免疫球蛋白、组织胺人免疫球蛋白、特异性免疫球蛋白、免疫球蛋白（乙型肝炎、狂犬病、破伤风免疫球蛋白）、人凝血因子Ⅷ、人凝血酶原复合物、人纤维蛋白原、抗人淋巴细胞免疫球蛋白等。

8.2.2 血液制品生产管理

①新建、改建或者扩建血液制品生产单位,经国务院药品监督管理部门根据总体规划

进行立项审查同后,由省、自治区、直辖市药品监督管理部门依照《药品管理法》的规定审核批准。

②血液制品生产单位必须达到《药品生产质量管理规范》规定的标准,经国务院药品监督定审核批准。管理部门审查合格,并依法向工商行政管理部门申领营业执照后,方可从事血液制品的生产活动。

③血液制品生产单位应当积极开发新品种,提高血浆综合利用率。血液制品生产单位生产国内已经生产的品种,必须依法向国务院药品监督管理部门申请产品批准文号;国内尚未生产的品种必须按照国家有关新药审批的程序和要求申报。

④严禁血液制品生产单位出让、出租、出借以及与他人共用药品生产许可证和产品批准文号。

⑤血液制品生产单位不得向无单采血浆许可证的单采血浆站或者未与其签订质量责任书的单采血浆站及其他任何单位收集原料血浆。血液制品生产单位不得向其他任何单位供应原料血浆。

⑥血液制品生产单位在原料血浆投料生产前,必须使用有产品批准文号并经国家药品生物制品检定机构逐批检定合格的体外诊断试剂,对每一人份血浆进行全面复检,并作检测记录。原料血浆经复检不合格的,不得投料生产,并必须在省级药品监督管理部门监督下按照规定程序和方法予以销毁,并作记录。原料血浆经复检发现有血液途径传播的疾病的,必须通知供应血浆的单采血浆站,并及时上报所在地省、自治区、直辖市人民政府卫生行政部门。

⑦血液制品出厂前,必须经过质量检验;经检验不符合国家标准的,严禁出厂。

8.2.3　血液制品经营管理

①开办血液制品经营单位,由省、自治区、直辖市人民政府药品监督管理部门审核批准。

②血液制品经营单位应当具备与所经营的产品相适应的冷藏条件和熟悉所经营品种的业务人员。

③血液制品生产经营单位生产、包装、储存、运输、经营血液制品,应当符合国家规定的卫生标准和要求。

8.2.4　进出口血液制品的审批

①国务院药品监督管理部门负责全国进出口血液制品的审批及监督管理。

②违反相关规定,擅自进出口血液制品或者出口原料血浆的,省级以上人民政府药品监督管理部门没收所进出口的血液制品或者所出口的原料血浆和违法所得,并处所进出口的血液制品或者所出口的原料血浆总值3倍以上5倍以下的罚款。

任务 8.3　麻醉药品和精神药品管理

案例导入

　　某药品生产企业负责人制造、运输并贩卖毒品安眠酮 14.175 t。安眠酮,又名甲喹酮,是国家管制的精神药品,也是一种新型毒品。根据新型毒品的定罪量刑数量标准折算,14.175 t 安眠酮可折算海洛因 9.45 kg。四川省高院二审宣判该负责人的行为已构成贩卖、运输、制造毒品罪,判处罗某死缓。

　　讨论:国家对麻醉药品和精神药品的管理有什么特殊的要求?

　　《药品管理法》规定,国家对麻醉药品、精神药品、医疗用毒性药品、放射性药品实行特殊管理。所以,根据该法律规定,麻醉药品和精神药品是国家特殊管理的药品,一般简称为"麻"和"精"。国家之所以有这个规定,是因为麻醉药品、精神药品连续使用能产生药物依赖性,使用得当可以治病,使用不当会危害人民健康和社会安定,所以,国家对麻醉药品药用原植物以及麻醉药品和精神药品实行特殊管理。除另有规定外,任何单位、个人不得进行麻醉药品药用原植物的种植以及麻醉药品和精神药品的实验研究、生产、经营、使用、储存、运输等活动。

8.3.1　麻醉药品和精神药品的界定及管理部门

1)概念

　　麻醉药品是指连续使用后易产生身体依赖性、能成瘾癖的药品。《麻醉药品和精神药品管理条例》(以下简称《条例》)所称麻醉药品是指列入麻醉药品目录的药品和其他物质。

　　精神药品是指直接作用于中枢神经系统,使之兴奋或抑制,连续使用可产生依赖性的药品。《条例》所称精神药品,是指列入精神药品目录的。

　　非药用类麻醉药品和精神药品是指未作为药品生产和使用,具有成瘾性或者成瘾潜力且易被滥用的物质。

2)专有标识

　　根据《药品管理法》及相关规定,麻醉药品和精神药品的标签必须印有国务院药品监督管理部门规定的标志(图 8.2 和图 8.3)。

图 8.2　麻醉药品专有标识　　图 8.3　精神药品专有标识

3）管理部门及职责

（1）国务院药品监督管理部门

负责全国麻醉药品和精神药品的监督管理工作，并会同国务院农业主管部门对麻醉药品药用原植物实施监督管理。省级药品监督管理部门负责本行政区域内麻醉药品和精神药品的监督管理工作。

（2）国务院公安部门

负责对造成麻醉药品药用原植物、麻醉药品和精神药品流入非法渠道的行为进行查处。县级以上地方公安机关负责对本行政区域内造成麻醉药品和精神药品流入非法渠道的行为进行查处。

（3）国务院其他有关主管部门

在各自的职责范围内负责与麻醉药品和精神药品有关的管理工作。县级以上地方人民政府其他有关主管部门在各自的职责范围内负责与麻醉药品和精神药品有关的管理工作。

8.3.2　麻醉药品和精神药品目录

1）麻醉药品目录

《麻醉药品品种目录（2013 版）》共 121 个品种，其中我国生产、使用的品种及包括的制剂、提取物、提取物粉共有 27 个品种，具体有以下品种：可卡因、罂粟浓缩物（包括罂粟果提取物、罂粟果提取物粉）、二氢埃托啡、瑞芬太尼、地芬诺酯、舒芬太尼、芬太尼、蒂巴因、氢可酮、可待因、氢吗啡酮、右丙氧芬、美沙酮、双氢可待因、吗啡（包括吗啡阿托品注射液）、乙基吗啡、阿片（包括复方樟脑酊、阿桔片）、福尔可定、羟考酮、布桂嗪、哌替啶、罂粟壳。

2）精神药品目录

《精神药品品种目录（2013 版）》共有 149 个品种，其中第一类精神药品有 68 个品种，第二类精神药品有 81 个品种。

（1）第一类精神药品目录

哌醋甲酯、司可巴比妥、丁丙诺啡、γ-羟丁酸、氯胺酮、马吲哚、三唑仑。

（2）第二类精神药品目录

异戊巴比妥、奥沙西泮、格鲁米特、匹莫林、喷他佐辛、苯巴比妥、戊巴比妥、唑吡坦、阿普唑仑、丁丙诺啡透皮贴剂、巴比妥、布托啡诺及其注射剂、氯氮䓬、咖啡因、氯硝西泮、安钠咖、地西泮、地佐辛及其注射剂、艾司唑仑、麦角胺咖啡因片、氟西泮、氨酚氢可酮片、劳拉西泮、曲马多、甲丙氨酯、扎来普隆、咪达唑仑、佐匹克隆、硝西泮。

丁丙诺啡透皮贴剂、佐匹克隆(包括其盐、异构体和单方制剂)是新调整进入第二类精神药品目录的品种,自 2014 年 1 月 1 日起,按第二类精神药品管理。

根据《条例》的有关规定,国家食品药品监督管理总局、公安部、国家卫生计生委决定将含可待因复方口服液体制剂(包括口服溶液剂、糖浆剂)列入第二类精神药品管理。

2019 年 7 月 11 日,国家食品药品监督管理总局、公安部、国家卫生健康委决定将含羟考酮复方制剂等品种列入精神药品管理:

①口服固体制剂每剂量单位含羟考酮碱大于 5 mg 且不含其他麻醉药品、精神药品或药品类易制毒化学品的复方制剂列入第一类精神药品管理。

②口服固体制剂每剂量单位含羟考酮碱不超过 5 mg,且不含其他麻醉药品、精神药品或药品类易制毒化学品的复方剂列入第二类精神药品管理。

③丁丙诺啡与纳洛酮的复方口服固体型剂列入第二类精神药品管理。

2019 年 12 月 16 日,国家食品药品监督管理总局、公安部、国家卫生健康委决定将瑞马唑仑(包括其可能存在的盐、单方制剂和异构体)列入第二类精神药品管理。

8.3.3　麻醉药品和精神药品生产

1)生产总量控制

①国家根据麻醉药品和精神药品的医疗、国家储备和企业生产所需原料的需要确定需求总量,对麻醉药品药用原植物的种植、麻醉药品和精神药品的生产实行总量控制。

②麻醉药品药用原植物种植企业由国务院药品监督管理部门和国务院农业主管部门共同确定,其他单位和个人不得种植麻醉药品药用原植物。

2)定点生产和销售渠道限制

①国务院药品监督管理部按照合理布局、总量控制的原则,根据麻醉药品和精神药品的需求总量,确定麻醉药品和精神药品定点生产企业的数量和布局,并根据年度需求总量对定点生产企业的数量和布局进行调整、公布。

②经批准定点生产的麻醉药品、精神药品不得委托加工。

③定点生产企业只能将麻醉药品和第一类精神药品制剂销售给全国性批发企业、区域性批发企业以及经批准购用的其他单位。

④定点生产企业只能将第二类精神药品原料药销售给全国性批发企业、区域性批发企业、专门从事第二类精神药品批发业务的企业、第二类精神药品制剂生产企业以及经备案的其他需用第二类精神药品原料药的企业。

⑤定点生产企业只能将第二类精神药品制剂销售给全国性批发企业、区域性批发企业、专门从事第二类精神药品批发业务的企业、第二类精神药品零售连锁企业、医疗机构

或经批准购用的其他单位。

⑥麻醉药品和精神药品定点生产企业销售麻醉药品和精神药品不得使用现金交易。

8.3.4　麻醉药品和精神药品经营

1）实行定点经营

①国家对麻醉药品和精神药品实行定点经营制,未经批准的任何单位和个人不得从事麻醉药品和精神药品经营活动。

②国务院药品监督管理部门应当根据麻醉药品和第一类精神药品的需求总量,确定麻醉药品和第一类精神药品的定点批发企业布局,并应当根据年度需求总量对布局进行调整、公布。

③药品经营企业不得经营麻醉药品原料药和第一类精神药品原料药。但是,供医疗、科学研究、教学使用的小包装的上述药品可以由国务院药品监督管理部门规定的药品批发企业经营。

2）定点经营企业必备条件

除药品经营企业的开办条件外,还应当具备下列条件:

①有符合《麻醉药品和精神药品管理条例》规定的麻醉药品和精神药品储存条件。

②有通过网络实施企业安全管理和向药品监督管理部门报告经营信息的能力。

③单位及其工作人员 2 年内没有违反有关禁毒的法律、行政法规规定的行为。

④符合国务院药品监督管理部门公布的定点批发企业布局。麻醉药品和第一类精神药品的定点批发企业,还应当具有保证供应责任区域内医疗机构所需麻醉药品和第一类精神药品的能力,并具有保证麻醉药品和第一类精神药品安全经营的管理制度。

3）定点经营资格审批

①跨省、自治区、直辖市从事麻醉药品和第一类精神药品批发业务的药品经营企业称为全国性批发企业,应当经国务院药品监督管理部门批准,并予以公布。

国务院药品监督管理部门在批准全国性批发企业时,应明确其所承担供药责任的区域。

②在本省自治区、直辖市行政区域内从事麻醉药品和第一类精神药品批发业务的药品经营企业称为区域性批发企业,应当经所在地省级药品监督管理部门批准,并予以公布。

省级药品监督管理部门在批准区域性批发企业时,应当明确其所承担供药责任的区域。

③专门从事第二类精神药品批发业务的药品经营企业,应当经所在地省级药品监督管理部门批准,并予以公布。

仅取得第二类精神药品经营资格的药品批发企业,只能从事第二类精神药品批发业务。

④从事麻醉药品和第一类精神药品批发业务的全国性批发企业、区域性批发企业,可以从事第二类精神药品批发业务。

⑤经所在地设区的市级药品监督管理部门批准,实行统一进货、统一配送、统一管理的药品零售连锁企业可以从事第二类精神药品零售业务。

⑥各级药品监督管理部门应当及时将批准的全国性批发企业、区域性批发企业、专门从事第二类精神药品批发的企业和从事第二类精神药品零售的连锁企业(含相应门店)的名单在网上公布。

8.3.5 麻醉药品和精神药品零售规定

①麻醉药品和第一类精神药品不得零售。除经批准的药品零售连锁企业外,其他药品零售企业不得从事第二类精神药品零售活动。

②第二类精神药品零售企业应当凭执业医师开具的处方,按规定剂量销售第二类精神药品,并将处方保存2年备查。

零售第二类精神药品时,处方应经执业药师或其他依法经过资格认定的药学技术人员复核;第二类精神药品一般每张处方不得超过7日常用量,禁止超剂量或者无处方销售第二类精神药品。

③第二类精神药品零售企业不得向未成年人销售第二类精神药品。在难以确定购药者是否为未成年人的情况下,可查验购药者身份证明。

④罂粟壳,必须凭盖有乡镇卫生院以上医疗机构公章的医生处方配方使用,不准生用。严禁单味零售,处方保存不少于5年。

8.3.6 其他相关管理要求

①全国性批发企业、区域性批发企业、专门从事第二类精神药品批发业务的企业和经批准从事第二类精神药品零售业务的零售连锁企业配备的麻醉药品、精神药品管理人员和直接业务人员,应当相对稳定,并每年接受不少于10学时的麻醉药品和精神药品管理业务培训。

②全国性批发企业、区域性批发企业、专门从事第二类精神药品批发业务的企业和经批准从事第二类精神药品零售业务的零售连锁企业应当建立对本单位安全经营的评价机制。定期对安全制度的执行情况进行考核,保证制度的执行,并根据有关管理要求和企业经营实际,及时进行修改、补充和完善;定期对安全设施、设备进行检查、保养和维护,并记录。

任务 8.4 医疗用毒性药品的管理

8.4.1 概述

医疗用毒性药品(简称"毒性药品")是指毒性剧烈,治疗剂量与中毒剂量相近,使用不当会致人中毒或死亡的药品。《药品管理法》规定,国家对医疗用毒性药品实行特殊管理。

为加强医疗用毒性药品的管理,防止中毒或死亡等严重事件的发生,1988 年 12 月 27 日,国务院发布了《医疗用毒性药品管理办法》(国务院令第 23 号),该办法共 14 条,主要包括医疗用毒性药品的定义、生产、加工、收购、经营、配方使用等方面的管理规定,以及相应的法律责任。为做好医疗用毒性药品监管工作,保证公众用药安全有效,防止发生中毒等严重事件,原国家药品监督管理局于 2002 年 10 月 14 日发布了《关于切实加强医疗用毒性药品监管的通知》(国药监安〔2002〕368 号),该通知进一步明确了对毒性药品的生产、经营、储运和使用进行严格监管的要求。

为了加强对 A 型肉毒毒素的监督管理,原国家食品药品监督管理局、原卫生部于 2008 年 7 月 21 日发布《关于将 A 型肉毒毒素列入毒性药品管理的通知》(国食药监办〔2008〕405 号),该通知决定将 A 型肉毒毒素及其制剂列入毒性药品管理,并对进一步加强 A 型肉毒毒素及其制剂的生产、经营和使用提出了明确的管理规定。

8.4.2 医疗用毒性药品的管理

1)医疗用毒性药品的品种与分类

医疗用毒性药品的管理品种目录,由国务院卫生主管部门、国务院药品监督管理部门、中医药管理局共同制定,管理药品分为中药和西药两大类。

(1)毒性药品中药品种

共 27 种(包括原药材和饮片,不包括制剂),具体品种如下:砒石(红砒、白砒)、砒霜、水银、生马钱子、生川乌、生草乌、生白附子、生附子、生半夏、生南星、生巴豆、斑蝥、青娘虫、红娘子、生甘遂、生狼毒、生藤黄、生千金子、生天仙子、闹羊花、雪上一枝蒿、白降丹、蟾酥、洋金花、红粉、轻粉、雄黄。

(2)毒性药品西药品种

共 13 种(除亚砷酸注射液、A 型肉毒毒素制剂以外的 11 种仅指原料药,不包括制剂),具体品种如下:去乙酰毛花苷丙、阿托品、洋地黄毒苷、氢溴酸后马托品、三氧化二砷、毛果芸香碱、升汞、水杨酸毒扁豆碱、亚砷酸钾、氢溴酸东莨菪碱、士的宁、亚砷酸注射液、A

型肉毒毒素及其制剂。

上述西药品种士的宁、阿托品、毛果芸香碱等包括其盐类化合物。

2）医疗用毒性药品专有标志

根据《药品管理法》,特殊管理药品的包装和标签必须印有规定的标志。国务院药品监督管理部门规定的医疗用毒性药品专有标识:黑底白字,标志样式见图 8.4。

图 8.4 医疗用毒性药品专有标识

3）医疗用毒性药品的生产、经营、储存管理

（1）管理依据

《医疗用毒性药品管理办法》《关于切实加强医疗用毒性药品监管的通知》。

（2）生产、经营资格管理

毒性药品的生产是由药品监督管理部门指定的药品生产企业承担,未取得毒性药品生产许可的企业,不得生产毒性药品。毒性药品的收购和经营,由药品监督管理部门指定的药品经营企业承担,其他任何单位或者个人均不得从事毒性药品的收购、经营业务。

（3）生产、经营要求

毒性药品年度生产、收购、供应和配制计划,由省级药品监督管理部门根据医疗需要制定并下达。

生产企业须按审批的生产计划进行生产,不得擅自改变生产计划,自行销售;建立严格的管理制度,每次配料必须经两人以上复核签字。生产（配制）毒性药品及制剂,必须严格执行生产（配制）操作规程,建立完整的生产记录,记录保存 5 年备查。凡加工炮制毒性中药,必须按照《中国药典》或者省、自治区、直辖市卫生行政部门制定的《炮制规范》的规定进行。药材符合药用要求的,方可供应、配方和用于中成药生产。

（4）储存管理

毒性药品的储存管理与麻醉药品和精神药品管理要求基本相同,应专柜加锁并由专人保管,做到双人、双锁,专账记录。建立健全保管、验收、领发、核对等制度,严防收假、发错,严禁与其他药品混杂。

4）医疗用毒性药品的使用管理

（1）处方调配使用管理

配方用药由有关药品零售企业、医疗机构负责供应。其他任何单位或者个人均不得从事毒性药品的配方业务。药品零售企业供应毒性药品须凭盖有医生所在医疗机构公章的处方。

医疗机构供应和调配毒性药品须凭医生签名的处方。每次处方剂量不得超过 2 日极量。处方 1 次有效,取药后处方保存 2 年备查。

（2）教学、科研使用管理

科研和教学单位所需的毒性药品,必须持本单位的证明信,经单位所在地县以上卫生行政部门批准后,供应部门方能发售。

（3）毒性中药管理

群众自配民间单、秘、验方需用毒性中药，购买时要持有本单位或者城市街道办事处、乡（镇）人民政府的证明信，供应部门方可发售。每次购用量不得超过 2 日极量。

任务 8.5 药品类易制毒化学品的管理

8.5.1 药品类易制毒化学品的界定

1）定义

（1）易制毒化学品

易制毒化学品是指国家规定管制的可用于制造麻醉药品和精神药品的前体、原料和化学配剂等物质，流入非法渠道又可用于制造毒品。

（2）药品类易制毒化学品

药品类易制毒化学品是指《易制毒化学品管理条例》中所确定的麦角酸、麻黄素等物质。

（3）小包装麻黄素

小包装麻黄素是指国家药品监督管理部门指定生产的供教学、科研和医疗机构配制制剂使用的特定包装的麻黄素原料药。

2）品种与分类

易制毒化学品分为三类，第一类是可以用于制毒的主要原料，第二类、第三类是可以用于制毒的化学配剂。药品类易制毒化学品属于第一类易制毒化学品。

易制毒化学品分类和品种是由国务院批准调整，涉及药品类易制毒化学品的，是由国家药品监督管理部门负责及时调整并公布。

目前，药品类易制毒化学品分为两类：麦角酸和麻黄素等物质。药品类易制毒化学品品种目录（2010 版）所列物质有：

①麦角酸。

②麦角胺。

③麦角新碱。

④麻黄素（也称麻黄碱）、伪麻黄素、消旋麻黄素、去甲麻黄素、甲基麻黄素、麻黄浸膏、麻黄浸膏粉等麻黄素类物质。

8.5.2 药品类易制毒化学品的管理

1) 生产、经营许可

①生产、经营药品类易制毒化学品的企业，应当依照有关规定取得药品类易制毒化学品生产、经营许可。未取得生产许可或经营许可的企业不得生产或经营药品类易制毒化学品。药品类易制毒化学品的生产许可，由企业所在地省级药品监督管理部门审批。药品类易制毒化学品以及含有药品类易制毒化学品的制剂不得委托生产。

②药品类易制毒化学品单方制剂和小包装麻黄素，纳入麻醉药品销售渠道经营，仅能由麻醉药品全国性批发企业和区域性批发企业经销，不得零售未实行药品批准文号管理的品种，纳入药品类易制毒化学品原料药渠道经营。

③申请经营药品类易制毒化学品原料药的药品经营企业，应具有麻醉药品和第一类精神药品定点经营资格或者第二类精神药品定点经营资格，否则，药品监督管理部门将不予受理。

2) 购买许可

①国家对药品类易制毒化学品实行购买许可制度。购买药品类易制毒化学品的，应当办理《药品类易制毒化学品购用证明》（以下简称《购用证明》），符合豁免办理《购用证明》情形（详见《药品类易制毒化学品管理办法》第二十一条）的除外。《购用证明》由国家药品监督管理部门统一印制，有效期为3个月。

②《购用证明》申请范围是受限制的，具有药品类易制毒化学品的生产、经营、使用相应资质的单位，方有申请《购用证明》的资格。

③申请《购用证明》的单位，向所在地省级药品监督管理部门或者省、自治区药品监督管理部门确定并公布的设区的市级药品监督管理部门提出申请，经审查，符合规定的，由省级药品监督管理部门发给《购用证明》。

④购买药品类易制毒化学品时必须使用《购用证明》原件，不得使用复印件、传真件。《购用证明》只能在有效期内一次使用。《购用证明》不得转借、转让。

3) 购销管理

（1）药品类易制毒化学品原料药的购销要求

①购买药品类易制毒化学品原料药的，必须取得《购用证明》。

②药品类易制毒化学品生产企业应当将药品类易制毒化学品原料药销售给已取得《购用证明》的药品生产企业、药品经营企业和外贸出口企业。

③药品类易制毒化学品经营企业应当将药品类易制毒化学品原料药销售给本省、自治区、直辖市行政区域内取得《购用证明》的单位。

④药品类易制毒化学品经营企业之间不得购销药品类易制毒化学品原料药。

（2）教学科研单位购买药品类易制毒化学品的要求

教学科研单位只能凭《购用证明》从麻醉药品全国性批发企业、区域性批发企业和药品类易制毒化学品经营企业购买药品类易制毒化学品。

（3）药品类易制毒化学品单方制剂和小包装麻黄素的购销要求

①药品类易制毒化学品生产企业应当将药品类易制毒化学品单方制剂（如盐酸麻黄碱片、盐酸麻黄碱注射液、盐酸麻黄碱滴鼻液等）和小包装麻黄素销售给麻醉药品全国性批发企业。

②麻醉药品全国性批发企业、区域性批发企业应当按照《麻醉药品和精神药品管理条例》规定的渠道销售药品类易制毒化学品单方制剂和小包装麻黄素。

③麻醉药品区域性批发企业之间不得购销药品类易制毒化学品单方制剂和小包装麻黄素。

④麻醉药品区域性批发企业之间因医疗急需等特殊情况需要调剂药品类易制毒化学品单方制剂的，应当在调剂后2日内将调剂情况分别报所在地省级药品监督管理部门备案。

（4）药品类易制毒化学品的交易要求

药品类易制毒化学品禁止使用现金或者实物进行交易

（5）药品类易制毒化学品生产企业、经营企业购买要求

药品类易制毒化学品生产企业、经营企业销售药品类易制毒化学品，应当逐一建立购买方档案。

购买方为非医疗机构的，档案内容至少包括：

①购买方药品生产许可证或药品经营许可证、企业营业执照等资质证明文件复印件。

②购买方企业法定代表人、主管药品类易制毒化学品负责人、采购人员姓名及其联系方式。

③法定代表人授权委托书原件及采购人员身份证明文件复印件。

④《购用证明》或者麻醉药品调拨单原件。

⑤销售记录及核查情况记录。

购买方为医疗机构的，档案应当包括医疗机构麻醉药品、第一类精神药品购用印鉴卡复印件和销售记录。

（6）药品类易制毒化学品销售管理

药品类易制毒化学品生产企业、经营企业销售药品类易制毒化学品时，应当核查采购人员身份证明和相关购买许可证明，经核查无误后方可销售，并保存核查记录。发货应当严格执行出库复核制度，认真核对实物与药品销售出库单是否相符，并确保将药品类易制毒化学品送达购买方有《药品生产许可证》或者《药品经营许可证》所载明的地址，或者医疗机构的药库。

在核查、发货、送货过程中发现可疑情况的，应当立即停止销售，并向所在地药品监督管理部门和公安机关报告。

4）安全管理

①药品类易制毒化学品安全管理要求与麻醉药品和第一类精神药品经营管理要求基

本相同。药品类易制毒化学品生产企业、经营企业、使用药品类易制毒化学品的药品生产企业和教学科研单位,应当按规定配备相应仓储安全管理设施,制定相应的安全管理制度。

②药品类易制毒化学品生产企业、经营企业和使用药品类易制毒化学品的药品生产企业,应建立药品类易制毒化学品专用账册。专用账册保存期限应当自药品类易制毒化学品有效期期满之日起不少于 2 年。

③存放药品类易制毒化学品的专库或专柜实行双人双锁管理,药品类易制毒化学品入库应当双人验收,出库应当双人复核,做到账物相符。

任务 8.6　含特殊药品复方制剂的管理

🗽 案例导入

据统计,全国 20 多个省、市、自治区曾破获麻黄碱类复方制剂犯罪案件。2009 年至 2011 年,全国缴获流入非法渠道的麻黄碱类复方制剂 120.47 t。部分地区已形成"非法买卖麻黄碱类复方制剂→加工、提炼麻黄碱类物质→制造甲基苯丙胺"的产业链。

讨论:1.我国对麻黄碱类药品如何管理?

2.我国对含麻黄碱类复方制剂如何管理?

8.6.1　含特殊药品复方制剂的界定

含特殊药品复方制剂,从分类管理的角度来看,既有按处方药管理的,也有按非处方药管理的。但是,部分含特殊药品复方制剂(如含麻黄碱类复方制剂、含可待因复方口服溶液、复方地芬诺酯片和复方甘草片),因其所含成分的特性使之具有不同于一般药品的管理风险,如果管理不善导致其从药用渠道流失,则会被滥用或用于提取制毒。

8.6.2　含特殊药品复方制剂的管理

1)部分含特殊药品复方制剂的品种范围

①口服固体制剂。每剂量单位:含可待因≤15 mg 的复方制剂;含双氢可待因≤10 mg 的复方制剂;含羟考酮≤5 mg 的复方制剂。

具体品种如下:阿司待因片、阿司可咖胶囊、阿司匹林可待因片、氨酚待因片、氨酚待因片(Ⅱ)、氨酚双氢可待因片、复方磷酸可待因片、可待因桔梗片、氯酚待因片、洛芬待因缓释片、洛芬待因片、萘普待因片、愈创罂粟待因片。

②含可待因复方口服液体制剂（列入第二类精神药品管理）。复方磷酸可待因溶液、复方磷酸可待因溶液（Ⅱ）、复方磷酸可待因口服溶液、复方磷酸可待因口服溶液（Ⅲ）、复方磷酸可待因糖浆、可愈糖浆、愈酚待因口服溶液、愈酚伪麻待因口服溶液。

③复方地芬诺酯片。

④复方甘草片、复方甘草口服溶液。

⑤含麻黄碱类复方制剂。

⑥其他含麻醉药品口服复方制剂。复方福尔可定口服溶液、复方福尔可定糖浆、复方枇杷喷托维林颗粒、尿通卡克乃其片。

⑦含曲马多口服复方制剂。复方曲马多片、氨酚曲马多片、氨酚曲马多胶囊。

2）含特殊药品复方制剂的经营管理

具有药品经营许可证的企业均可经营含特殊药品复方制剂。药品生产企业和药品批发企业可以将含特殊药品复方制剂销售给药品批发企业、药品零售企业和医疗机构（另有规定的除外）。

①药品批发企业购销含特殊药品复方制剂时，应对供货单位和购货单位的资质进行严格审核，确认其合法性后，方可进行含特殊药品复方制剂购销活动。

②药品批发企业从药品生产企业直接购进的复方甘草片、复方地芬诺酯片等含特殊药品复方制剂，可以将此类药品销售给其他批发企业、零售企业和医疗机构；如果从药品批发企业购进的，只能销售给本省（区、市）的药品零售企业和医疗机构。销售票据、资金流和物流必须一致。

③药品批发企业应当严格执行出库复核制度，认真核对实物与销售出库单是否相符，并确保将药品送达购买方药品经营许可证所载明的仓库地址、药品零售企业注册地址，或者医疗机构的药库。购买方应查验货物，查验无误后收货人员应在销售方随货同行单的回执联上签字。销售方应查验返回的随货同行单回执联记载内容有无异常，并保存备查。

④药品零售企业销售含特殊药品复方制剂时，处方药应当严格执行处方药与非处方药分类管理有关规定，复方甘草片、复方地芬诺酯片列入必须凭处方销售的处方药管理，严格凭医师开具的处方销售；除处方药外，非处方药一次销售不得超过5个最小包装（含麻黄碱类复方制剂另有规定除外）。

自2015年5月1日起，含可待因复方口服液体制剂（包括口服溶液剂和糖浆剂）已列入第二类精神药品管理。具有经营资质的药品零售企业，销售含可待因复方口服液体制剂时，必须凭医疗机构使用精神药品专用处方开具的处方销售，单方处方量不得超过7日常用量。复方甘草片、复方地芬诺酯片应设置专柜由专人管理、专册登记，上述药品登记内容包括药品名称、规格、销售数量、生产企业、生产批号。

药品零售企业销售含特殊药品复方制剂时，如发现超过正常医疗需求，大量、多次购买上述药品的，应当立即向当地药品监督管理部门报告。

8.6.3 含麻黄碱类复方制剂的管理

1）经营行为管理

①具有蛋白同化制剂、肽类激素定点批发资质的药品经营企业，方可从事含麻黄碱类复方制剂的批发业务。

②严格审核含麻黄碱类复方制剂购买方资质，购买方是药品批发企业的必须具有蛋白同化制剂、肽类激素定点批发资质。药品零售企业应从具有经营资质的药品批发企业购进含麻黄碱类复方制剂。药品批发企业销售含麻黄碱类复方制剂时，应当核实购买方资质证明材料、采购人员身份证明等情况，核实无误后方可销售，并跟踪核实药品到货情况，核实记录保存至药品有效期后一年备查。

③除个人合法购买外，禁止使用现金进行含麻黄碱类复方制剂交易。

④发现含麻黄碱类复方制剂购买方存在异常情况时，应当立即停止销售，并向有关部门报告。

2）销售管理

①将单位剂量麻黄碱类药物含量大于 80 mg（不含 30 mg）的含麻黄碱类复方制剂，列入必须凭处方销售的处方药管理。医疗机构应当严格按照《处方管理办法》开具处方。药品零售企业必须凭执业医师开具的处方销售上述药品。

②含麻黄碱类复方制剂每个最小包装规格麻黄碱类药物含量口服固体制剂不得超过 720 mg，口服液体制剂不得超过 800 mg。

③药品零售企业销售含麻黄碱类复方制剂，应当查验购买者的身份证，并对其姓名和身份证号码予以登记。除处方药按处方剂量销售外，一次销售不得超过 2 个最小包装。

④药品零售企业不得开架销售含麻黄碱类复方制剂，应当设置专柜由专人管理、专册登记，登记内容包括药品名称、规格、销售数量、生产企业、生产批号、购买人姓名、身份证号码。

⑤药品零售企业发现超过正常医疗需求，大量、多次购买含麻黄碱类复方制剂的，应当立即向当地药品监管部门和公安机关报告。

⑥含麻黄碱类复方制剂的生产企业应当切实加强销售管理，严格管控产品销售渠道，确保所生产的药品在药用渠道流通。

⑦含麻黄碱类复方制剂（含非处方药品种）一律不得通过互联网向个人消费者销售。

3）广告管理

对按处方药管理的含麻黄碱类复方制剂，其广告只能在医学、药学专业刊物上发布；不得在大众传播媒介发布广告或者以其他方式进行以公众为对象的广告宣传。

拓展知识

严厉查处部分含特殊药品复方制剂的违法违规行为

各级食品药品监管部门对监督检查中发现的违法违规行为必须严肃查处,药品生产、经营企业违反药品GMP、GSP有关规定销售含特殊药品复方制剂的,按照《药品管理法》第七十九条严肃查处,对药品生产企业还应责令整改,整改期间收回药品GMP证书;对直接导致含特殊药品复方制剂流入非法渠道的药品生产、药品批发企业,按照《药品管理法》第七十九条情节严重处理,吊销《药品生产许可证》或《药品经营许可证》。对涉嫌触犯刑律的,要及时移送公安机关处理。国家局将适时在全国范围内通报药品生产、经营企业的违法违规行为。

——《关于切实加强部分含特殊药品复方制剂销售管理的通知》

(国食药监安〔2009〕503号)

任务 8.7　兴奋剂的管理

案例导入

1998年环法自行车赛冠军、意大利人潘塔尼于意大利当地时间2004年2月猝死在意大利里米尼附近的一个旅馆中,年仅34岁。潘塔尼的死在后来被认为是运动生涯中大量服用违禁药品EPO(促红细胞生成素)所致,因为在1998年夺得环法冠军后潘塔尼再没取得什么突出的成绩,但却陷入多起禁药丑闻中,为此他还在2002年6月被禁赛8个月。

讨论:1.目前兴奋剂包括哪些类别?

　　　2.药品零售企业可以销售兴奋剂吗?

含兴奋剂药品,在临床上应用广泛,有许多含兴奋剂药品品种在零售药店中可以购买到,就其治疗作用和不良反应而言,并无特别的含义。对于普通患者,只要按药品说明书和医嘱服用含兴奋剂药品是安全无危害的,之所以要加强含兴奋剂药品的管理,主要是针对运动员的职业特点及滥用兴奋剂对人体健康造成的危害。

为提高竞技能力而使用的能暂时性改变身体条件和精神状态的药物和技术,不仅损害奥林匹克精神,破坏运动竞赛的公平原则,而且严重危害运动员身体健康。为此,国际奥委会严禁运动员使用兴奋剂,我国政府对兴奋剂实行严格管理,禁止使用兴奋剂。

为防止在体育运动中使用兴奋剂,保护体育运动参加者的身心健康,维护体育竞赛的公平竞争,2004年1月13日国务院发布《反兴奋剂条例》(国务院令第398号),自2004年3月1日起施行。2014年7月29日《国务院关于修改部门行政法规的决定》(国务院令第653号)对其中个别条款作了修订。

8.7.1　兴奋剂目录与分类

1)含义

①如今通常所说的兴奋剂不再是单指那些起兴奋作用的药物,实际上是对禁用药物的统称。

②《反兴奋剂条例》所称兴奋剂,是指兴奋剂目录所列的禁用物质等。

2)目录

①国家体育总局、商务部、国家卫生健康委、海关总署、国家药品监督管理局于2019年12月30日联合发布《2020年兴奋剂目录公告》。《2020年兴奋剂目录》自2020年1月1日起施行。

②《2020年兴奋剂目录》分为两个部分。第一部分为兴奋剂品种;第二部分为对运动员进行兴奋剂检查的有关规定。

③我国公布的《2020年兴奋剂目录》,将兴奋剂品种分为七大类,共计349个品种(比2019年兴奋剂目录新增5个品种)。

该目录中品种类别分布如下:蛋白同化制剂品种87个;肽类激素品种65个;麻醉药品品种14个;刺激剂(含精神药品)品种75个;药品类易制毒化学品品种3个;医疗用毒性药品品种1个;其他品种(β受体阻滞剂、利尿剂等)104个。

3)兴奋剂分类

目前兴奋剂种类已达到七大类,包括:刺激剂、麻醉止痛剂、蛋白同化制剂、肽类激素及类似物、β受体阻滞剂、利尿剂、血液兴奋剂等。

(1)刺激剂

①精神刺激药:包括苯丙胺和它的相关衍生物及其盐类。

②拟交感神经胺类药物:这是一类仿内源性儿茶酚胺的肾上腺素和去甲肾上腺素作用的物质,以麻黄碱和它们的衍生物及其盐类为代表。

③咖啡因类:此类又称为黄嘌呤类,因其带有黄嘌呤基团。

④杂类中枢神经刺激物质:如尼可刹米、胺苯唑和士的宁等。

(2)麻醉止痛剂

①哌替啶类:杜冷丁、二苯哌己酮和美沙酮,以及它们的盐类和衍生物,其主要功能性化学基团是哌替啶。

②阿片生物碱类:包括吗啡、可待因、乙基吗啡(狄奥宁)、海洛因、喷他佐辛(镇痛新),以及它们的盐类和衍生物,化学核心基团是从阿片中提取出来的吗啡生物碱。

(3)蛋白同化制剂(合成类固醇)

蛋白同化制剂又称同化激素,俗称合成类固醇。

（4）肽类激素及类似物肽类激素

①人体生长激素（HGH）及其类似物。

②红细胞生成素（EPO）及其类似物。

③胰岛素、胰岛素样生长因子及其类似物。

④促性腺素。

⑤促皮质素类。

（5）利尿剂

略。

（6）β受体阻滞剂

略。

（7）血液兴奋剂

血液兴奋剂又称为血液红细胞回输技术。

8.7.2　含兴奋剂药品的管理

除实施特殊管理的品种（兴奋剂目录所列禁用物质属于麻醉药品、精神药品、医疗用毒性药品和药品类易制毒化学品）和严格管理的品种（兴奋剂目录所列禁用物质属于我国尚未实施特殊管理的蛋白同化制剂、肽类激素）外，兴奋剂目录所列的其他禁用物质，实施处方药管理。

1）含兴奋剂药品标签和说明书管理

①《反兴奋剂条例》第十七条规定，药品、食品中含有兴奋剂目录所列禁用物质的，生产企业应当在包装标识或者产品说明书上用中文注明"运动员慎用"字样。

②药品经营企业在验收含兴奋剂药品时，应检查药品标签或说明书上是否按规定标注"运动员慎用"字样。

③根据《国家食品药品监督管理总局关于兴奋剂目录调整后有关药品管理的通告》（2015年第54号）的要求，兴奋剂目录发布执行后的第9个月首日起，药品生产企业所生产的含兴奋剂目录新列入物质的药品，必须在包装标识或产品说明书上标注"运动员慎用"字样。之前生产的，在有效期内可继续流通使用。

2）蛋白同化制剂、肽类激素的销售及使用管理

①蛋白同化制剂、肽类激素的生产企业只能向医疗机构，具有同类资质的生产企业，具有蛋白同化制剂、肽类激素经营资质的药品批发企业销售蛋白同化制剂、肽类激素。

②蛋白同化制剂、肽类激素的批发企业只能向医疗机构、蛋白同化制剂、肽类激素的生产企业和其他具有经营资质的药品批发企业销售蛋白同化制剂、肽类激素。

③蛋白同化制剂、肽类激素的生产企业或批发企业除按上述规定销售外，还可以向药品零售企业销售肽类激素中的胰岛素。

④医疗机构只能凭依法享有处方权的执业医师开具的处方向患者提供蛋白同化制剂、肽类激素。处方应当保存2年。

　　⑤严禁药品零售企业销售胰岛素以外的蛋白同化制剂或其他肽类激素。药品零售企业必须凭处方销售胰岛素以及其他按规定可以销售的含兴奋剂药品。零售药店的执业药师应对购买含兴奋剂药品的患者或消费者提供用药指导。

　　⑥根据《国家食品药品监督管理总局关于兴奋剂目录调整后有关药品管理的通告》（2015年第54号）的要求，自兴奋剂目录发布执行之日起，不具备蛋白同化制剂和肽类激素经营资格的药品经营企业不得购进目录所列蛋白同化制剂和肽类激素，之前购进的新列入兴奋剂目录的蛋白同化制剂和肽素激素，应当按照《反兴奋剂条例》规定销售至医疗机构、蛋白同化制剂、肽类激素的生产企业或批发企业。药品零售企业已购进的新列入兴奋剂目录的蛋白同化制剂和肽类激素可以继续销售，但应当严格按照处方药管理，处方保存2年。

实训 8.1　麻醉药品和精神药品经营、使用资格申报模拟

【实训目的】

通过模拟申办麻醉药品和精神药品经营、使用资格，加深对麻醉药品和精神药品经营、使用管理的理解，强化特药特管意识。

【实训内容】

以 5 人为一组，根据《麻醉药品和精神药品管理条例》要求，结合药品生产、经营企业、医疗机构及科研、教学单位具体情况，模拟麻醉药品和精神药品经营和使用资格的申办。

【实训步骤】

一、申办准备

1.要求学生提前查阅、熟悉《麻醉药品和精神药品管理条例》中申办麻醉药品和精神药品经营、使用资格的相关规定。

2.教师提供拟申办麻醉药品和精神药品经营、使用资格的药品生产企业、药品经营企业、医疗机构及科研、教学单位的基本情况。

3.每个小组拟出申办提纲。

二、申办内容

1.模拟申办全国性批发企业、区域性批发企业，模拟申办药品零售连锁企业第二类精神药品经营资格，模拟申办药品生产企业、科研教学单位及医疗机构麻醉药品和精神药品使用资格。

2.每个小组从以上实训内容中随机抽取 2 项汇报，先由各组学生互评，再由教师点评。

三、申办报告

针对申办过程中发现的问题进行分析、思考，完成实训报告。

【实训评价】

根据学生实训准备情况、工作态度、完成质量和实训报告撰写质量进行评价。

教师评价

实训 8.2　"珍爱生命、远离毒品"演讲活动

【实训目的】

通过宣讲,使学生加深对特殊管理药品特殊性的理解,熟悉我国生产、使用的麻醉药品、精神药品、医疗用毒性药品的品种、管理制度,积极维护特殊管理药品的合理使用。

【实训内容】

通过宣讲,介绍我国生产、使用的麻醉药品、精神药品、医疗用毒性药品的品种,并建议合理使用,列举不合理使用的例子,加以分析。

【实训步骤】

1.自由组合分组,每组 5 人,并进行分工。

2.分组查阅各种相关资料。

3.分析查阅的资料,形成演讲稿,制作 PPT。

4.每组选派 1 名学生演讲,3~5 分钟。

【实训评价】

根据提交的实训报告质量以及各小组的演讲,对学生的实训效果作出评价。

教师评价

目标检测

一、单项选择题

1.从事麻醉药品和第一类精神药品生产的生产企业,须经哪个部门审批?( )。
   A.国家卫生部 　　　　　　　　　　B.国家食品药品监督管理部门
   C.省卫生厅 　　　　　　　　　　　　D.省级药监部门 　　　　E.市级药监部门

2.依照《麻醉药品和精神药品管理条例》规定,没有要求必须设置麻醉药品和第一类精神药品专库的企业是( )。
   A.麻醉药品药用原植物种植企业 　　　B.定点生产企业
   C.全国性批发企业和区域性批发企业 　D.国家设立的麻醉药品储存单位
   E.麻醉药品和第一类精神药品的使用单位

3.医疗用毒性药品是指( )。
   A.连续使用后易产生生理依赖性,能成瘾癖的药品
   B.毒性剧烈,连续使用后易产生较大毒副作用的药品
   C.正常用法用量下出现与用药目的无关的或意外不良反应的药品
   D.直接作用中枢神经系统,毒性剧烈的药品
   E.毒性剧烈、治疗剂量与中毒剂量相近,使用不当会致人中毒或死亡的药品

4.根据《医疗用毒性药品管理办法》,下列叙述错误的是( )。
   A.医疗单位供应和调配毒性药品,凭医师签名的正式处方
   B.调配处方时,必须认真负责计量准确
   C.对处方未注明"生用"的毒性中药,应当付炮制品
   D.每次处方剂量不得超过3日极量
   E.处方一次有效,取药后处方保存2年备查

5.麻黄素类物质属于( )。
   A.麻醉药品 　　　　　　　　　　　　B.精神药品
   C.医疗用毒性药品 　　　　　　　　　D.放射性药品 　　　　E.易制毒化学品

6.药品类易制毒化学品专用账册保存期限为自药品有效期期满之日起不少于( )。
   A.1 年 　　　　B.2 年 　　　　C.3 年 　　　　D.4 年 　　　　E.5 年

7.含麻醉药品、精神药品复方制剂的品种范围不包括( )。
   A.含地芬诺酯(苯乙哌啶)复方制剂 　　B.复方甘草片
   C.含麻黄碱类复方制剂 　　　　　　　D.含可待因复方口服液体制剂
   E.口服固体制剂每剂量单位仅含可待因以可待因碱计不超过 15 mg

8.可以从事含麻黄碱类复方制剂的批发业务的单位是( )。
   A.具有蛋白同化制剂、肽类激素定点批发资质的药品经营企业
   B.具有特殊管理药品定点批发资质的药品经营企业
   C.药品批发企业 　　　　　　　　　　D.药品零售企业 　　　　E.医疗机构

9.下列关于兴奋剂的叙述正确的是(　　　)。

　　A.兴奋剂使用后均具有兴奋性

　　B.《反兴奋剂条例》所称的兴奋剂是指《兴奋剂目录》所列的禁用物质等

　　C.我国对《兴奋剂目录》所列药品均实施特殊管理

　　D.所有兴奋剂均应在说明书上用中文注明"运动员禁用"字样

　　E.药品零售企业不得经营、销售胰岛素

10.疫苗生产企业应当依照《药品管理法》和国务院食品药品监督管理部门的规定,建立真实、完整的销售记录,其保存期限是(　　　)。

　　A.至少1年　　　　　　　　　　　　B.至少2年

　　C.超过疫苗有效期2年　　　　　　　D.最多2年　　　　　　E.至少5年

二、多项选择题

1.关于麻醉药品和精神药品使用管理,下列说法正确的是(　　　)。

　　A.医疗机构应对本单位执业医师进行有关麻醉药品和精神药品使用知识的培训、考核,经考核合格的,授予麻醉药品和第一类精神药品处方资格

　　B.执业医师取得麻醉药品和第一类精神药品的处方资格后,方可在本医疗机构开具麻醉药品和第一类精神药品处方,但不得为自己开具该种处方

　　C.医疗机构应当对麻醉药品和精神药品处方进行专册登记

　　D.麻醉药品、精神药品处方至少保存3年

2.属于兴奋剂目录所列的品种,并且药品零售企业不可以经营的是(　　　)。

　　A.阿片生物碱类止痛剂　　　　　　B.胰岛素

　　C.抗肿瘤药物　　　　　　　　　　D.蛋白同化制剂

3.疾病预防控制机构、接种单位应当对疫苗的储存温度记录要求有(　　　)。

　　A.采用自动温度监测器材或设备对冷库进行温度监测,须同时每天上午和下午至少各进行一次人工温度记录(间隔不少于6小时),填写"冷链设备温度记录表"

　　B.采用温度计对冰箱(包括普通冰箱、低温冰箱)进行温度监测,须每天上午和下午各进行一次温度记录(间隔不少于6小时),填写"冷链设备温度记录表"

　　C.温度计应当分别放置在普通冰箱冷藏室及冷冻室中间位置,低温冰箱中间位置

　　D.每次应当测量冰箱内存放疫苗的各室温度,冰箱冷藏室温度应当控制在2~8℃,冷冻室温度应当控制在≤-15℃

4.关于麻醉药品和精神药品处方限量,下列说法正确的是(　　　)。

　　A.为住院患者开具第一类精神药品处方用量不得超过1日常用量

　　B.为门诊普通患者开具第一类精神药品片剂处方用量不得超过3日常用量

　　C.为门诊癌症疼痛患者开具第一类精神药品片剂处方用量不得超过7日常用量

　　D.第二类精神药品一般每张处方用量不得超过7日常用量

5.关于第二类精神药品零售企业说法正确的是(　　　)。

　　A.禁止无处方销售　　　　　　　　B.禁止超剂量销售

　　C.应当将处方保持3年备查　　　　D.不得向未成年人销售

项目 9　医疗器械、化妆品和特殊食品的管理

📖【学习目标】
➤ 掌握：医疗器械的定义与分类；医疗器械的注册制度。
➤ 熟悉：医疗器械的生产、使用和经营管理。
➤ 了解：医疗器械的监督管理部门。
➤ 运用：能识别不同类别的医疗器械，能运用医疗器械管理知识解决实际问题。

任务 9.1　医疗器械基础知识

🏴 案例导入

近日，某药品监管局执法人员对一医疗器械经营企业进行监督检查时，发现其有经营三类物理治疗及康复设备的行为。经核实，该医疗器械经营企业的经营范围只包括二类物理治疗及康复设备和外科手术器械，该企业没有变更经营范围的记录。

讨论：1.本案是否违法？
　　　2.应该如何处理？

9.1.1　医疗器械概述

1) 医疗器械的概念

医疗器械是指直接或者间接用于人体的仪器、设备、器具、体外诊断试剂及校准物、材料以及其他类似或者相关的物品，包括所需要的计算机软件。

效用：主要通过物理等方式获得，不是通过药理学、免疫学或者代谢的方式获得，或者虽然有这些方式参与但是只起辅助作用。

目的：疾病的诊断、预防、监护、治疗或者缓解；损伤的诊断、监护、治疗、缓解或者功能

补偿;生理结构或者生理过程的检验、替代、调节或者支持;生命的支持或者维持;妊娠控制;通过对来自人体的样本进行检查,为医疗或者诊断目的提供信息。

2) 医疗器械的目的

①疾病的诊断、预防、监护、治疗或者缓解。

②损伤的诊断、监护、治疗、缓解或者功能补偿。

③生理结构或者生理过程的检验、替代、调节或者支持。

④生命的支持或者维持。

⑤妊娠控制。

⑥通过对来自人体的样本进行检查,为医疗或者诊断目的提供信息。

3) 医疗器械的分类

国家对医疗器械按照风险程度实行分类管理。

(1)第一类:风险程度低

实行常规管理可以保证其安全、有效的医疗器械。如外科用手术器械(刀、剪、钳、镊夹、针、钩)、听诊器(无电能)、反光镜、反光灯、医用放大镜、(中医用)刮痧板、橡胶膏、透气胶带、手术衣、手术帽、检查手套、集液袋等。

(2)第二类:具有中度风险

需要严格控制管理以保证其安全、有效的医疗器械。如血压计、体温计、心电图机、脑电图机、手术显微镜、针灸针(中医用)、助听器、皮肤缝合钉、避孕套、避孕帽、无菌医用手套、睡眠监护系统软件、超声三维系统软件、脉象仪软件等。

(3)第三类:具有较高风险

需要采取特别措施严格控制管理以保证其安全、有效的医疗器械。如心脏起搏器、体外反搏装置、血管内窥镜、超声肿瘤聚焦刀、高频电刀、微波手术刀、医用磁共振成像设备、钴60治疗机、正电子发射断层扫描装置(PECT)、植入器材、植入式人工器官、血管支架、血管内导管、一次性使用输液器、输血器等。

4) 体外诊断试剂的注册管理

目前国家对体外诊断试剂的注册管理分为两类,其中用于血源筛查和采用放射性核素标记的体外诊断试剂按照药品进行管理,其他体外诊断试剂均按照医疗器械进行管理。按照药品管理的体外诊断试剂的注册申请,按照《药品注册管理办法》规定的注册程序进行审评审批;对于符合要求的,发放药品注册证书,企业生产经营行为按照药品生产、经营等法规规定进行管理。对按照医疗器械管理的体外诊断试剂,按照《体外诊断试剂注册管理办法》的规定办理产品备案或者产品注册的审评审批;对于符合要求的,发给备案凭证或者医疗器械注册证,企业生产经营行为按照医疗器械生产、经营法规规定进行管理。

9.1.2 产品注册与备案管理

第一类医疗器械实行产品备案管理;第二类、第三类医疗器械实行产品注册管理。

第一类医疗器械备案由备案人向所在地设区的市人民政府负责药品监督管理的部门提交备案资料。境内第二类医疗器械由注册申请人所在地省、自治区、直辖市药品监督管理部门审查,批准后发给医疗器械注册证。境内第三类医疗器械由国务院药品监督管理部门审查,批准后发给医疗器械注册证。

进口第一类医疗器械备案,境外备案人由其指定的我国境内企业法人向国务院药品监督管理部门提交备案资料和备案人所在国(地区)主管部门准许该医疗器械上市销售的证明文件。进口第二类、第三类医疗器械由国务院药品监督管理部门审查,批准后发给医疗器械注册证。

9.1.3　医疗器械注册证格式与备案凭证

1)注册证编号的编排方式

医疗器械注册证格式由国务院药品监督管理部门统一制定。注册证编号的编排方式为:×1 械注×2××××3×4××5××××6

其中:

×1 为注册审批部门所在地的简称:境内第三类医疗器械,进口第二类、第三类医疗器械为"国"字;境内第二类医疗器械为注册审批部门所在地省、自治区、直辖市简称。

×2 为注册形式:"准"字适用于境内医疗器械;"进"字适用于进口医疗器械;"许"字适用于香港、澳门、台湾地区的医疗器械。

××××3 为首次注册年份。

×4 为产品管理类别。

××5 为产品分类编码。

××××6 为首次注册流水号。

延续注册的,××××3 和××××6 数字不变。产品管理类别调整的,应当重新编号。

2)第一类医疗器械备案凭证编号的编排方式

第一类医疗器械备案凭证编号的编排方式为:×1 械备××××2××××3 号

其中:

×1 为备案部门所在地的简称:进口第一类医疗器械为"国"字;境内第一类医疗器械为备案部门所在地省、自治区、直辖市简称加所在地设区的市级行政区域的简称(无相应设区的市级行政区域时,仅为省、自治区、直辖市的简称)。

××××2 为备案年份。

××××3 为备案流水号。

9.1.4　医疗器械的监管部门

为了保证医疗器械的安全、有效,保障人体健康和生命安全,2000 年 1 月 4 日,国务院公布了《医疗器械监督管理条例》(国务院令第 276 号);2014 年 2 月 12 日,国务院第 39 次常务会议修订通过。2017 年 5 月 4 日，《国务院关于修改〈医疗器械监督管理条例〉的决定》修订，并以中华人民共和国国务院令第 680 号公布。以该条例为核心，以《医疗器械注册管理办法》《医疗器械生产监督管理办法》《医疗器械临床试验质量管理规范》《医疗器械经营监督管理办法》《医疗器械使用质量监督管理办法》《医疗器械网络销售监督管理办法》《医疗器械召回管理办法》等规章以及一系列规范性文件为配套，形成了涵盖医疗器械研制、生产、流通、使用等各环节的完备法规体系。

国务院食品药品监督管理部门负责全国医疗器械监督管理工作。国务院有关部门在各自的职责范围内负责与医疗器械有关的监督管理工作。

县级以上地方人民政府食品药品监督管理部门负责本行政区域的医疗器械监督管理工作。县级以上地方人民政府有关部门在各自的职责范围内负责与医疗器械有关的监督管理工作。

国务院食品药品监督管理部门应当配合国务院有关部门，贯彻实施国家医疗器械产业规划和政策。

任务 9.2　医疗器械管理

9.2.1　医疗器械经营分类管理要求

按照医疗器械风险程度，医疗器械经营实施分类管理。经营第一类医疗器械不需许可和备案，经营第二类医疗器械实行备案管理，经营第三类医疗器械实行许可管理。

从事第二类医疗器械经营的，由经营企业向所在地设区的市级人民政府药品监督管理部门备案。从事第三类医疗器械经营的，经营企业应当向所在地设区的市级人民政府药品监督管理部门申请经营许可；受理经营许可申请的药品监督管理部门应当自受理之日起 30 个工作日内进行审核，并开展现场核查。对符合规定条件的，准予许可并发给医疗器械经营许可证；对不符合规定条件的，不予许可并书面说明理由。

9.2.2　医疗器械经营许可证管理要求

医疗器械经营许可证有效期为 5 年。医疗器械经营许可证载明许可证编号、企业名称、法定代表人、企业负责人、住所、经营场所、经营方式、经营范围、库房地址、发证部门、发证日期和有效期限等事项。

医疗器械经营许可证有效期届满需要延续的，医疗器械经营企业应当在有效期届满 6 个月前，向原发证部门提出医疗器械经营许可证延续申请。

医疗器械许可证编号与备案编号见表 9.1。

表 9.1　医疗器械许可证编号与备案编号

要　点	编排方式	图　解
《医疗器械经营许可证》编号	××食药监械经营许××××××××号 第一位×代表许可部门所在地省、自治区、直辖市的简称 第二位×代表所在地设区的市级行政区域的简称 第三到六位×代表 4 位数许可年份 第七到十位×代表 4 位数许可流水号	所在地设区市级、行政区域的简称 ↓ 4位数许可年份 ××食药监械经营许 ×××××××× 号 4位数许可流水号 ↑ 许可部门所在地省、自治区、直辖市的简称
第二类医疗器械经营备案凭证备案编号	××食药监械经营备××××××××号 第一位×代表备案部门所在地省、自治区、直辖市的简称 第二位×代表所在地设区的市级行政区域的简称 第三到六位×代表 4 位数备案年份 第七到十位×代表 4 位数备案流水号	所在地设区市级、行政区域的简称 ↓ 4位数备案年份 ××食药监械经营备 ×××××××× 号 4位数备案流水号 ↑ 备案部门所在地省、自治区、直辖市的简称

按照新的药品监督管理机构设置,医疗器械经营许可已调整为市级市场监管部门负责

部分省市已对《医疗器械经营许可证》编号的编排方式作出调整,改为"××市监械经营许××××××××号"和"××市食药监械经营备××××××××号"

9.2.3　经营质量管理规范的基本要求

企业应当依据本规范建立和执行覆盖医疗器械经营全过程的质量管理制度,并采取有效的质量控制措施,保障经营过程中的质量安全。

质量管理制度至少包括以下内容:

①质量管理机构或者质量管理人员的职责。

②质量管理的规定。

③采购、收货、验收的规定。

④供货者、购货者资格审核的规定。

⑤库房贮存、出入库管理的规定。

⑥销售和售后服务的规定。

⑦不合格医疗器械管理的规定。

⑧医疗器械退、换货的规定。

⑨医疗器械不良事件监测和报告规定。

⑩医疗器械召回规定。

⑪医疗器械追踪、溯源的规定。

⑫设施设备维护及验证和校准的规定。

⑬卫生和人员健康状况的规定。

⑭质量管理培训及考核的规定。

⑮医疗器械质量投诉、事故调查和处理报告的规定。

⑯质量管理制度执行情况考核的规定。

企业应当建立并执行进货查验记录制度。从事第二类、第三类医疗器械批发业务以及第三类医疗器械零售业务的经营企业应当建立销售记录制度。进货查验记录和销售记录信息应当真实、准确、完整。从事医疗器械批发业务的企业,其购进、贮存、销售等记录应当符合可追溯要求。

进货查验记录和销售记录应当保存至医疗器械有效期后 2 年;无有效期的,不得少于 5 年。植入类医疗器械进货查验记录和销售记录应当永久保存。

9.2.4　医疗器械网络销售管理要求

《医疗器械网络销售监督管理办法》,自 2018 年 3 月 1 日起施行。国家药品监督管理局负责指导全国医疗器械网络销售、医疗器械网络交易服务的监督管理,并组织开展全国医疗器械网络销售和网络交易服务监测。省级药品监督管理部门负责医疗器械网络交易服务的监督管理。县级以上地方药品监督管理部门负责本行政区域内医疗器械网络销售的监督管理。从事医疗器械网络销售、提供医疗器械网络交易服务,坚持线上线下一致的原则(表 9.2)。

表 9.2　医疗器械网络销售管理要求

项　目	内　容
医疗器械网络销售	通过自建网站开展医疗器械网络销售的企业,应当依法取得互联网药品信息服务资格证书,并具备与其规模相适应的办公场所以及数据备份、故障恢复等技术条件。应当在其主页显著位置展示其医疗器械生产经营许可证件或者备案凭证 　产品页面应当展示该产品的医疗器械注册证或者备案凭证,应当记录医疗器械销售信息,记录应当保存至医疗器械有效期后 2 年;无有效期的,保存时间不得少于 5 年;植入类医疗器械的销售信息应当永久保存。相关记录应当真实、完整、可追溯

续表

项　目	内　容
医疗器械网络交易服务	为医疗器械网络交易提供服务的电子商务平台经营者,供交易双方或者多方开展交易活动,不直接参与医疗器械销售的企业 电子商务平台经营者应当向所在地省级药品监督管理部门备案,填写医疗器械网络交易电子商务平台备案表。备案信息发生变化的,应当及时变更备案。应当在其网站主页显著位置标注医疗器械网络交易服务电子商务平台备案凭证的编号 为医疗器械网络交易提供服务的电子商务平台经营者应当对入网医疗器械经营者进行实名登记,审查其经营许可、所经营医疗器械产品注册、备案情况,并对其经营行为进行管理。电子商务平台经营者发现入网医疗器械经营者有违反本条例规定行为的,应当及时制止并立即报告医疗器械经营者所在地的市级人民政府负责药品监督管理的部门;发现严重违法行为的,应当立即停止提供网络交易平台服务

9.2.5　医疗器械使用管理要求

医疗器械使用单位应配备与其规模相适应的医疗器械质量管理机构或者质量管理人员,建立覆盖质量管理全过程的使用质量管理制度,承担本单位使用医疗器械的质量管理责任,并每年对质量管理工作进行全面自查。

医疗器械使用单位应当有与在用医疗器械品种、数量相适应的贮存场所和条件。医疗器械使用单位应当加强对工作人员的技术培训,按照产品说明书、技术操作规范等要求使用医疗器械。医疗器械使用单位配置大型医用设备,应当符合国务院卫生主管部门制定的大型医用设备配置规划,与其功能定位、临床服务需求相适应,具有相应的技术条件、配套设施和具备相应资质、能力的专业技术人员,并经省级以上人民政府卫生主管部门批准,取得大型医用设备配置许可证。

医疗器械使用单位应当对医疗器械采购实行统一管理,由其指定的部门或者人员统一采购医疗器械,其他部门或者人员不得自行采购。不得购进和使用未依法注册或者备案、无合格证明文件以及过期、失效、淘汰的医疗器械。医疗器械使用单位应当真实、完整、准确地记录进货查验情况。进货查验记录应当保存至医疗器械规定使用期限届满后2年或者使用终止后2年。大型医疗器械进货查验记录应保存至医疗器械规定使用期限届满后5年或者使用终止后5年;植入性医疗器械进货查验记录应当永久保存。医疗器械使用单位应当妥善保存购入第三类医疗器械的原始资料,确保信息具有可追溯性。

医疗器械使用单位购进医疗器械,应当查验供货者的资质和医疗器械的合格证明文件,建立进货查验记录制度。医疗器械使用单位应当建立医疗器械使用前质量检查制度。在使用医疗器械前,应当按照产品说明书的有关要求进行检查。使用无菌医疗器械前,应当检查直接接触医疗器械的包装及其有效期限。包装破损、标示不清、超过有效期限或者可能影响使用安全、有效的,不得使用。对重复使用的医疗器械,应当按照国务院卫生主管部门制定的消毒和管理的规定进行处理。一次性使用的医疗器械不得重复使用,对使用过的应当按照国家有关规定销毁并记录。

医疗器械使用单位对需要定期检查、检验、校准、保养、维护的医疗器械,应当按照产品说明书的要求进行检查、检验、校准、保养、维护并予以记录,及时进行分析、评估,确保医疗器械处于良好状态,保障使用质量;对使用期限长的大型医疗器械,应当逐台建立使用档案,记录其使用、维护、转让、实际使用时间等事项。记录保存期限不得少于医疗器械规定使用期限终止后 5 年。

9.2.6　医疗器械广告发布和内容要求

医疗器械广告的内容应当以药品监督管理部门批准的注册证书或者备案凭证、注册或者备案的产品说明书内容为准。医疗器械广告涉及医疗器械名称、适用范围、作用机理或者结构及组成等内容的,不得超出注册证书或者备案凭证、注册或者备案的产品说明书范围。推荐给个人自用的医疗器械的广告,应当显著标明"请仔细阅读产品说明书或者在医务人员的指导下购买和使用"。医疗器械产品注册证书中有禁忌内容、注意事项的,广告应当显著标明"禁忌内容或者注意事项详见说明书"。

9.2.7　医疗器械召回管理

1) 存在缺陷的医疗器械产品

①正常使用情况下存在可能危及人体健康和生命安全的不合理风险的产品。

②不符合强制性标准、经注册或者备案的产品技术要求的产品。

③不符合医疗器械生产、经营质量管理有关规定导致可能存在不合理风险的产品。

④其他需要召回的产品。

医疗器械生产企业是控制与消除产品缺陷的责任主体,应当主动对缺陷产品实施召回。实施一级召回的,医疗器械召回公告应当在国务院药品监督管理部门网站和中央主要媒体上发布;实施二级、三级召回的,医疗器械召回公告应当在省、自治区、直辖市药品监督管理部门网站发布,省、自治区、直辖市药品监督管理部门网站发布的召回公告应当与国家药品监督管理局网站链接。

2) 医疗器械召回

根据医疗器械缺陷的严重程度,医疗器械召回分为:

①一级召回:使用该医疗器械可能或者已经引起严重健康危害的。

②二级召回:使用该医疗器械可能或者已经引起暂时的或者可逆的健康危害的。

③三级召回:使用该医疗器械引起危害的可能性较小但仍需要召回的。

医疗器械生产企业作出医疗器械召回决定的,一级召回在 1 日内,二级召回在 3 日内,三级召回在 7 日内,通知到有关医疗器械经营企业、使用单位或者告知使用者。

任务 9.3　化妆品管理

2020 年 1 月 3 日,国务院总理李克强主持召开国务院常务会议,通过《化妆品监督管理条例》,按照放管并重要求,规定对化妆品产品和原料按风险高低分别实行注册和备案管理,并简化流程;完善监管措施,明确企业对化妆品质量安全的主体责任,加大违法惩戒力度,大幅提高罚款数额,增加对相关责任人的罚款、行业禁入等罚则。

9.3.1　化妆品的界定和分类

国务院药品监督管理部门负责全国化妆品监督管理工作,国务院有关部门在各自职责范围内负责与化妆品有关的监督管理工作。县级以上地方人民政府负责药品监督管理的部门负责本行政区域的化妆品监督管理工作。

国家按照风险程度对化妆品、化妆品原料实行分类管理。化妆品分为特殊化妆品与普通化妆品。国家对特殊化妆品实行注册管理,对普通化妆品实行备案管理。用于染发、烫发、祛斑、美白、防晒、防脱发的化妆品以及宣称新功效的化妆品为特殊化妆品。特殊化妆品以外的化妆品为普通化妆品。

9.3.2　化妆品生产经营管理方式和批准文号管理

特殊化妆品经国务院药品监督管理部门注册后方可生产、进口。国产普通化妆品应当在上市销售前向备案人所在地省、自治区、直辖市药品监督管理部门备案。进口普通化妆品应当在进口前向国务院药品监督管理部门备案。国家对化妆品生产实行许可制度。化妆品批准文号管理内容见表 9.3。

表 9.3　化妆品批准文号管理

项　目	内　容
国产化妆品	①国产特殊用途化妆品批准文号:国妆特字 G×××××××或卫妆特字(年份)第××××号 ②国产非特殊用途化妆品由省级化妆品监督管理部门实施备案管理

续表

项　目	内　容
进口化妆品	①进口特殊用途化妆品批准文号:国妆特进字I×××××××或卫妆特进字(年份)第××××号 ②进口非特殊用途化妆品备案号:国妆备进字JX×××××××或卫妆备进字(年份)第××××号

任务 9.4　保健品、特殊医学配方食品和婴幼儿配方食品管理

2019年3月26日,国务院第42次常务会议修订通过《中华人民共和国食品安全法实施条例》,自2019年12月1日起施行。食品安全法和实施条例进一步改革完善我国食品安全监管体制,确认国家对保健食品、特殊医学用途配方食品和婴幼儿配方食品等特殊食品实行严格监督管理。

9.4.1　保健食品的界定

保健食品是指声称具有特定保健功能或者以补充维生素、矿物质为目的的食品,即适用于特定人群食用,具有调节机体功能,不以治疗疾病为目的,并且对人体不产生任何急性、亚急性或者慢性危害的食品。保健食品声称具有保健功能,应当具有科学依据,不得对人体产生急性、亚急性或者慢性危害。保健食品与食品、药品的区别见表9.4。

表9.4　保健食品与食品、药品的区别

项　目	食　品	保健食品	药　品
概念	指各种供人食用或者饮用的成品和原料,以及按照传统既是食品又是中药材的物品,但是不包括以治疗为目的的物品即声称具有特定保健功能的食品	即声称具有特定保健功能的食品。是指适用于特定人群食用,具有调节机体功能,不以治疗疾病为目的,对人体不产生任何急性、亚急性或者慢性危害的食品	指用于预防、治疗、诊断人的疾病,有目的地调节人的生理机能并规定有适应证或者功能主治、用法和用量的物质,包括中药、化学药和生物制品
用途	提供营养,维持人体正常新陈代谢	主要用于特定人群调节机体功能	主要用于临床上治疗疾病,以及疾病的预防和诊断
标签标识	营养成分含量	具有特定保健功能	适应证或者功能主治

续表

项　目	食　品	保健食品	药　品
原料特点	富含营养成分,无毒副反应	富含活性成分,在规定的用法用量下无副反应	富含活性成分,允许在规定用量下有一定毒副反应
形态	普通食品的形态	普通食品的形态,也可以使用片剂、胶囊等特殊剂型	药品具有特定剂型:片剂、胶囊剂、针剂等
用法用量	食用、饮用无规定用量	食用、饮用有规定用量	多种给药途径,有规定用量
管理方式	一般食品不用审批	审批或备案	审批

9.4.2　保健食品的生产经营管理

《中华人民共和国食品安全法实施条例》规定,保健食品、特殊医学用途配方食品、婴幼儿配方食品等特殊食品不属于地方特色食品,不得对其制定食品安全地方标准。

保健食品原料目录应当包括原料名称、用量及其对应的功效;列入保健食品原料目录的原料只能用于保健食品生产,不得用于其他食品生产。

使用保健食品原料目录以外原料的保健食品和首次进口的保健食品应当经国务院食品安全监督管理部门注册。首次进口的保健食品中属于补充维生素、矿物质等营养物质的,应当报国务院食品安全监督管理部门备案。其他保健食品应当报省、自治区、直辖市人民政府食品安全监督管理部门备案。进口的保健食品应当是出口国(地区)主管部门准许上市销售的产品。保健食品的标签、说明书不得涉及疾病预防、治疗功能,内容应当真实,与注册或者备案的内容相一致,载明适宜人群、不适宜人群、功效成分或者标志性成分及其含量等,并声明"本品不能代替药物"。保健食品的功能和成分应当与标签、说明书相一致。

保健食品广告内容应当真实合法,不得含有虚假内容,不得涉及疾病预防、治疗功能。保健食品生产经营者对保健食品广告内容的真实性、合法性负责;应当在广告中声明"本品不能代替药物";其内容应当经生产企业所在地省、自治区、直辖市人民政府食品安全监督管理部门审查批准,取得保健食品广告批准文件。省、自治区、直辖市人民政府食品安全监督管理部门应当公布并及时更新已经批准的保健食品广告目录以及批准的广告内容。

9.4.3　保健食品批准文号管理

2016 年 2 月 4 日,经原国家食品药品监督管理总局局务会议审议通过了《保健食品注册与备案管理办法》,自 2016 年 7 月 1 日起施行。新修订的管理办法依据新食品安全法,对保健食品实行注册与备案相结合的分类管理制度。

对注册的保健食品,国产保健食品注册号格式为:国食健注 G+4 位年代号+4 位顺序号;进口保健食品注册号格式为:国食健注 J+4 位年代号+4 位顺序号。保健食品注册证书有效期为 5 年。变更注册的保健食品注册证书有效期与原保健食品注册证书有效期相同。

对备案的保健食品,按照相关要求的格式制作备案凭证,并将备案信息表中登载的信息在其网站上公布。国产保健食品备案号格式为:食健备 G+4 位年代号+2 位省级行政区域代码 6 位顺序编号;进口保健食品备案号格式为:食健备 J+4 位年代号+00+6 位顺序编号。

9.4.4　特殊医学用途配方食品和婴幼儿配方食品的管理

特殊医学用途配方食品,是指为了满足进食受限、消化吸收障碍、代谢紊乱或特定疾病状态人群对营养素或膳食的特殊需要,专门加工配制而成的配方食品,包括适用于 1 岁以上人群的特殊医学用途配方食品和适用于 0 月龄至 12 月龄的特殊医学用途婴儿配方食品。《中华人民共和国食品安全法》将特殊医学用途配方食品参照药品管理的要求予以对待,规定该类食品应当经国家市场监督管理部门注册。注册时,应当提交产品配方、生产工艺、标签、说明书以及表明产品安全性、营养充足性和特殊医学用途临床效果的材料。另外,特殊医学用途配方食品广告也参照药品广告的有关管理规定予以处理。特殊医学用途配方食品注册号的格式为:国食注字 TY+4 位年号+4 位顺序号,其中 TY 代表特殊医学用途配方食品。特殊医学用途配方食品注册证书有效期限为 5 年。

婴幼儿配方乳粉产品配方,是指生产婴幼儿配方乳粉使用的食品原料、食品添加剂及其使用量,以及产品中营养成分的含量。

婴幼儿配方食品生产企业应当将食品原料、食品添加剂、产品配方及标签等事项向省、自治区、直辖市人民政府市场监督管理部门备案。婴幼儿配方乳粉产品配方应当经国务院市场监督管理部门注册批准。申请注册时,应当提交配方研发报告和其他表明配方科学性、安全性的材料人不得以分装方式生产婴幼儿配方乳粉,同一企业不得用同一配方生产不同品牌的婴幼儿配方乳粉。婴幼儿配方乳粉产品配方注册号格式为:国食注字YP+4 位年代号+4 位顺序号,其中 YP 代表婴幼儿配方乳粉产品配方。婴幼儿配方乳粉产品配方注册证书有效期限为 5 年。

9.4.5　保健食品、特殊医学用途配方食品广告发布和内容要求

2019 年 12 月 27 日,国家市场监督管理总局发布《药品、医疗器械、保健、特殊医学用途配方食品广告审查管理暂行办法》(国家市场监督管理总局令第 21 号),于 2020 年 3 月 1 日起施行。

保健食品的广告,内容应当以市场监督管理部门批准的注册证书或者备案凭证、注册或者备案的产品说明书内容为准,不得涉及疾病预防、治疗功能。保健食品广告涉及保健功能、产品功效成分或者标志性成分及含量、适宜人群或者食用量等内容的,不得超出注册证书或者备案凭证、注册或者备案的产品说明书范围。保健食品广告应当显著标明"保健食品不是药物,不能代替药物治疗疾病",并显著标明保健食品标志、适宜人群和不适宜人群。特殊医学用途配方食品的广告,内容应当以市场监督管理总局批准的注册证书和产品标签、说明书为准。特殊医学用途配方食品广告涉及产品名称、配方、营养学特征、适用人群等内容的,不得超出注册证书、产品标签、说明书范围。特殊医学用途配方食品广告应当显著标明适用人群、"不适用于非目标人群使用"、"请在医生或者临床营养师指导下使用"。

实训 9.1　医疗器械信息的实例分析与讨论

【实训目的】

通过对医疗器械标签、说明书和包装实例的分析讨论,熟悉医疗器械标签、说明书和包装上规定印有的内容、格式和要求,并能应用相关法规判断其是否规范。

【实训内容】

收集医疗器械的标签、说明书和包装,依据法规要求对其进行分析讨论。

【实训步骤】

1.自由组合分组,每组 5 人,分别收集 5 种医疗器械的标签、说明书和包装。

2.依据相关法律法规规定,对医疗器械的标签、说明书和包装上印有的内容、格式和要求进行比较、分析。

3.写出比较、分析情况的讨论结果,印制是否规范,找出存在的问题。

4.每组选派 1 名学生做本次实训的总结发言。

5.教师进行集中点评。

【实训评价】

根据提交的实训报告质量以及各小组的发言,对学生的实训效果作出评价。

教师评价

目标检测

一、单项选择题

1.医疗器械生产经营企业、使用单位发现或者知悉医疗器械导致死亡的事件,应当在几个工作日向所在地省级医疗器械不良事件监测技术机构报告?(   )

　　A.立即　　　　　　B.3 个工作日　　　　C.5 个工作日　　　　D.15 个工作日

2.以下诊断试剂,按医疗器械进行管理的是(   )。

　　A.体内使用的诊断药品　　　　　　　　B.血源筛查的体外诊断试剂

　　C.采用放射性核素标记的体外诊断试剂　D.用于蛋白质检测的诊断试剂

3.具有中度风险,需要严格控制管理以保证其安全、有效的医疗器械的是(   )。

　　A.第一类医疗器械　　　　　　　　　　B.第二类医疗器械

　　C.第三类医疗器械　　　　　　　　　　D.特殊用途医疗器械

4.具有较高风险,需要采取特别措施严格控制管理以保证其安全、有效的医疗器械的是(   )。

　　A.第一类医疗器械　　　　　　　　　　B.第二类医疗器械

　　C.第三类医疗器械　　　　　　　　　　D.特殊用途医疗器械

5.第二类医疗器械经营备案凭证备案编号的编排方式为(   )。

　　A.××食药监械经营许××××××××号　　B.××食药监械经营备××××××××号

　　C.×食药监械经营许××××××××号　　　D.×食药监械经营××××××××号

6.医疗器械经营许可证编号的编排方式为(   )。

　　A.×国食药监械经营备××××××号　　　B.××食药监械经营备××××××号

　　C.×食药监械经营许××××××号　　　　D.××食药监械经营许××××××××号

7.经营第几类医疗器械需要实行备案管理?(   )

　　A.境内第三类医疗器械　　　　　　　　B.进口第二类医疗器械

　　C.第一类医疗器械　　　　　　　　　　D.境内所有医疗器械

8.经营第几类医疗器械不需许可和备案?(   )

　　A.境内第一类医疗器械　　　　　　　　B.境内第二类医疗器械

　　C.境内第三类医疗器械　　　　　　　　D.境内所有医疗器械

9.医疗器械使用单位对需要定期检查、检验、校准、保养、维护的医疗器械,应当按照产品说明书的要求进行检查、检验、校准、保养、维护并予以记录,这些记录保存期限不得少于医疗器械规定使用期限终止后(   )。

　　A.3 年　　　　　　B.5 年　　　　　　　C.7 年　　　　　　　　D.9 年

10.国家对医疗器械实行分类管理,第三类是指(   )。

　　A.实行常规管理可以保证其安全、有效的医疗器械

　　B.需要采取特别措施严格控制管理以保证其安全,有效的医疗器械

　　C.风险程度低　　　　　　　　　　　　D.具有中度风险

11.境外医疗器械由以下哪个部门进行审查?(   )

　　A.国家药品监督管理部门

B.设区的市级(食品)药品监督管理机构

C.省、自治区、直辖市(食品)药品监督管理部门

D.国家食品药品监督管理局医疗器械技术审评机构

12.以下哪一类医疗器械备案人向设区的市级药品监督管理部门提交备案资料?(　　)

　　A.境内第一类　　　B.境内第二类　　　C.境内第三类　　　D.进口第一类

13.注册管理分两类(一部分按药品管理,一部分按医疗器械管理)的是(　　)。

　　A.首次进口的属于补充维生素、矿物质的保健食品

　　B.特殊医学用途配方食品

　　C.体外诊断试剂

　　D.使用保健食品原料目录的原料生产的保健食品

14.用于血源筛查的体外诊断试剂的管理类别属于(　　)。

　　A.保健食品　　　　B.医疗器械　　　　C.化妆品　　　　D.药品

15.医疗器械是直接或者间接作用于人体的仪器、设备、器具、体外诊断试剂及校准物、材料以及其他类似或者相关的物品。关于医疗器械管理要求的说法,错误的是(　　)。

　　A.从国外进口血管支架的,由国家药品监督管理部门审查,批准后发给医疗器械注册证

　　B.从国外进口第二类医疗器械,实行注册管理

　　C.体外诊断试剂按照《体外诊断试剂注册管理办法》,办理医疗器械产品备案或者注册

　　D.由消费者个人自行使用的医疗器械,应当标明安全使用方面的特别说明

16.关于医疗器械产品注册与备案管理的说法,错误的是(　　)。

　　A.港澳台地区医疗器械注册,参照进口医疗器械办理

　　B.第二类医疗器械实行注册管理

　　C.第一类医疗器械实行注册管理

　　D.第三类医疗器械实行注册管理

二、多项选择题

1.医疗器械作用于人体旨在达到下列哪项预期目的?(　　)

　　A.对疾病的预防、诊断、治疗、监护、缓解

　　B.对损伤或者残疾的诊断、治疗、监护、缓解、补偿

　　C.对解剖或者生理过程的研究、替代、调节

　　D.妊娠控制　　　　　　　　　　　E.帮助睡眠

2.医疗器械经营企业应当符合下列哪些条件?(　　)

　　A.具有与其经营的医疗器械相适应的经营场地及环境

　　B.具有与经营范围和经营规模相适应的质量管理机构或者质量管理人员

　　C.具有与其经营的医疗器械产品相适应的技术培训、维修等售后服务能力

　　D.具有与经营的医疗器械相适应的质量管理制度

　　E.应位于交通便利的地方

参考答案

项目 1

1—5.ADBDC　6—10.CDDBD　11—15.ACCBC　16.C

1.ABCDE　2.BDE　3.ABC　4.ABD　5.AB　6.DE　7.ABCDE　8.CE　9.AB

项目 2

1—5.BBDCC　6—9.BADE

1.ABCD　2.ABCD　3.ABCE　4.ABCDE　5.BCDE　6.ABCDE

项目 3

1—5.CBDBA　6—10.ABBDA　11—15.CADED

1.ABC　2.ABCD　3.ABCD　4.ABCD　5.ABCE　6.ABCDE

项目 4

1—5.CDACA　6—9.ADDC

1.ACE　2.ABD　3.ABCE　4.ABDE　5.ABCD　6.ABCE　7.ACD

项目 5

1—5.ADCBD　6—10.DABBA　11—15.AACCB　16—19.CABC

1.ABCDE　2.ABDE　3.ABCE

项目 6

1—5.CECDA　6—10.CCBED

1.ABCDE　2.DE　3.ABCDE　4.ABDE　5.ABD

项目 7

1—5.DDCDD　6—10.AADDB　11—15.ADCBD

1.ABCDE　2.ABE　3.CDE　4.BCD

项目 8

1—5.BEEDE　6—10.BCABC

1.ABC　2.ACD　3.ABCD　4.ABCD　5.ABCD

项目 9

1—5.DDBCB　6—10.DBABB　11—15.AACDC　16.C

1.ABCD　2.ABCD

270

参考文献

[1] 沈力,吴美香.药事管理与法规[M].3 版.北京:中国医药科技出版社,2017.

[2] 汪丽华,李君,李卫平.药事管理与法规[M].北京:中国协和医科大学出版社,2019.

[3] 国家药品监督管理局执业药师资格认证中心.药事管理与法规[M].8 版.北京:中国医药科技出版社,2020.

[4] 宿凌.药事管理与法规[M].3 版.北京:中国医药科技出版社,2020.

[5] 国家药典委员会.中华人民共和国药典[M].北京:中国医药科技出版社,2020.

[6] 徐景和.药事管理与法规[M].7 版.北京:中国医药科技出版社,2019.

[7] 杨家林,易东阳,王强.药事管理与法规[M].武汉:华中科技大学出版社,2017.

[8] 张琳琳,沈力.药事管理与法规[M].北京:中国医药科技出版社,2015.

[9] 杨世民.药管理学[M].6 版.北京:人民卫生出版社,2016.

[10] 万仁甫.药事管理与法规[M].3 版.北京:人民卫生出版社,2018.